Claude Perret · Damien Tagan · François Feihl

Der Rechtsherzkatheter in der Intensivmedizin

C. Perret
D. Tagan · F. Feihl

Der Rechtsherzkatheter in der Intensivmedizin

Blackwell Wissenschaft · Berlin 1994

CLAUDE PERRET
Professor der Pathophysiologie an der Medizinischen Fakultät von Lausanne
Chefarzt der Abteilung für Intensivmedizin
Direktor des Instituts für Klinische Pathophysiologie
Waadtländisches Universitätsklinikum

DAMIEN TAGAN
Oberarzt der Abteilung für Intensivmedizin
Waadtländisches Universitätsklinikum

FRANÇOIS FEIHL
Privatdozent an der Medizinischen Fakultät von Lausanne
Wissenschaftlicher Mitarbeiter am Institut für Klinische Pathophysiologie
Waadtländisches Universitätsklinikum

CH - 1011 Lausanne

Aus dem Französischen übertragen von JÖRG SCHEDEL

Titel der Originalausgabe : Le Cathétérisme cardiaque droit en soins intensifs
erschienen bei : Arnette, Paris © 1993

Die Deutsche Bibliothek – CIP-Einheitsaufnahme

Perret, Claude :
Der Rechtsherzkatheter in der Intensivmedizin/
Claude Perret ; Damien Tagan ; François Feihl. – Berlin :
Blackwell-Wiss.-Verl., 1994
Einheitssacht. : Réanimation <dt.>
ISBN 3-89412-169-6
NE : Tagan, Damien ; Feihl, François

Printed in France

Umschlaggestaltung: Maurice Apelbaum
Herstellung: Arnette
Druck: Jouve
Buchb. Verarbeitung: Jouve

COLLECTION **RÉANIMATION**

UNTER FEDERFÜHRUNG DER SOCIÉTÉ DE RÉANIMATION DE LANGUE FRANÇAISE

Ins Deutsche übertragen von :
Jörg Schedel (Kempten)

INHALTSVERZEICHNIS

ZEICHEN UND ABKÜRZUNGEN

GELEITWORT

I. VORWORT 7

II. METHODIK 11

1. AUFBAU DES STANDARDKATHETERS 13

2. EINFÜHREN DES KATHETERS 15

- Vorsichtsmaßnahmen vor dem Einführen 15
- Material 16
- Vorbereitung 17
- Venenpunktion: Seldinger-Technik 18
- Vorschieben des Katheters 20
- Fixieren des Katheters 22
- Kontrolle der Katheterposition 23
- Schwierigkeiten beim Einführen 24
  - *Schwieriges Vorschieben bei peripherem Zugang* 25
  - *Schwierigkeit, in den rechten Ventrikel oder die Pulmonalarterie vorzudringen* 25
  - *Schwierigkeit, die Verschlußposition zu finden* 25
  - *Schwer identifizierbarer Druckkurvenverlauf* 26
  - *Einrollen des Katheters* 26
  - *Unabsichtliches Vordringen in den Sinus coronarius* 29
  - *Anomalien des venösen Rückstromsystems* 30
- Venenpunktion: die verschiedenen Möglichkeiten 31
  - *Zugang über die Vena jugularis interna* 32
    - Anatomie 32
    - Zugang von dorsal 33
    - Zugang von ventral 33
    - Axialer Zugang 34
    - Punktion der V. jugularis unter Ultraschall-Kontrolle 35
  - *Zugang über die Vena subclavia* 36
    - Anatomie 36
    - Zugang zur V. subclavia 37
  - *Zugang über die Vena mediana cubiti* 38
  - *Zugang über die Vena femoralis* 39
  - *Wahl der Zugangsmöglichkeiten* 40

- Katheterwechsel 42
  - *Ersetzen eines zentralen Venenkatheters durch einen Pulmonalarterienkatheter* 42
  - *Austausch eines Pulmonalarterienkatheters* 44
- Einführen mehrerer Katheter über denselben Zugang 46

3. KOMPLIKATIONEN 47

- Allgemeines 47
- Komplikationen bei der Venenpunktion 48
- Komplikationen beim Vorschieben des Katheters 49
- Komplikationen während des liegenden Katheters 50
- Komplikationen und technische Probleme aus eigenem Krankengut 58

4. ÜBERWACHUNG UND ENTFERNEN DES KATHETERS 59

- Infektionsprophylaxe 59
- Vorgehensweise beim Katheterwechsel 60
- Weitere vorbeugende Maßnahmen 60
- Beseitigung partieller Katheterokklusionen 61
- Entfernen des Katheters 62

5. DRUCKMESSUNG 63

- Material 64
  - *Meßstrecke* 64
  - *Spülsystem* 66
- Meßverfahren 68
  - *Hydrostatischer Nullabgleich* 68
  - *Kontrolle der Kalibration* 71
  - *Meßvorgang* 72
- Fehlerquellen und Artefakte 73
  - *Artefakte durch schlechte dynamische Übertragung der Meßsignale* 74
    - Theorie 74
    - Einfache Beurteilung der dynamischen Druckübertragung 76
    - Praktischer Einfluß der dynamischen Übertragung auf die Druckmessung 78
    - Übermäßige Dämpfung 79
    - Unzureichende Dämpfung 81
  - *» Peitschenhieb «-Artefakt (whip artefact)* 82
  - *Unvollständiger Verschluß (underwedge)* 83
  - *Periphere Okklusion (overwedge)* 84
  - *Differentialdiagnostik bei einer abgeflachten Pulmonalarterien-Druckkurve (PAP)* 85
  - *Gültigkeitskriterien zur Messung des pulmonalen Verschlußdrucks (PCW)* 86
  - *Einfluß der Atmung* 87
    - Allgemeines 87
    - Druckmessung am Ende der Exspiration 88

6. MESSUNG DER HERZMINUTENVOLUMENS 91

- Meßprinzip 92
- Theorie 93
- Meßtechnik 97
  - *Allgemeine Vorgehensweise* 97
  - *Messung bei Raumtemperatur* 97
  - *Messung bei niedriger Temperatur : Herkömmliche Technik* 98
  - *Messung bei niedriger Temperatur : Technik mit geschlossenem Kreislauf (CO-set R)* 99
- Fehlerquellen 100
  - *Unregelrechter Verlauf der Thermodilutionskurve* 100
  - *Atmungsbedingte Temperaturschwankungen in der Pulmonalarterie* 101
  - *Einfluß der Atmung* 102
  - *Andere Fehlerquellen* 103
    - technische Ursachen 103
    - physiologische Ursachen 104

7. MESSUNG DER BLUTGASE IM GEMISCHT-VENÖSEN BLUT 105

8. MIKROVASKULÄRE ZYTODIAGNOSTIK IN DER LUNGE 106

9. SPEZIALKATHETER 107

- VIP-Katheter (venous infusion port) 108
- Katheter mit Glasfaseroptik zur kontinuierlichen Messung der venösen Sauerstoffsättigung 109
- Katheter zur Bestimmung der rechtsventrikulären Ejektionsfraktion 112
  - *Messprinzip* 113
  - *Normalwerte* 114
  - *Grenzen der Methode* 114
- Katheter zur Herzkammerstimulation (Paceport ®) 115
  - *Einführen der Schrittmacherelektrode* 118
- Katheter zur Stimulation von Vorhof und Ventrikel 119

III. PATHOPHYSIOLOGISCHE GRUNDLAGEN 121

1. DEFINITIONEN 123

- Vorlast 124
- Nachlast 125
- Kontraktilität 126
- Arterielle Impedanz 127
- Ventrikuläre Compliance 128
- Ventrikuläre Wechselwirkungen 129

2. GEMESSENE UND BERECHNETE VARIABLEN 130

- Drucke, Volumina und abgeleitete Größen 131
  - *Mittlerer arterieller Blutdruck* 132

- *Pulmonalarteriendruck* 132
- *Rechter Vorhofdruck* 133
- *Pulmonaler Verschlußdruck* 133
- *Herzminutenvolumen* 134
- *Schlagvolumen und Schlagvolumenindex* 137
- *Totaler peripherer Gefäßwiderstand* 138
- *Pulmonaler Gefäßwiderstand* 139
- *Schlagarbeit des linken Ventrikels* 140
- *Schlagarbeit des rechten Ventrikels* 140

• Blutgasse 141
- *Sauerstoffsättigung des Bluts* 142
- *Sauerstoffsättigung im gemischt-venösen Bluts* 143
- *Sauerstoffgehalt* 144
- *Sauerstofftransport* 145
- *Arteriovenöse Sauerstoffdifferenz* 146
- *Sauerstoffextraktion* 146
- *Sauerstoffverbrauch* 147

3. INTERPRETATION DES PCW-DRUCKS UND IHRE GRENZEN 148

• Umstände, unter denen der PCW die Vorlast des linken Ventrikels nicht mehr widerspiegelt 150

• PCW und pulmonal-kapillärer Filtrationsdruck 152

• Beurteilung des PCW in Gegenwart einer v-Welle 154

4. PROBLEME BEI MASCHINELLER BEATMUNG 155

• Hämodynamische Auswirkungen maschineller Beatmung 156

• Spezialfall PEEP 158
- *PEEP und Transmuraldrücke* 158
- *PEEP und die Zonen nach West* 159
- *PEEP und Ventrikelfunktion* 163

5. SAUERSTOFFTRANSPORT UND -VERBRAUCH 164

6. SAUERSTOFFBINDUNGSKURVE 165

7. KONTINUIERLICHE MESSUNG DER GEMISCHT-VENÖSEN O_2-SÄTTIGUNG ($S\bar{v}O_2$) 167

8. SHUNT 170

• Rechts-Links-Shunt 171
- *Funktioneller intrapulmonaler Shunt und venöse Beimischung* 172
- *Intrakardialer Rechts-Links-Shunt* 173
- *Funktioneller Shunt und PO_2* 174
- *Funktioneller Shunt, venöse Beimischung und Sauerstoff-Fraktion in der Inspirationsluft* 175

• Links-Rechts-Shunt 176

9. INFORMATIONSGEHALT DER DRUCKKURVEN 180
- Vorbemerkung 181
- Normale Kurvenformen 182
  - *rechter Vorhofdruck und PCW* 182
  - *rechter Ventrikeldruck und PAP* 184
- Abweichende Kurvenformen 185
  - *Rhythmusstörungen* 185
  - *Regurgitation bei Mitralinsuffizienz* 186
  - *PCW und Myokardischämie* 188
  - *Tricuspidalinsuffizienz* 189
  - *Perikardtamponade* 190
  - *Restriktion der diastolischen Kammerfüllung* 191
  - *Schwere Lungenembolie* 194

IV. INDIKATIONEN 195

EINLEITUNG 197

INDIKATIONEN 198
- Myokardinfarkt im Akutstadium 198
- Akute Linksherzinsuffizienz 198
- Schockzustände 198
- Verdacht auf Herztamponade 199
- Lungenembolie 199
- Akute Ateminsuffizienz 199
- In der Herzchirurgie 200
- Bei sonstiger Operationen 200

V. DIE WICHTIGSTEN HÄMODYNAMISCHEN KONSTELLATIONEN 201

1. SCHOCKZUSTÄNDE 203
- Hypovolämischer Schock 204
- Kardiogener Schock 205
- Septischer Schock 206
- Anaphylaktischer Schock 207

2. AKUTE LINKSHERZINSUFFIZIENZ 208
- Allgemeines 208
- Linksherzinsuffizienz bei akutem Myokardinfarkt 209

3. AKUTE RECHTSHERZINSUFFIZIENZ 210
- Allgemeines 210
- Rechtsherzinfarkt 211

4. MECHANISCHE KOMPLIKATIONEN DES MYOKARDINFARKTS 213
- Dysfunktion und Ruptur eines Papillarmuskels der Mitralklappe 213
- Ruptur der freien Myokardwand 213
- Septumperforation 214
- Konstellationen des Myokardinfarkts und seiner Hauptkomplikationen 215

5. PERIKARDTAMPONADE 216

6. RESTRIKTIVE ERKRANKUNGEN MIT AUSWIRKUNG AUF DIE DIASTOLISCHE VENTRIKELFÜLLUNG 218
- Pericarditis constrictiva 218
- Restriktive Kardiomyopathien 219
- Differentialdiagnostik von Erkrankungen mit Behinderung der Ventrikelfüllung 220

7. PULMONALE HYPERTONIE 221
- Allgemeines 221
- Akute pulmonale Hypertonie 222
  - *Allgemeines* 222
  - *Lungenembolie* 223
- Chronische pulmonale Hypertonie 226
  - *Allgemeines* 226
  - *Spezialfall Mitralstenose* 227

8. HERZSTILLSTAND 228

VI. INTERPRETATION 229

1. FAKTOREN, DIE DIE BEURTEILUNG DER MEßERGEBNISSE MODIFIZIEREN ODER VERFÄLSCHEN KÖNNEN 231

2. URSACHE UND SCHWEREGRAD DES BEOBACHTETEN HÄMODYNAMISCHEN BILDES 232

3. ÜBEREINSTIMMUNG ZWISCHEN HÄMODYNAMISCHEM UND KLINISCHEM BILD 234

4. ERKENNEN EINER GEWEBSHYPOXIE 235

5. THERAPEUTISCHE FOLGERUNGEN 236

VII. ILLUSTRIERTE UND KOMMENTIERTE KLINISCHE FALLBEISPIELE 237

VIII. LITERATUR 289

IX. SACHVERZEICHNIS 315

SYMBOLE UND ABKÜRZUNGEN I

HERZ-KREISLAUF-SYSTEM

$\dot{Q}_{AO}$	l/min	Flow/Perfusion in der Aorta
$\dot{Q}_S$	l/min	Shuntvolumen/Zeit (intrapulmonal oder intrakardial)
$\dot{Q}_{AP}$	l/min	Flow/Perfusion in der Pulmonalarterie (1)
$\dot{Q}$, $\dot{Q}t$, HMV	l/min	Herzminutenvolumen
HI	$l \cdot min^{-1} \cdot m^{-2}$	Herzindex
P	mmHg	arterieller Blutdruck
Ps	mmHg	systolischer Blutdruck
Pd	mmHg	diastolischer Butdruck
Pm	mmHg	mittlerer Blutdruck
ZVD	mmHg	zentraler Venendruck
RVP	mmHg	rechtsventrikulärer Druck
RVPs	mmHg	rechtsventrikulärer systolischer Druck
RVEDP	mmHg	rechtsventrikulärer enddiastolischer Druck
LVP	mmHg	linksventrikulärer Druck
LVPs	mmHg	linksventrikulärer systolischer Druck
LVEDP	mmHg	linksventrikulärer enddiastolischer Druck
PAP	mmHg	Pulmonalarteriendruck
PAPm	mmHg	mittlerer Pulmonalarteriendruck
PAPs	mmHg	systolischer Pulmonalarteriendruck
PAPd	mmHg	diastolischer Pulmonalarteriendruck
PCW	mmHg	Pulmonaler Verschluß(wedge-)druck (2)
RAP	mmHg	rechter Vorhofdruck
LAP	mmHg	linker Vorhofdruck
TPR	$Dyn \cdot sek \cdot cm^{-5}$	totaler peripherer Widerstand
PVR	$Dyn \cdot sek \cdot cm^{-5}$	pulmonaler Gefäßwiderstand
HF	Schläge/min	Herzfrequenz
SV	ml	Schlagvolumen
SVI	ml/m	Schlagvolumenindex
EF	%	Ejektionsfraktion
SAI_R	$g \cdot m \cdot m^{-2}$	rechtsventrikulärer Schlagarbeitsindex
SAI_L	$g \cdot m \cdot m^{-2}$	linksventrikulärer Schlagarbeitsindex
EDV_R	ml	enddiastolisches rechtsventrikuläres Volumen
EDV_L	ml	enddiastolisches linksventrikuläres Volumen
ESV_R	ml	endsystolisches rechtsventrikuläres Volumen
ESV_L	ml	endsystolisches linksventrikuläres Volumen
$\dot{D}O_2$	$l \cdot min^{-1} \cdot m^{-2}$	Sauerstofftransportindex
EC_{O2}	%	Sauerstoffextraktionskoeffizient

1. wenn kein intrakardialer Shunt vorliegt $\dot{Q}_{AP} = \dot{Q}_{AO} = \dot{Q}t$
2. manchmal auch mit dem Begriff pulmonaler "Kapillar"druck bezeichnet

SYMBOLE UND ABKÜRZUNGEN II

GASAUSTAUSCH

PaO_2	mmHg	O_2-Partialdruck im arteriellen Blut
SaO_2	%	arterielle O_2-Sättigung
$PaCO_2$	mmHg	CO_2-Partialdruck im arteriellen Blut
$P\bar{v}O_2$	mmHg	O_2-Partialdruck im gemischt-venösen Blut
$S\bar{v}O_2$	%	venöse O_2-Sättigung
CaO_2	ml/l	arterieller O_2-Gehalt
$C\bar{v}O_2$	ml/l	O_2-Gehalt im gemischt-venösen Blut
AVD_{O2}	ml/l	arteriovenöse O_2-Differenz
P_AO_2	mmHg	O_2-Partialdruck in den Alveolen
$Pc'O_2$	mmHg	O_2-Partialdruck im endkapillären pulmonalen Blut (1)
$Cc'O_2$	mmHg	O_2-Gehalt im endkapillären pulmonalen Blut
Hb	g/l	Hämoglobinkonzentration
F_IO_2		Sauerstoff-Fraktion in der Inspirationsluft
$\dot{V}O_2$	$ml \cdot min^{-1} \cdot m^{-2}$	Sauerstoffverbrauch (Index)
RQ		respiratorischer Quotient
$\dot{Q}s/\dot{Q}t$	%	intrapulmonaler Shuntanteil, als Anteil am Herzminutenvolumen angegeben

1. eine auf der Grundlage einer vollkommenen Äquilibrierung des Kapillarbluts mit der Alveolarluft berechnete Meßgröße

GELEITWORT

Mehr denn je ist es für die Arbeit in der Intensivmedizin erforderlich, die klinischen und pathophysiologischen Grundlagen zu kennen, eine in immer höherem Maße entwickelte Technologie zu beherrschen, darüber hinaus jedoch vor allem eine gute Portion von »gesundem klinischen Menschenverstand« zu besitzen.

Eben dieser gesunde Menschenverstand, auf präzisen Kenntnissen beruhend, wird die Vorgehensweise bezüglich Anforderung zusätzlicher Untersuchungen und Therapieübernahme leiten, anders ausgedrückt, er wird zurecht die fortan erforderliche Qualität der Intensivmedizin bestimmen, sowohl in Hinsicht auf den »Verbraucher« (d. h. den potentiellen Patienten) als auch auf den wirtschaftlich und politisch Verantwortlichen. Wenn auch der gesunde Menschenverstand natürlich nicht nur auf dem Gebiet der Intensivmedizin eine wichtige Rolle spielt, so kommt ihm in unserem Bereich deshalb doch eine ganz besondere Bedeutung zu, weil hier schnellstmöglich eine Entscheidung getroffen werden muß, die die Überlebensaussichten oder die funktionelle Integrität des Patienten maßgeblich beeinflussen.

Manche Kliniker sind der Meinung, daß sich die bewährten klinischen Praktiken weder aus Büchern - »man findet darin nie, was man sucht«- noch aus wissenschaftlichen Zeitschriften - »sie sind zu kompliziert, auf zu hohem wissenschaftlichen Niveau und nur einer Elite bestimmt«- lernen lassen. Das klinische Wissen sei nur das Ergebnis von Erfahrung, von Ausbildung am Krankenbett, von Diskussionen mit Kollegen, etc.

Durch Vereinfachung, aber auch, weil diese Vorwürfe zum Teil begründet sind, läuft man Gefahr, auf jene Weise einen Graben zwischen zwei Arten von Medizin zu ziehen: einerseits die wissenschaftliche, schriftlich niedergelegte, formale, aber oft theoretische Medizin, andererseits den Bereich der tagtäglichen Praxis, unterschiedlich, vielschichtig strukturiert, der als zu komplex angesehen wird, um ihn organisatorisch in den Griff zu bekommen. Diese Zweiteilung ist selbstverständlich überzeichnet. Die Kliniker wissen, daß sie in wissenschaftlich begründeter Weise vorgehen müssen, und die Wissenschaftler suchen immer öfter die Begegnung mit Klinikern, um ihre Forschungen an der Praxis zu orientieren. Dennoch ist zutreffend, daß weiterhin ein enormer Unterschied zwischen Theorie und Praxis besteht.

Angesichts dieser Tatsache wurde die Idee der neuartigen Reihe mit dem Titel »Intensivmedizin-Reanimation« geboren, deren Hauptziel darin besteht, die Kluft zwischen Theorie und Praxis in den verschiedenen Bereichen unseres Spezialgebiets und seiner Ausübung zu verringern. Das andere, nicht weniger wichtige Ziel soll sein, der Reihe »Reanimation« eine internationale Verbreitung vor allem auf europäischer Ebene zu geben: die Arbeiten werden durch eine großangelegte Zusammenarbeit mit nicht französischsprachigen Autoren durchgeführt werden; es ist dabei beabsichtigt, sie von Anfang an in wenigstens drei Sprachen abzufassen und zu veröffentlichen: in französisch, englisch und deutsch. Auftraggeber der Reihe ist die »Société de Réanimation de Langue Française (SRLF)«. Mit bisher mehr als 20 Jahren Erfahrung ist die SRLF »volljährig« geworden; sie kennt die Problematik der Wissensvermittlung und sie beherrscht verschiedene Lösungsmethoden. Schließlich steht sie über verschiedene Vermittlungsinstanzen in ständigem Kontakt mit europäischen Experten und solchen in der ganzen Welt, die das wissenschaftliche Wissen in den klinischen Alltag einfließen zu lassen verstehen.

Ziel der Herausgebers ist zunächst, über einen Zeitraum von fünf Jahren etwa 15 Arbeiten zu veröffentlichen. Ihr Inhalt wird sich einerseits an der Pathophysiologie und der Klinik eines Organsystems oder seiner Funktionen orientieren, andererseits an der Indikation und der Durchführung von verschiedenen diagnostischen und therapeutischen Methoden. Im Vordergrund stehen wird besonders der Einklang zwischen den »theoretischen« und »praktischen« Arbeiten, wobei dem gesunden Menschenverstand Vorrang eingeräumt wird, um dem Kliniker zu ermöglichen, schnell eine treffende Antwort auf seine Fragen zu finden. Schon beim Durchlesen des ersten Bands der neuen Reihe »Réanimation«, unter der Federführung von Professor Claude Perret und seinen Mitarbeitern verfaßt, zeigt sich, daß dieses scheinbar utopische Ziel vollkommen erreicht werden kann. Wurde die Herausforderung erst einmal bestanden, ist der weitere Weg vorgezeichnet: Ausschlaggebend ist einerseits das Selbstverständnis und eine ehrgeizige Unternehmenspolitik seitens des Herausgebers, andererseits die Auswahl von Autoren hohen Ansehens, die diesem Projekt angehören.
Wir werden alles daran setzen, diese Utopie Realität werden zu lassen.

Das wissenschaftliche Komittee
J Carlet
G. Nitenberg
J.-C. Raphael
F. Saulnier

DANKSAGUNGEN

*Frau Francoise Bilat zeichnete
für die Manuskripterstellung dieses Buchs verantwortlich.
Ihr sei hier herzlichst gedankt.
Unser Dank geht auch an Dr. Patrick Francioli,
der uns mit seiner Erfahrung bei der Abfassung
des Kapitels über Katheterinfektionen sehr geholfen hat.*

*Ganz besonders dankbar sind wir
Herrn Prof. Dr Hilmar Burchardi
für seinen außerordentlichen Einsatz
bei der Überprüfung der deutschen Übersetzung.*

ZUM GELEIT

Intensivmedizin bleibt praxis-orientierte Medizin. Bei allem Einsatz hochentwickelter Apparatetechnologie bedient sie sich sehr konkreter Handlungsabläufe. Damit werden vom Intensivmediziner in einem komplexen Bereich zwischen Physiologie, klinischer Medizin und Medizin-Technologie sowohl spezielle Kenntnisse als auch praktische Fertigkeiten verlangt, die erlernt und geübt werden müssen.

Intensivmedizin ist multidisziplinär. Das bedeutet auch, daß eine Reihe von Verfahren genutzt werden müssen, deren Herkunft ursprünglich im Arbeitsbereich anderer Fachdisziplinen lag. Der Intensivmediziner kann und muß sich also seine Kenntnisse und Fertigkeiten aus den verschiedensten Bereichen herbeiholen.

Intensivmedizin bedeutet kontinuierliches, begleitendes Lernen. Der rasche Fortschritt des Wissens und die ständige Verbreiterung der Aufgabenstellung in der Intensivmedizin verlangt Aufgeschlossenheit und Lernbereitschaft – und das Rad des Fortschritts dreht sich immer schneller.

Dabei kann die Forderung nach Aufgeschlossenheit und Lernbereitschaft dem Intensivmediziner ein wesentlicher Reiz in seiner Aufgabe bedeuten; sie sichert ihn gegen Ermüdung durch Routine. Eine didaktisch gute Aufbereitung des Lehrstoffes hilft ihm, diesen Reiz für sich zu entdecken; Fachwissen, gut und knapp dargeboten, kann das Lernen zum Vergnügen machen.

Das vorliegende Buch über das Spezialgebiet des Rechtsherzkatheters im intensivmedizinischen Einsatz erfüllt alle guten Voraussetzungen zu effizientem Lernen. Dieses wichtige Thema intensivmedizinischer Diagnostik und Überwachung wird hier von kompetenten Fachleuten kurz, aber umfassend in seiner ganzen Vielfalt dargestellt – sowohl in seinen technischen und physiologischen Grundlagen als auch in der vollen Breite seiner Aussagen. Klinische Beispiele helfen dem Leser, die Brücke zur praktischen Anwendung zu schlagen. Alles in allem: ein wichtiger Beitrag zur Qualitätsverbesserung in der Intensivmedizin – ein Beitrag, der für die zusätzliche Qualifikation im Rahmen der neuen Weiterbildungsordnung jetzt zum richtigen Zeitpunkt kommt. Dabei ist besonders vielversprechend, daß das vorliegende Buch der Anfang einer längeren Serie solcher Lerntexte sein soll – und zwar in verschiedenen europäischen Sprachen. Damit wird auch ein wichtiger Schritt zu einer Verbesserung und Vereinheitlichung intensivmedizinischen Wissens in Europa getan. Es wäre zu wünschen, daß nach diesem hoffnungsvollen Beginn weitere Bände bald folgen werden.

H. Burchardi, Göttingen

I. VORWORT

Die Einführung des Herzkatheterisierens, dem erst durch die Arbeiten von Pionieren wie Forsmann (1) und Cournand (2) der Weg bereitet wurde, hat die praktische Anwendung fundamentaler Prinzipien der Herz-Kreislauf-Physiologie in der Klinik ermöglicht. Beträchtliche Fortschritte wurden auf diese Weise im Verständnis der Pathophysiologie, der Diagnostik und der Behandlung von Herzerkrankungen erzielt. Mehr als zwei Jahrzehnte lang wurde das Herzkatheterisieren vornehmlich in Kardiologie-Laboratorien praktiziert, wobei für die Dauer einer Untersuchung und unter Röntgenkontrolle starre Katheter benutzt wurden. Das bervorzugte Tätigkeitsfeld lag danach in der Untersuchung und der Diagnostik kongenitaler Herzmißbildungen und erworbener Klappenvitien.

Vor nunmehr über 20 Jahren wurde es möglich, das Katheterisieren des rechten Herzens leicht und »blind«, d. h. ohne röntgenologische Hilfsmittel, durchzuführen. Die Verwendung von flexiblen Kathetern zu diesem Zweck war von Dotter (3) und Bradley (4) Anfang der sechziger Jahre vorgeschlagen worden. Noch früher hatten Lategola und Rahn die Nützlichkeit eines Ballons beschrieben, um die Einführung der Katheterspitze in die Pulmonalarterie zu erleichtern (5). Indem sie diese beiden Prinzipien miteinander kombinierten, entwarfen Swan und Ganz den Katheter, der nun ihren Namen trägt, der am Krankenbett eingeführt und auf Dauer belassen werden kann und so nicht nur Einzelmessungen, sondern auch eine fortlaufende hämodynamische Überwachung bis zu mehreren Tagen gestattet (6).

Die invasive hämodynamische Überwachung war zu dieser Zeit kein neues Konzept in der Intensivmedizin. Sie war jedoch auf die Messung des arteriellen Blutdrucks und des zentralen Venendrucks beschränkt, wobei letzterer vornehmlich als Index der Volämie verwendet wurde. Die Möglichkeit, praktisch kontinuirlich die Füllungsdrucke von rechtem und linkem Herz, Herzminutenvolumen und Sauerstoffsättigung im gemischt-venösen Blut zu messen, war ein Hauptgrund für den Fortschritt auf einem Anwendungsgebiet, das das konventionelle Herzkatheterisieren mittlerweile bei weitem überflügelt und das sich auf alle Erkrankungen ausdehnen läßt, die die Herz-Kreislauf-Homöostase ungünstig beeinflussen können. Die Mechanismen der großen Herz-Kreislauf-Erkrankungen wurden besser verstanden, was zu wichtigen therapeutischen Entwicklungen und Verbesserungen geführt hat, deren Umsetzung in die Klinik eine hämodynamische Überwachung mittels Rechtsherzkatheter erfordert. Es soll hier nur auf die zentrale Stellung vasodilatatorischer Medikamente in der Behandlung der akuten Linksherzinsuffizienz hingewiesen werden, oder aber auf die Weiterentwicklung der Kenntnisse und Techniken hinsichtlich der Wirkungen maschineller Beatmung auf das Herzkreislaufsystem. Auf diese Weise hat die von Swan und Ganz eingeführte Methode in der Intensivmedizin eine spektakuläre Entwicklung erfahren. Ende der siebziger Jahre waren zwei Millionen ihrer Katheter verwendet worden (7). Zehn Jahre später wird dieser Verbrauch allein für die Vereinigten Staaten auf jährlich eine Million beziffert (8).

1. Forsmann, 1929
2. Cournand, 1945
3. Dotter, 1962
4. Bradley, 1964
5. Lategola, 1953
6. Swan, 1970
7. Swan, 1979
8. Singer, 1989; Shoemaker, 1990c

Dieser überwältigende Erfolg beruht vor allem auf der durchaus vernünftigen Idee, daß bei Vorliegen einer Herz-Kreislauferkrankung die genauere Kenntnis des hämodynamischen Zustands in der Regel Voraussetzung für eine bessere therapeutische Beeinflüssung ist. Seit Anfang der achtziger Jahre wurde jedoch die Notwendigkeit immer größer, dieses Postulat zu überprüfen. Mehrere klinische Studien haben gezeigt, daß das durch den Swan-Ganz-Katheter gelieferte hämodynamische Profil oft ganz oder teilweise der klinischen Einschätzung widerspricht, und daß es die eingeleitete Behandlung beeinflußt (1). Auch konnte ein statistischer Beweis über den allgemeinen Einfluß auf das Überleben aller beteiligten Patienten noch nie erbracht werden, und wird aufgrund der gewaltigen methodischen Probleme vielleicht auch nie erbracht werden können (2). Diese Feststellung hat zu einer gewissen Ernüchterung gegenüber einer Technik geführt, deren Invasivität eine Komplikationsrate impliziert, die nicht gleich Null ist; die Bedenken wurden noch durch die Entwicklung der Echokardiographie verstärkt, die auf unblutige Weise zu wichtigen Informationen gelangt. Manche gingen sogar soweit, die Abschaffung des Rechtsherzkatheterisierens in der Intensivmedizin zu fordern, und gaben vor, sein Risiko-/ Nutzen-Verhältnis sei fast immer ungünstig (3).

Eine solch extreme Kritik ist ohne Zweifel nicht gerechtfertigt. Tatsächlich konnte in einer besonderen Situation (postoperative Phase bei Patienten mit hohem Herz-Kreislauf-Risiko) der Beweis erbracht werden, daß der überlegte Einsatz des Swan-Ganz-Katheters die Prognose verbesserte (4). Die Betonung muß allerdings auf dem Wort »überlegt« liegen. In der erwähnten Studie überlebten, im Vergleich mit einer Kontrollgruppe ohne hämodynamische Überwachung, nur die Patienten besser, bei denen die gesammelten Daten systematisch in eine logische und wohl definierte therapeutische Vorgehensweise eingebunden waren (Maximierung des Sauerstofftransports). Deshalb versteht es sich von selbst, daß eine Forschungs- und Überwachungsmethode, welche auch immer es sei, nur unter der Bedingung zu brauchbaren Ergebnissen führt, daß sie in technischer Hinsicht korrekt angewandt und zweckmäßig in die klinische Vorgehensweise integriert wird, was eine entsprechende Erfahrung der Anwender voraussetzt. Im Fall des Rechtsherzkatheterisierens am Krankenbett scheint es klar, daß eine solche Erfahrung nicht immer die Regel sein wird. Zum Beispiel deckte eine britische Untersuchung auf, daß zahlreiche Intensivstationen den Katheter benutzten, ohne auch nur ein Gerät zur Messung des Herzminutenvolumens zu besitzen (5). Eine neuere amerikanische Arbeit, basierend auf einem multiple-choice-Fragenkatalog, der Hunderten von Intensivmedizinern vorgelegt worden war, brachte extrem unterschiedliche Kenntnisstände hinsichtlich der invasiven hämodynamischen Überwachung ans Tageslicht (6). Dieser Sachverhalt liegt zumindest teilweise in der Tatsache begründet, daß diese Technik selten in einem förmlichen Unterricht abgehandelt wird, möglicherweise aufgrund ihrer offensichtlichen Banalität und Einfachheit; dem Benutzer bleibt deshalb meist nichts anderes übrig, als sich »vor Ort« und durch eigene Lektüre fortzubilden. Unter solchen Gesichtspunkten bekommt die Qualität von Lehrbüchern einen besonderen Stellenwert.

1. Connors, 1983; Eisenberg, 1984; Fein, 1984; Tuschmidt, 1987; Steingrub, 1991
2. European Society of Intensive Care Medicine, 1991; Vincent, 1991; Ontario Intensive Care Study Group, 1992; Technology Subcommittee of the Working Group on Critical Care, Ontario Ministry of Health, 1991
3. Robin, 1985; Robin, 1987
4. Shoemaker, 1988; Shoemaker, 1990a
5. Singer, 1989
6. Iberti, 1990

Es gibt exzellente Texte über das Katheterisieren des rechten Herzens am Krankenbett (Bücher (1) oder Zeitschriftenartikel (2)). Das vorliegende Lehrbuch unterscheidet sich von diesen hauptsächlich durch seine etwas unkonventionelle Form, die ein besonders leichtes und schnelles Nachschlagen gestatten soll. Es erschien uns zweckdienlich, diesem Ziel den Vorrang einzuräumen und dennoch gleichzeitig Vollständigkeit zu gewährleisten, um ein Erlernen schon während des Lesens zu ermöglichen. Das Buch ist in kurze Kapitel (eine bis vier Seiten) unterteilt, die im wesentlichen als Einheit aufgefaßt werden können, ohne zwingende Notwendigkeit, sich zuerst alles vorhergehende angeeignet zu haben; wenn nötig, liest man ausführlich in anderen Kapiteln nach. Die Bündigkeit wurde auf unterschiedliche Weise erreicht: durch 1) Rückgriff auf Illustrationen anstelle von Texten so oft wie möglich; 2) Beschränkung der theoretischen Ausführungen auf das für das Verständnis der hämodynamischen Profile absolut notwendige Minimum, um die allzu oft drohende Gefahr der Verwässerung gerade nützlicher Begriffe zu vermeiden; 3) genauen Verweis auf die wichtigsten bibliographischen Quellen, wann immer möglich.

Wir hoffen, auf diese Weise einem Bedürfnis zu entsprechen und zu einem optimalen Einsatz des Rechtsherzkatheterisierens in der Intensivmedizin beizutragen. Wir sind für jeden Vorschlag der Leser, dieses Lehrbuch seinen Zielen noch besser näherzubringen, dankbar.

Dieses Buch ist das erste einer neuen Reihe, die unter der Federführung der «Société de Réanimation de Langue Française» herausgegeben wird.

C.P
D.T.
F.F.

1. Sprung, 1983a; Dhainaut, 1986; Fallat, 1988; Perret, 1988; Daily, 1989; Dhainaut, 1991
2. Matthay 1983a; Marini, 1986; Sharkey, 1987; Vender, 1988; Swan, 1991; Ermakov, 1992

II. METHODIK

1. AUFBAU EINES STANDARDKATHETERS
2. EINFÜHREN DES KATHETERS
3. KOMPLIKATIONEN
4. ÜBERWACHUNG UND ENTFERNEN DES KATHETERS
5. DRUCKMESSUNG
6. MESSUNG DES HERZMINUTENVOLUMENS
7. MESSUNG DER BLUTGASE
8. MIKROVASKULÄRE ZYTODIAGNOSTIK IN DER LUNGE
9. SPEZIALKATHETER

1. AUFBAU DES STANDARDKATHETERS

EIGENSCHAFTEN:

- **Materialien:** röntgendichtes Kunststoffmaterial, das bei Körpertemperatur flexibel wird und bei bestimmten Ausführungen (1) mit Heparin-beschichtet wurde.
- **Länge:** 110 cm, mit Abstandsmarkierungen alle 10 cm
- **Durchmesser:** 7 entsprechend der Einteilung nach French (7 F = 2,3 mm Außendurchmesser, 1 F = 1/3 mm)
- ausgerüstet an seinem distalen Ende mit einem Latex-Ballon - dessen Volumen bei Maximalentfaltung 1,5 ml enthält - und einem Temperaturmeßfühler (Thermistor), der durch eine Leitung mit dem äußeren Thermistoranschluß verbunden ist.

KATHETERAUSTRITTSÖFFNUNGEN:

- **distal:** zur Bestimmung des Pulmonalarteriendrucks (PAP), des pulmonalen Verschlußdrucks (PCW) wie auch zum Entnehmen gemischt-venösen Bluts.
- **proximal:** zur Messung des rechten Vorhofdrucks (RAP) und zur Injektion einer Thermoindikatorlösung zur Bestimmung des Herzminutenvolumens ($\dot{Q}$). Diese Öffnung dient auch dem Infundieren von Lösungen.
- **des Ballonlumens:** zum Aufblasen des Ballons

1. Hoar, 1981; Mangano, 1982

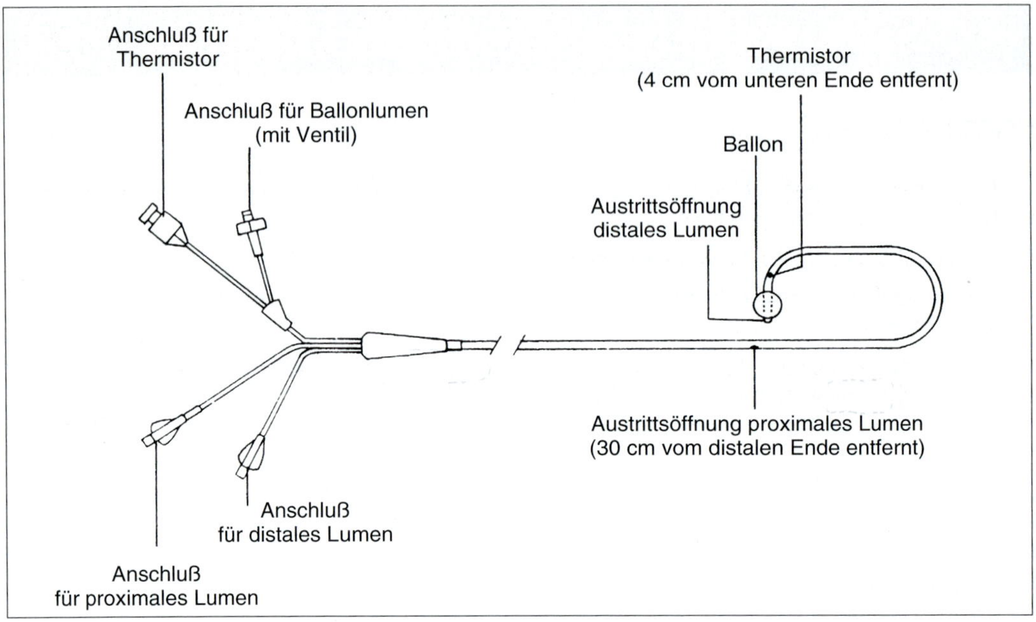

Der Katheter ist alle 10 cm mit 10 Abstandsmarkierungen nach untenstehendem Schema versehen.

I	I I	I I I	I I I I	▮	▮ I	▮ I I	▮ I I I	▮ I I I I	▮ ▮
10	20	30	40	50	60	70	80	90	100

110 cm lang

2. EINFÜHREN DES KATHETERS

- **VORSICHTSMASSNAHMEN VOR DEM EINFÜHREN**
- **MATERIAL**
- **VORBEREITUNG**
- **VENENPUNKTION: SELDINGER-TECHNIK**
- **VORSCHIEBEN DES KATHETERS**
- **FIXIEREN DES KATHETERS KONTROLLE DER KATHETER-POSITION**
- **SCHWIERIGKEITEN BEIM EINFÜHREN**
- **VENENPUNKTION: DIE VERSCHIEDENEN ZUGANGSMÖGLICHKEITEN**
- **KATHETERWECHSEL**
- **EINFÜHREN MEHRERER KATHETER ÜBER DENSELBEN VENÖSEN ZUGANG**

VORSICHTSMAßNAHMEN VOR DEM EINFÜHREN

Vor dem Einführen eines Katheters müssen die Ergebnisse eines EKGs und einfache Gerinnungstests vorliegen (Prothrombinzeit, Partielle Thromboplastinzeit, Thrombozytenzahl).

Bei Patienten mit bekanntem komplettem Linksschenkelblock kann das Einführen des Katheters einen kompletten atrioventrikulären Block verursachen. In diesen Fällen empfiehlt es sich, einen externen Herzschrittmacher oder eine Schrittmachersonde einzuführen (1).

Bei Vorliegen von schwerwiegenden Gerinnungsstörungen erhöht sich das Blutungsrisiko am Punktionsort in sehr beträchtlichem Maße und zwingt deshalb zum Verzicht auf einen zentralen Zugang (V. subclavia, V. jugularis interna), der zu unkontrollierbaren Blutungen führen könnte (2).

Das Verwenden einer Schrittmachersonde erfordert eine Kathetereinführung unter Röntgenkontrolle, um ein unbeabsichtigtes Verrutschen zu vermeiden.

Bei Verdacht auf Rechts-Links-Shunt (selten) wird empfohlen, zum Aufblasen des Ballons CO_2 zu verwenden, um die Folgen einer möglichen systemischen Luftembolie zu verhindern.

Das Kernspinresonanz-Verfahren stellt insofern ein theoretisches Risiko dar, als es Ströme in den Verbindungsdrähten des Thermistors induzieren kann (3). Nach Ansicht des Herstellers könnten sich diese sogar bis zum Schmelzen erhitzen.

Kein Kernspin bei Pat. mit PA-Katheter

1. Abernathy, 1974; Kimbiris, 1974; Morris, 1987
2. Glaser, 1973; Patel, 1986
3. Edelman, 1990
4. Persönliche Mitteilung, Baxter

MATERIAL

Das hier empfohlene Material entspricht demjenigen, das wir verwenden, aber natürlich sind auch andere Vorgehensweisen möglich.

- Kopfhaube, Mundschutz, sterile Handschuhe, Kittel und Op-Tücher
- sterile Tuchklemmen und Schere
- Klebestreifen
- drei sterile Schalen für: Desinfektionsmittel, NaCl 0,9 % und Lidocain 1 % (20 ml)
- drei Spritzen von 10, 5, 2 ml Volumen; drei Subkutan-Kanülen; Skalpellklinge, Nadelhalter und Faden
- Schleusenkanüle mit Dilatator; der Durchmesser der Schleusenkanüle muß um 0,5 bis zu 1 F größer sein als der des benutzten Katheters (normalerweise 8 F für einen Katheter von 7 oder 7,5 F).
- ein Rückschlagventil (mit oder ohne Zugang für eine zusätzliche Infusion »side arm«, siehe S. 19)
- ein Verteilerstück mit drei oder vier 3-Wegehähne (siehe S. 64)
- ein Druckwandler mit Verbindungskabel und Bildschirm
- eine Manschette für eine Druckinfusion

VORBEREITUNG

- den Druckmeßfühler und ein Spülsystem mit eine Heparinlösung (1250 U in 500 ml 5% iger Glucose) anschließen
- den Patienten hinlegen und vorbereiten (Höhe, Position, Abdecken, Rasieren)
- 100 mg Lidocain zur Injektion vorbereiten, für den Fall einer anhaltenden Kammerarrhythmie, die durch das Einbringen des Katheters ausgelöst werden kann
- Hände waschen, dann Kittel und Handschuhe anziehen
- großflächig die Punktionsstelle desinfizieren, dann mit sterilen Op-Tücher abdecken
- den Ballon des Katheters überprüfen, indem man ihn in der NaCl-Schale mindestens zwei Mal aufbläst und sowohl seine Dichtigkeit als auch seine Form kontrolliert; er muß symmetrisch sein (sehr wichtig).
- die distale Katheteröffnung mit der Druckmeßstrecke verbinden
- sorgfältig das System spülen, ohne Aussackungen oder Katheteranschlüsse zu vergessen
- den oder die Katheteranschlüsse schließen, die nicht an die Meßstrecke angeschlossen sind
- auf Null eichen (s. S. 68)
- die dynamische Übertragung der Druckmeßstrecke überprüfen (s. S. 76)

VENENPUNKTION : SELDINGER-TECHNIK (1)

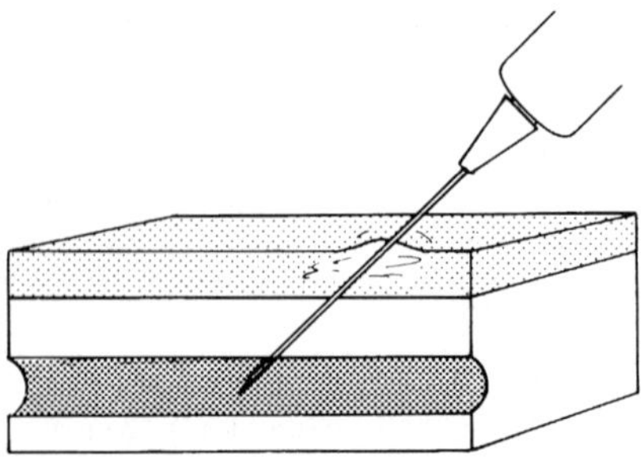

Lokalanaesthesie ; sondierende Punktion
mit feiner Kanüle

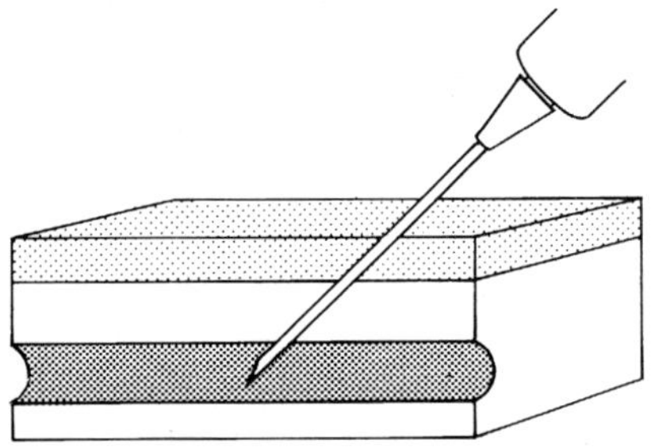

Venenpunktion
mit einer Kanüle großen Durchmessers

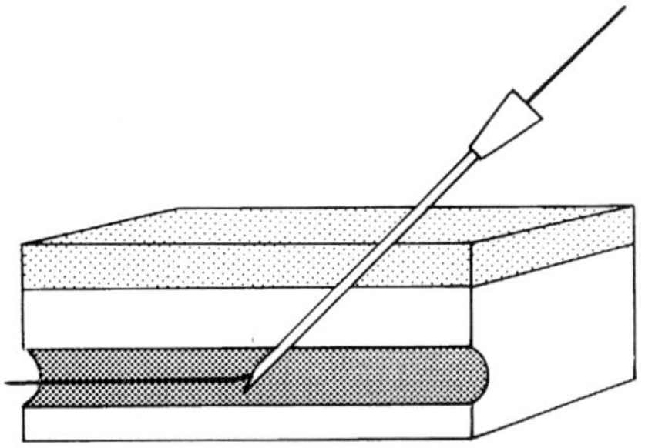

Einführen des Führungsdrahts
mit dem weichen Teil voran,
dann herausziehen der Kanüle

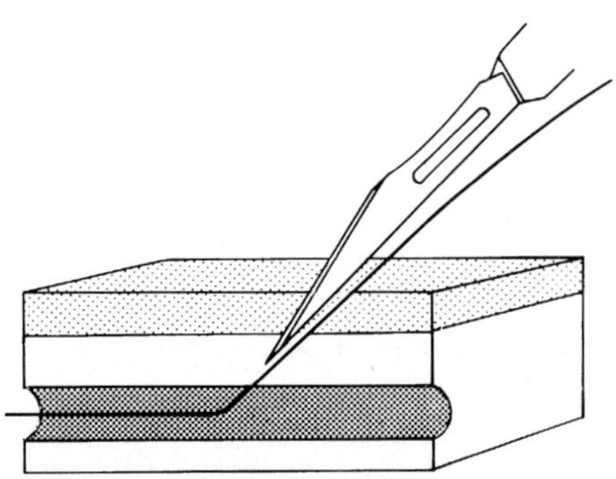

Hautinzision bis zur Subcutis,
um die Einführung der Schleusenkanüle
zu erleichtern

1. Seldinger, 1953; Baim, 1986

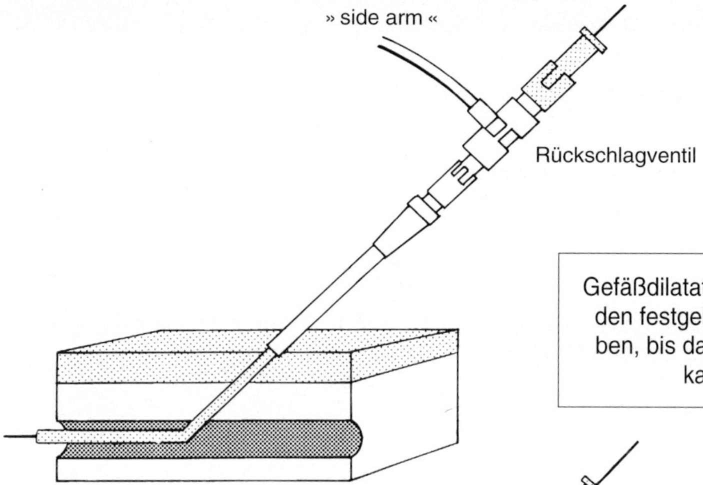

Gefäßdilatator und Schleusenkanüle über den festgehaltenen Führungsdraht schieben, bis das distale Ende der Schleusenkanüle die Haut erreicht

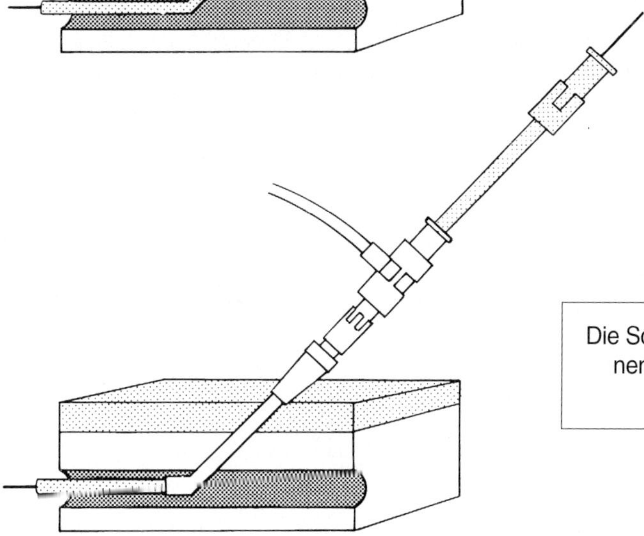

Die Schleusenkanüle über den festgehaltenen Dilatator und den Frührungsdraht bis zum Anschlag vorschieben

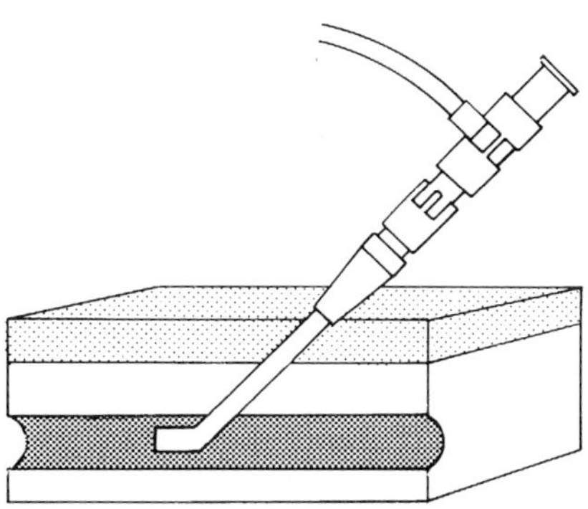

Dilatator und Führungsdraht zurückziehen und dabei die Schleusenkanüle festhalten

VORSCHIEBEN DES KATHETERS

1. den Druckwandler an die distale Katheteröffnung anschließen
2. die Schutzmanschette (1) über den Katheter schieben (sofern erferderlich)
3. den Katheter am Rückschlagventil vorbei vorschieben
4. den Ballon aufblasen, sobald das Katheterende in den Thorax eingedrungen ist, was sich folgendermaßen nachweisen läßt:
   - durch Auftreten von atembedingten Druckschwankungen
   - durch das Messen der Entfernung zwischen Punktionsort und dem Katheterende, welche normalerweise zwischen folgenden Werten liegt:
     - 10-15 cm bei Zugang über die V. subclavia
     - 15-20 cm bei Zugang über die V. jugularis
     - 30-35 cm bei Zugang über die V. femoralis
     - 50-60 cm bei Zugang über die V. mediana cubiti

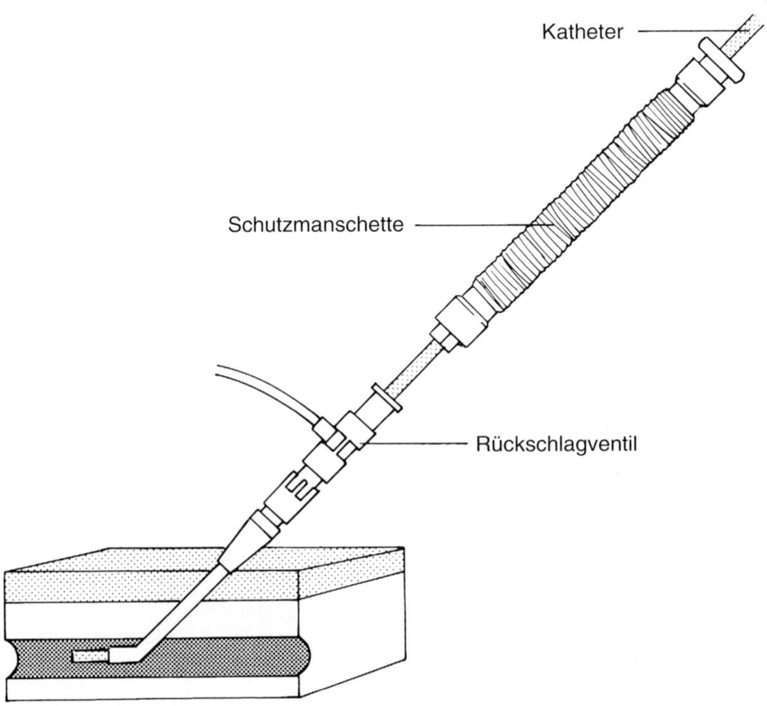

1. Bessette, 1981

- Das weitere Vorschieben des Katheters vollzieht sich bei aufgeblasenem Ballon, unter Beachtung der Form der Druckkurve.

  Der Übergang vom Bild einer Vorhof-Druckkurve zu demjenigen einer Kammer-Kurve läßt sich normalerweise über eine Strecke von 10 cm beobachten; um danach die Druckkurve der Pulmonalarterie zu erhalten, muß man den Katheter um weitere 15 cm vorschieben. Wenn diese Abstände beachtet werden, läßt sich ein umbeabsichtigtes Einrollen des Katheters in einer Herzhöhle erkennen.

PASSAGE DES KATHETERS VOM RECHTEN VORHOF BIS ZUR POSITION DER MESSUNG DES PULMONALEN VERSCHLUßDRUCKS

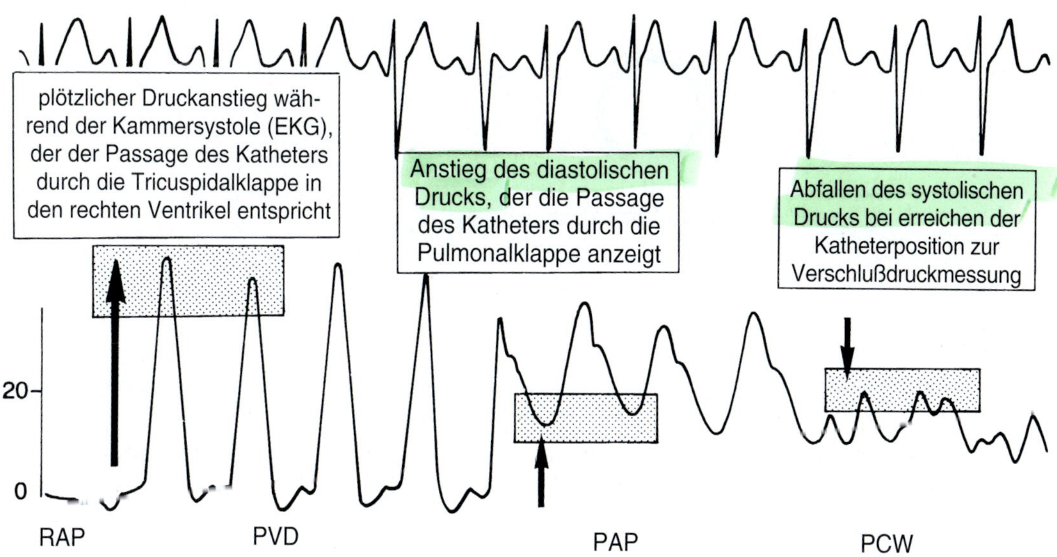

Kontrolle der gewünschten Position des Katheters: nachdem der pulmonale Verschlußdruck gefunden ist, läßt man Luft aus dem Ballon ab, um wieder die Kurvenform des Pulmonalarteriendrucks zu erhalten. Dann ist diejenige Katheterposition zu suchen, bei der eine vollständige (oder fast vollständige) Aufblähung des Ballons genügt, um den pulmonalen Verschlußdruck aufzuzeichnen.

FIXIEREN DES KATHETERS

1. Fixieren der Schutzmanschette am Rückschlagventil der Schleusenkanüle, der mit dem Seitenanschluß bereits verbunden ist
2. Die Schutzmanschette auf etwa 25 cm entfalten
3. Das andere Ende der Manschette am Katheter befestigen
4. Die Schleusenkanüle an der Haut fixieren
5. Einen Verband zuschneiden
6. Mit einem Klebestreifen denjenigen Teil des Katheters an der Haut befestigen, der außerhalb des Verbandes und der Schutzmanschette gelegen ist, wobei darauf zu achten ist, ein » Meso « herzustellen.

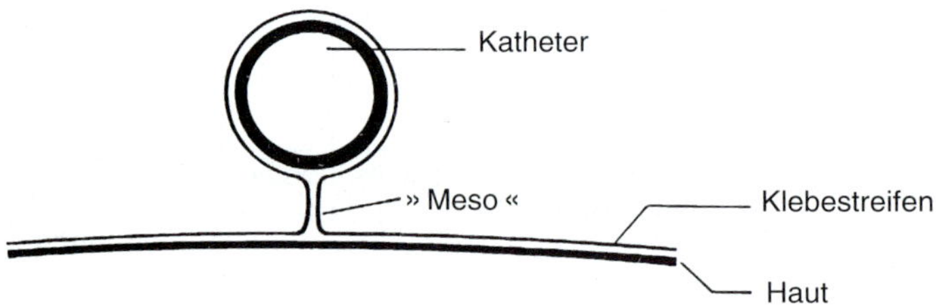

Anmerkungen:

1. Wird keine Schutzmanschette verwendet, kann die Schleusenkanüle auch zurückgezogen und der Katheter mittels eines Fadens direkt an die Haut angenäht werden.
2. Auf jeden Fall muß der Katheter eng an der Haut fixiert sein, um ein Hin-und Herbewegen zu vermeiden, wodurch das Infektionsrisiko steigen würde (siehe S. 59).

LAGEKONTROLLE (1)

Ist der Katheter einmal in seiner definitiven Position angelangt, wird diese durch eine a. -p. -Röntgenaufnahme kontrolliert. Idealerweise sollte sich das Katheterende **in der Nähe eines der Lungenhili** befinden. In der Mehrzahl der Fälle (90%) bewegt es sich spontan nach rechts.

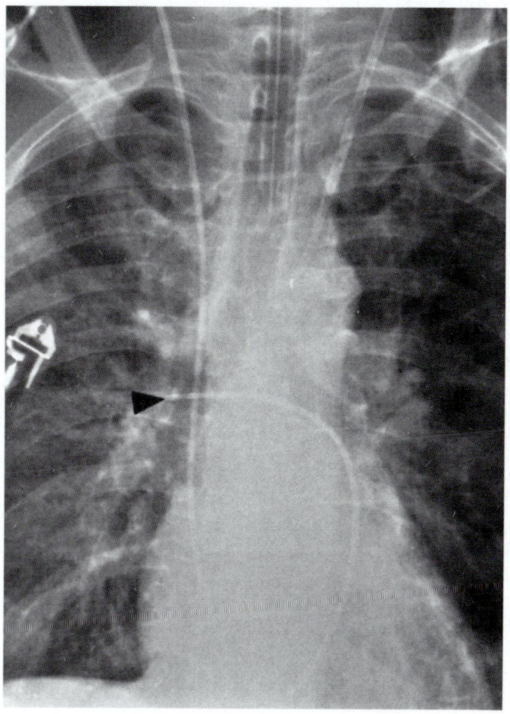

Es wird empfohlen, die Lage des Katheters täglich zu kontrollieren, denn er tendiert dazu, spontan nach peripher abzuweichen.
Diese Kontrolle läßt sich entweder durch eine neue Röntgenaufnahme erzielen, oder aber durch die Bestimmung der Luftmenge, die in den Ballon geblasen werden muß, um die PCW-Kurve zu erhalten. Eine Menge, die geringer als 0,8 ml für einen Katheter von 7 F Durchmesser ist, weist auf eine zu sehr in die Peripherie verlagerte Position.

1. Benumof, 1977; Kronberg, 1979; Schonfeld, 1986

niemals Luftmenge
< 0,8 ml !

SCHWIERIGKEITEN BEIM EINFÜHREN

— Schwieriges Vorschieben bei peripherem Zugang

— Schwierigkeiten, in den rechten Ventrikel oder die Pulmonalarterie vorzudringen

— Schwierigkeit, die pulmonale Verschlußposition zu finden

— Schwer identifizierbarer Druckkurvenverlauf

— Einrollen des Katheters

— Unabsichtliches Vordringen in den Sinus coronarius

— Anomalien des venösen Rückstromsystems

Schwieriges Vorschieben bei peripherem Zugang

Ursache:
lokaler Venenspasmus; dies stellt keine Ausnahme dar, deshalb sollte ein Zugang über die V. jugularis oder die V. subclavia, wann immer möglich, bevorzugt werden.

Abhilfe:
die Verabreichung von Lidocain ist selten wirksam; das bedeutet deshalb, zunächst den Zugang zu wechseln.

Schwierigkeit, in den rechten Ventrikel oder die Pulmonalarterie vorzudringen

Ursachen:

- Dilatation des rechten Vorhofs / Ventrikels mit oder ohne Tricuspidalinsuffizienz (besonders bei schwerer pulmonaler Hypertonie) (1)
- Hindernis auf dem Weg des Katheters (Myxom im Vorhof)
- Unabsichtliches Vordringen in den Sinus coronarius: Selten; bleibt ohne Folgen, wenn sofort erkannt (s. S. 29)
- Anomalie des venösen Abflußes (linke Vena cava superior) (s. S. 30)

Abhilfe:

- versuchen, den Katheter weiterzuschieben:
  - bei tiefer Inspiration, wobei die Luft im Ballon teilweise oder ganz abgelassen wird (nach Erreichen der A. pulmonalis wieder aufblasen)
  - nachdem der Patient in halbsitzende Lage oder Rechts-Seitenlage umgelagert wurde
  - nachdem der Katheter mit kalter NaCl-Lösung gespült wurde, um ihn zu versteifen
- Katheter wechseln
- und ihn unter Bildwandler-Kontrolle einführen

Schwierigkeit, eine Position zur Verschlussdruckmessung zu finden

Begleitumstände:

- Lungenembolie (2)
- akute oder schwere chronische pulmonale Hypertonie

Abhilfe:
wie nach oben beschriebenem Verfahren vorgehen, wobei nicht vergessen werden sollte, daß sich die besten Ergebnisse unter Bildwandlerkontrolle erzielen lassen.

1. Venus, 1982; Baraka, 1991
2. Traeger, 1985

Schwer identifizierbarer Druckkurvenverlauf

Begleitumstände:

- bedeutsame Veränderungen der Atmung
- große v-Welle bei Mitralinsuffizienz, die den falschen Eindruck erwecken kann, die Position zur Verschlußdruckmessung sei schwer zu finden (s. S. 187)
- schwere Rechtsherzinsuffizienz. Aufgrund von Veränderungen der Kontraktion des rechten Ventrikels und der damit oft verbundenen Regurgitation durch die Tricuspidalklappe nehmen die Druckkurven des rechten Vorhofs, des rechten Ventrikels, sogar der Pulmonalarterie oft einen ähnlichen Verlauf (s. S. 189).

Einrollen des Katheters

Begleitumstände: bei besonders ausgeprägter Dilatation des rechten Ventrikels

Diagnostik: ein Einrollen des Katheters ist anzunehmen, wenn der Kurvenverlauf vom Kammer-Typ über eine Entfernung des Katheters von mehr als 15 cm persistiert; es liegt mit Sicherheit vor, wenn erneut ein Kurvenverlauf wie im rechten Vorhof erscheint.

Gefahr: Knotenbildung (selten; s. S. 50)

Abhilfe: Prinzipiell zieht man den Katheter heraus, um ihn danach wieder einzuführen. Bleibt das Problem bestehen, muß versucht werden, ihn unter Bildwandlerkontrolle einzuführen, oder aber das Einrollen hinzunehmen, wenn man trotzdem einen für die Pulmonalarterie typischen Kurvenverlauf erhalten hat.

Aufgezeichneter Kurvenverlauf beim Einführen eines Pulmonalarterienkatheters über einen Femoralis-Zugang unter Röntgenkontrolle.

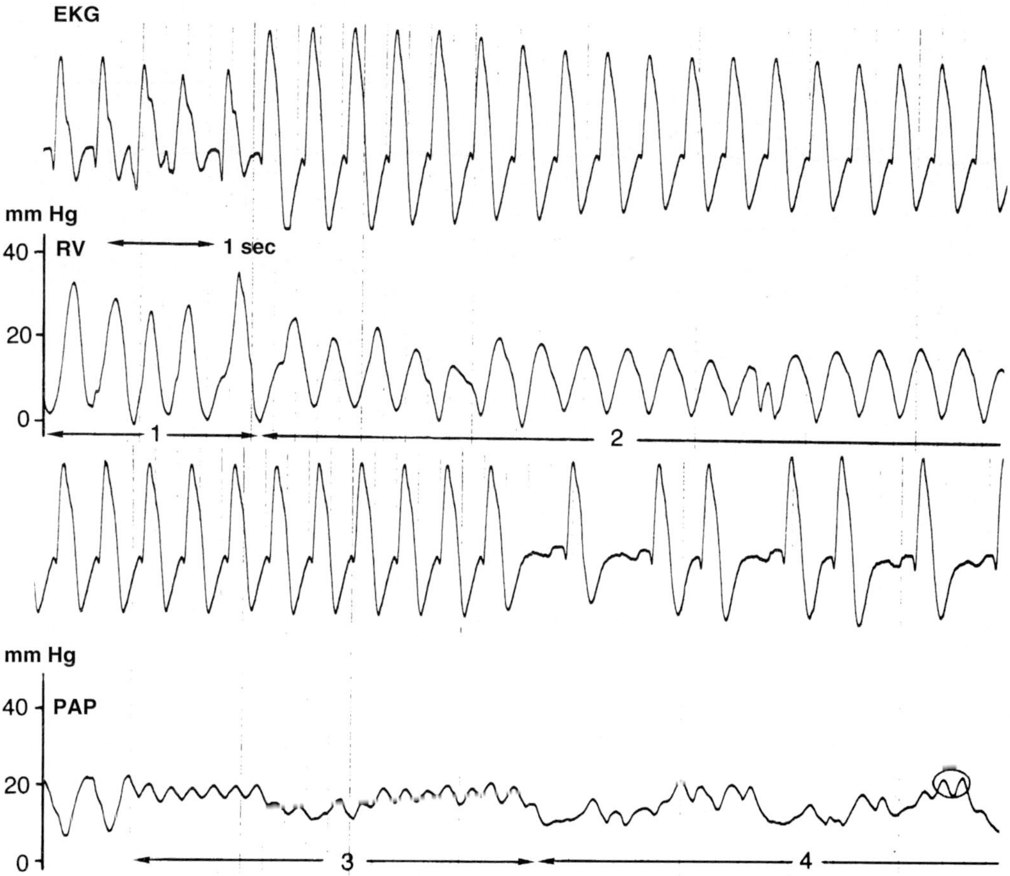

1. Druckkurve des rechten Ventrikels (Herzfrequenz = 120 / min)
2. Gleichzeitig mit dem Auftreten einer (supraventrikulären ?) Arrhythmie ist ein Abfallen des systolischen Drucks und ein leichtes Ansteigen des diastolischen Drucks zu beobachten. Die Röntgenkontrolle bestätigt, daß das Katheterende sich immer noch im Ventrikel befindet.
3. Der Katheter wird vorgeschoben und man beobachtet einen sofortigen Anstieg des diastolischen Drucks ohne Änderung des systolischen Drucks.
4. Nur angesichts einer Verlangsamung der Herzfrequenz gelingt es, die Kurvenform des Pulmonalarteriendrucks zu identifizieren (Kreis).

Bei Auftreten einer großen v-Welle läßt sich die Kurve des pulmonalen Verschlußdrucks manchmal nur identifizieren, wenn die dikrote Welle verschwindet.

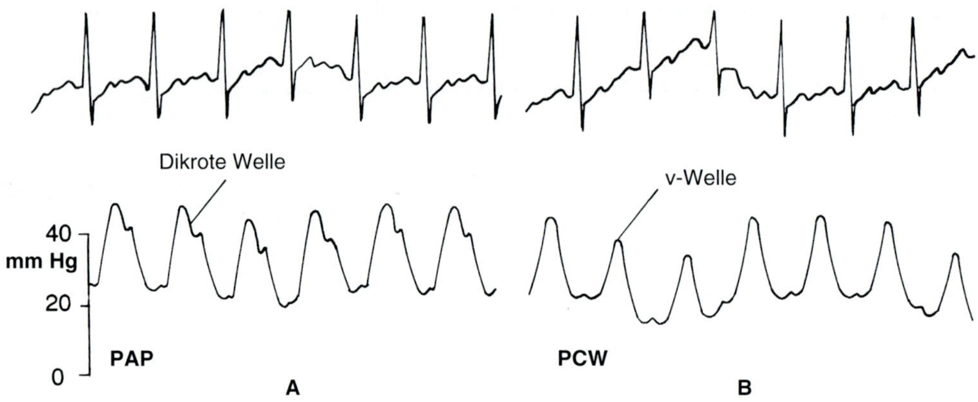

PAP- (A) und PCW-Kurve (B) bei einem Patienten mit akuter Mitralinsuffizienz. Zu beachten ist auf der Pulmonalarterien-Kurve die abnorm hohe Lage der dikroten Welle, die auf die Regurgitation von Blut durch die Mitralklappe zurückzuführen ist (s. S. 186).

Unabsichtliches Vordringen in den Sinus coronarius (1)

Der Sinus coronarius mündet nahe der Tricuspidalklappe in den rechten Vorhof. Wenn der Katheter versehentlich in den Sinus coronarius dringt, kann man drei Kurventypen beobachten:

— eine Druckkurve wie im rechten Vorhof, wenn sich die Katheterspitze nahe der Sinusmündung befindet

— eine Kurve ähnlich der im rechten Ventrikel, wenn der Katheter tiefer im Sinus liegt

— einen abgeschwächten Aortenpuls, wenn der Katheter geblockt vorliegt.

Durch eine Röntgenthoraxaufnahme kann dieser Befund bestätigt werden, der schon vorher aufgrund einer abnormal niedrigen venösen Sättigung (< 50 %) vermutet werden kann.

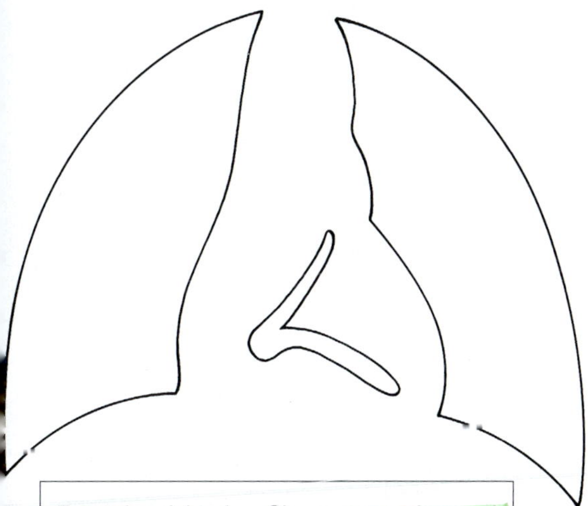

Frontalansicht des Sinus coronarius und des Verlaufs seiner beiden Hauptäste.

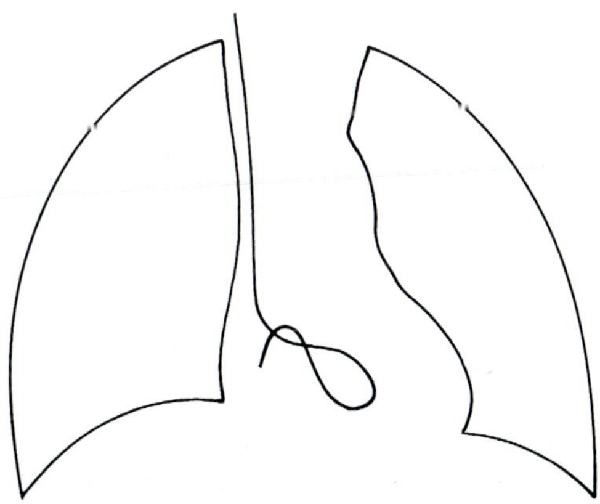

Pulmonalarterienkatheter im Sinus coronarius

Mit freundlicher Genehmigung, nachgezeichnet nach Baciewicz, 1987

1. Baciewicz, 1987; Adams, 1991

Anomalien des venösen Rückstromsystems (1)

Am häufigsten trifft man auf eine persistierende linke Vena cava superior, deren Vorkommen auf 0,5 % geschätzt wird. Im allgemeinen liegt eine rechte Vena cava superior vor, sie kann jedoch ausnahmsweise fehlen. Eine linke V. cava sup. mündet am häufigsten in einen dilatierten Sinus coronarius, oder selten in den linken Vorhof, was in der Folge zu einem Rechts-Links-Shunt führt.

Im allgemeinen läßt sich der Swan-Ganz-Katheter leicht einführen (2); eine solche Diagnose läßt sich deshalb aufgrund des ungewöhnlichen Katheterverlaufs auf der Thoraxkontrollaufnahme stellen (siehe unten). Eine schwierige Katheterpassage durch den rechten Ventrikel wurde jedoch ebenfalls schon beschrieben (3). Im Falle eines Zugangs über die rechte V. cava sup. oder die V. femoralis ist ein retrogrades Vorschieben über eine linke V. cava sup. möglich (4).

Wie die Erfahrung im Herzkatheterlabor zeigt (5), birgt der Zugang über eine linke V. cava sup. ein besonderes Risiko zu supraventrikulären Rhythmusstörungen, und zieht manchmal das Auftreten pectanginöser Schmerzen nach sich. Der Beweis für die Unbedenklichkeit eines Katheters in der linken V. cava sup. einzuführen, wurde nicht erbracht, und ein Durchgang durch den Sinus coronarius ist nur dann akzeptabel, wenn der Katheter zeitlich sehr begrenzt liegt (6).

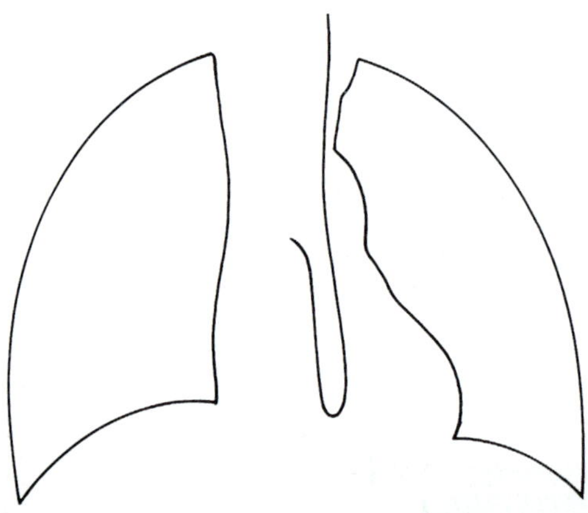

Auf der Röntgenaufnahme projiziert sich der Katheter, über die linke V. jugularis eingeführt, entlang des linken Wirbelsäulenrandes; dies deutet auf einen Verlauf innerhalb einer linken V. cava superior. Zu beachten ist die für den rechten Vorhof charakteristische Haarnadelkrümmung, die sich dadurch erklären läßt, daß der Katheter in den rechten Vorhof durch die Einmündung des Sinus coronarius dringt, welche hinter dem hinteren Segel der Tricuspidalklappe liegt. Dieses Segel muß umfahren werden, um in den rechten Ventikel zu gelangen.

Mit freundlicher Genehmigung, nachgezeichnet nach Wattrisse, 1990

1. Tomlinson, 1989; Page 1990; Wattrisse, 1990; Leibowitz,1992
2. Rubenfire, 1974; Tomlinson, 1989
3. Falltrick, 1979
4. Sprague, 1980
5. Fraser, 1961
6. Wattrisse, 1990

VENENPUNKTION : DIE VERSCHIEDENEN ZUGANGSMÖGLICHKEITEN (1)

- **ZUGANG ÜBER DIE VENA JUGULARIS INTERNA**
  - — Anatomie
  - — Zugang von dorsal
  - — Zugang von ventral
  - — axialer Zugang
  - — Punktion unter Ultraschallkontrolle
- **ZUGANG ÜBER DIE VENA SUBCLAVIA**
  - — Anatomie
  - — Zugang zur V. subclavia
- **ZUGANG ÜBER DIE VENA MEDIANA CUBITI**
- **ZUGANG ÜBER DIE VENA FEMORALIS**
- **WAHL DER ZUGANGSMÖGLICHKEITEN**

1. Nehme, 1980 ; Alhomme, 1983 ; Kaye, 1988 ; Mihm, 1992

Zugang über die Vena jugularis interna

Anatomie

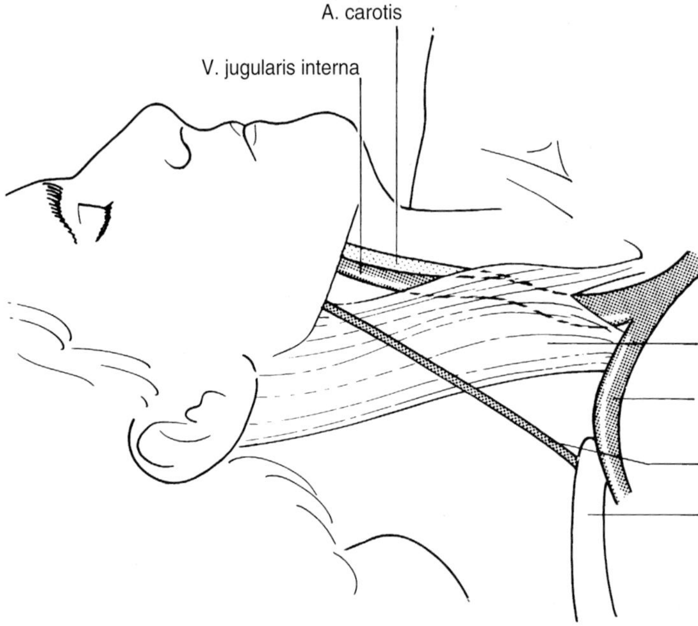

Die Vena jugularis interna erscheint an der Schädelbasis hinter der Arteria carotis interna. Ihr Verlauf von der Schädelbasis zum Zusammenfluß mit der Vena subclavia ist leicht schraubenförmig und steht dabei nacheinander in örtlicher Beziehung mit der postero-externen Wand der Carotis interna, dann der postero-externen, lateralen und schließlich antero-lateralen Wand der Carotis communis.

In Bezug auf den M. sternocleidomastoideus befindet sich die V. jugularis int. in ihrem oberen Abschnitt medial und in ihrem mittleren Abschnitt dorsal davon. Ihr unterer Anteil durchdringt das Dreieck, das von der Pars sternalis und der Pars clavicularis dieses Muskels gebildet wird.

Lagerung des Patienten

Der Verlauf der V. jugularis int. muß durch Drehen des Kopfes des Patienten auf die Gegenseite freigelegt werden. Die Punktion muß unbedingt in Rückenlage, oder aber Trendelenburg-Lagerung durchgeführt werden, um ein Kollabieren der Vene zu verhindern und das Risiko einer Luftembolie zu minimieren.

Zugang von dorsal

Der Punktionsort befindet sich am Dorsalrand des M. sternocleidomastoideus zwei Querfinger breit oberhalb der Clavicula.
Die Nadel zeigt dabei in Richtung der Dorsalseite des sternalen Anteils der Muskelgabelung.

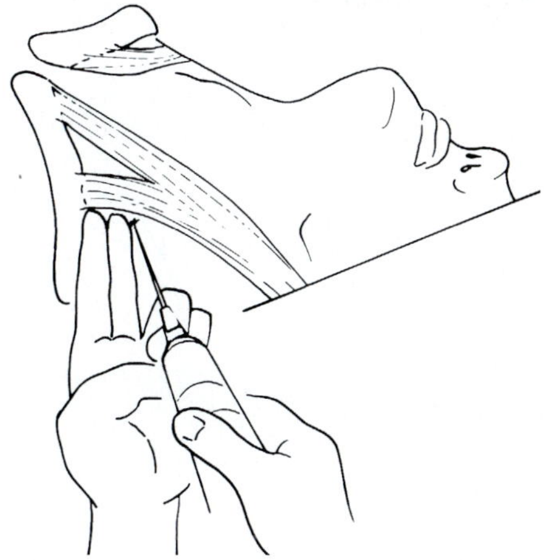

Mit freundlicher Genehmigung, nachgezeichnet nach Carli, 1986

Zugang von ventral

Auf Höhe der Membrana crico-thyroidea entlang des vorderen Rands des M. sternocleido- mastoideus punktieren, nachdem man die A. carotis in Richtung Medianlinie gedrückt hat. Die Nadel zeigt in Richtung einer Linie, die durch die ipsilaterale Mamille geht, und mit der Frontalebene einen Winkel von 40 bis 50° einschließt.

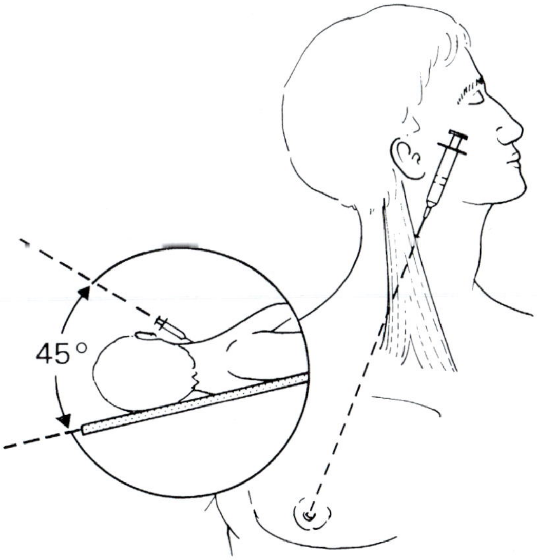

Mit freundlicher Genehmigung, nachgezeichnet nach Barash, 1977

Axialer Zugang

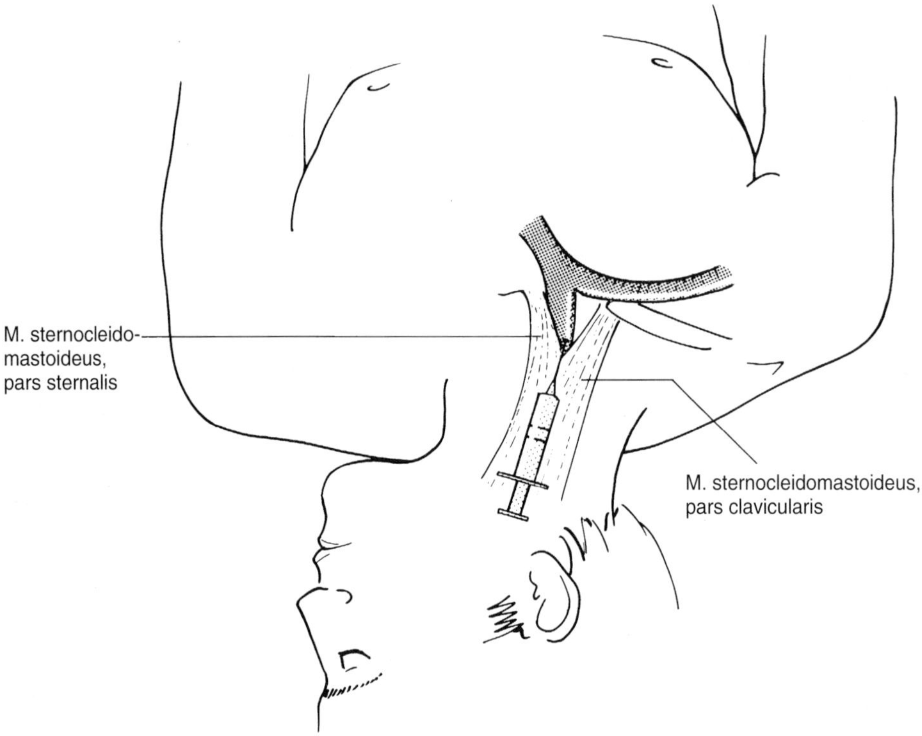

An der Spitze eines Dreiecks punktieren, das

a. medial vom Außenrand der Pars sternalis des M. sternocleidomastoideus,

b. lateral vom Innenrand der Pars clavicularis des M. sternocleidomastoideus,

c. kaudal von der Clavicula gebildet wird.

Die Nadel zeigt in Richtung einer Linie, die durch die ipsilaterale Mamille geht und mit der Frontalebene einen Winkel von 40 bis 50° einschließt.

Anmerkung: Der Zugang über die **V. jugularis externa** wurde ebenfalls für das Einführen eines Swan-Ganz-Katheters vorgeschlagen (1); er scheint indessen relativ wenig genutzt zu werden.

1. Schwartz, 1982; Sparks, 1991

Punktion der Vena jugularis unter Ultraschallkontrolle (1)

Die sonographische Ortung der V. jugularis interna verbessert in schwierigen Fällen die Erfolgsquote, verringert die Eingriffszeit und vermindert die Komplikationsrate. Indikationen der Wahl dieser routinemäßig schwer anwendbaren Technik sind:

— Mißerfolge mit der konventionellen Methode

— Gerinnungsstörungen

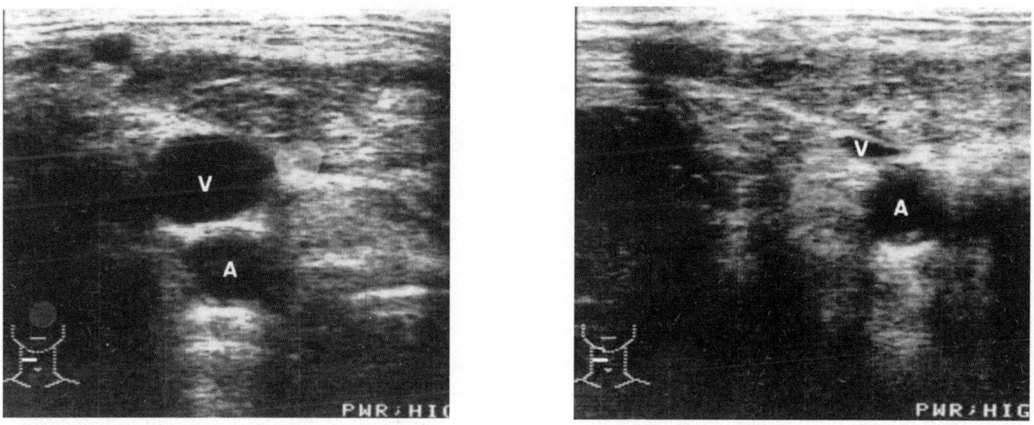

Aufnahmen:

1. die V. jugularis interna (V) ist oberhalb der A. carotis (A) zu sehen
2. Abplatten der Vene unter dem Druck des Ultraschallkopfs

Die Lage des Schallkopfs ist jeweils im Schema links unten in jeder Aufnahme angegeben.

1. Mallory, 1990; Denys, 1991a; Denys, 1991b

Zugang über die Vena subclavia (1)

Anatomie (Sagittalschnitt)

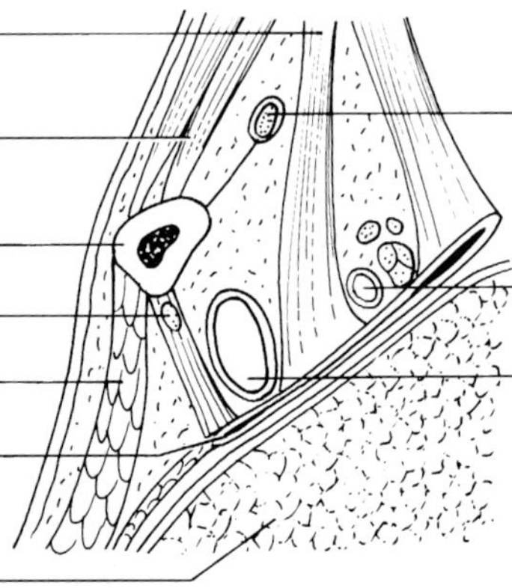

Modifiziert nach Rhoades, 1986

Die Vena subclavia hat eine Länge von 3 bis 4 cm bei einem Durchmesser von 1 bis 2 cm. Sie ist die Fortsetzung der V. axillaris, beginnt auf Höhe der ersten Rippe, läuft oberhalb dieser weiter, und zwar vor dem M. scalenus anterior und hinter dem medialen Drittel der Clavicula, um mit der V. jugularis interna dorsal der Articulatio costosternalis zusammenzufließen. Die postero-inferiore Seite des Zusammenflußes liegt der Pleurakuppel auf. Die Vena subclavia wird von der Arterie gleichen Namens durch den M. scalenus anterior getrennt.

Lagerung des Patienten

Rückenlage oder Lagerung nach Trendelenburg. Manche empfehlen, ein Kissen zwischen die Schulterblätter zu legen, um die Clavicula zu erhöhen und so den Abstand zwischen Vene und Pleurakuppel zu vergrößern.

1. Linos, 1980; Pulliam, 1985

Zugang über die Vena subclavia

Unter den zahlreichen möglichen Varianten geben wir die von uns bevorzugte an:

— 1 cm unterhalb des Übergangs vom sternalen in das mittlere Drittel der Clavicula stechen

— die Nadel auf die postero-superiore Seite (mit dem Finger markieren) der Verbindung Sternum-Clavicula richten. In annähernd frontaler Ebene stechen.

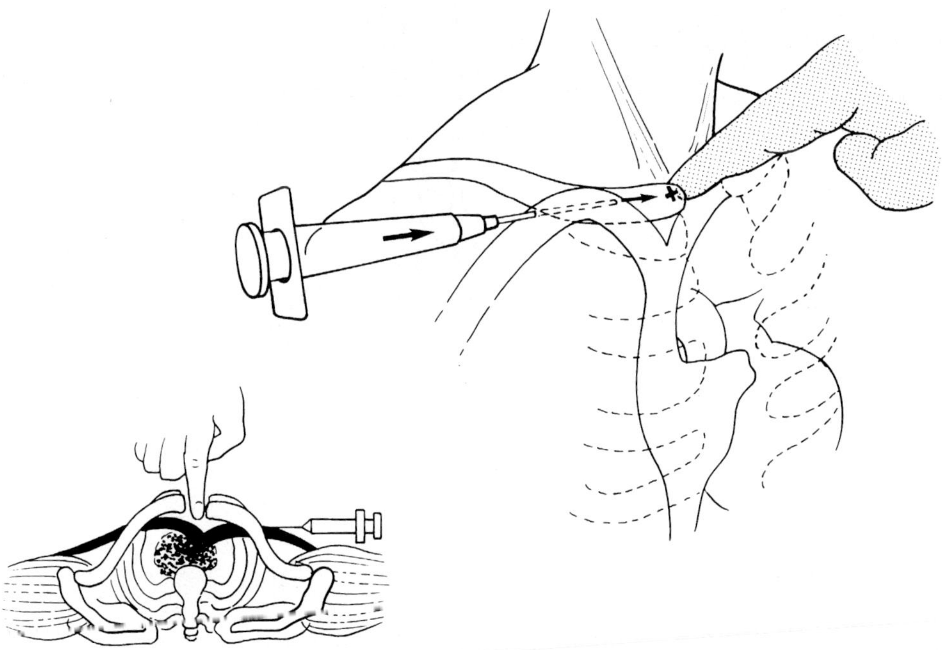

Mit freundlicher Genehmigung von Dudrick ubernommen, 1970

Bei Zugang über die V. subclavia ist es manchmal erforderlich, die Kanüle nicht bis zum Anschlag vorzuschieben, da sonst die Nadelspitze gegen die gegenüberliegende Venenwand der V. cava superior stoßen würde (1).

1. Huet, 1989

Zugang über die Vena mediana cubiti (1)

Aufgrund oft aufgetretener Schwierigkeiten (Schulterpassage, Venenspasmus) sollte der Zugang über die V. mediana cubiti solchen Fällen vorbehalten werden, in denen Versuche, andere Zugänge zu benutzen, scheitern oder kontraindiziert sind.

Es ist wichtig, die V. basilica zu punktieren. Die Passage eines flexiblen Katheters durch den Übergang zwischen V. cephalica und V. axillaris ist nämlich meist sehr schwierig (untere Zeichnung).

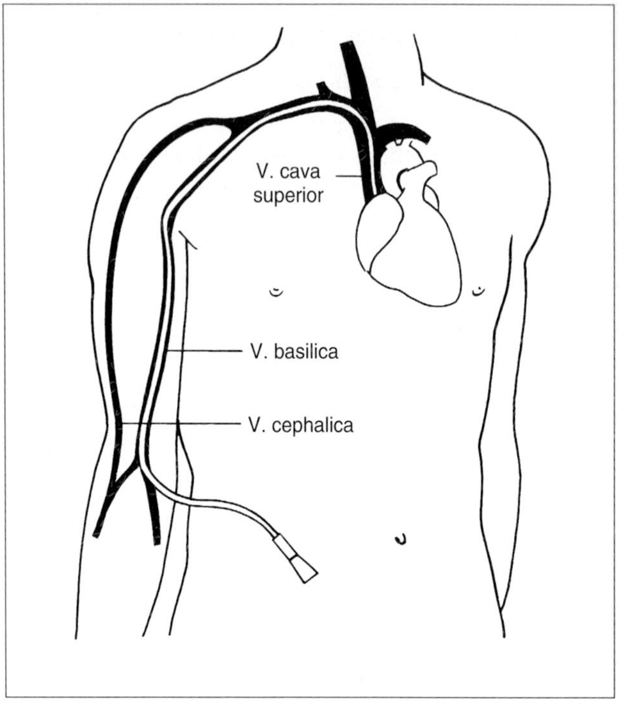

Mit freundlicher Genehmigung, modifiziertnach Otto, 1985

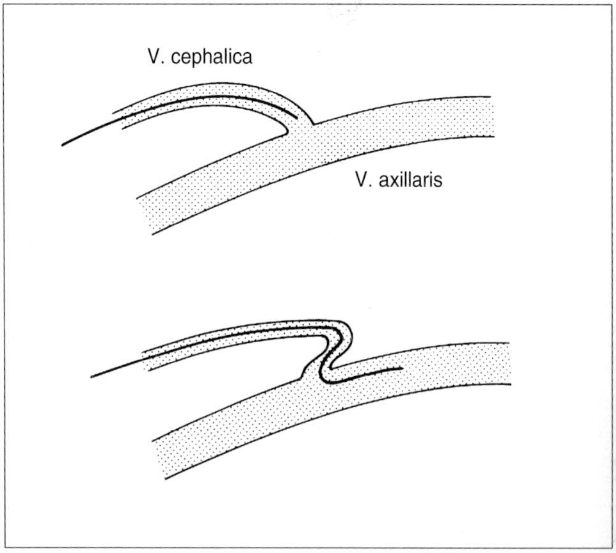

1. Kron, 1989

Zugang über die Vena femoralis (1)

Die Vena femoralis befindet sich unter dem Ligamentum inguinale, medial der Arteria femoralis, die ihrerseits medial des Nervus femoralis liegt. (»Eselsbrücke«: IVAN = innen, Vene, Arterie, Nerv).

Die Punktion der V. femoralis ist relativ einfach. Dennoch wird dieser Zugang aufgrund der schwierigen Katheterpassage durch die Herzhöhlen (S-förmige Passage), die ein Einführen unter Durchleuchtungskontrolle unabdingbar macht, nicht oft benutzt.

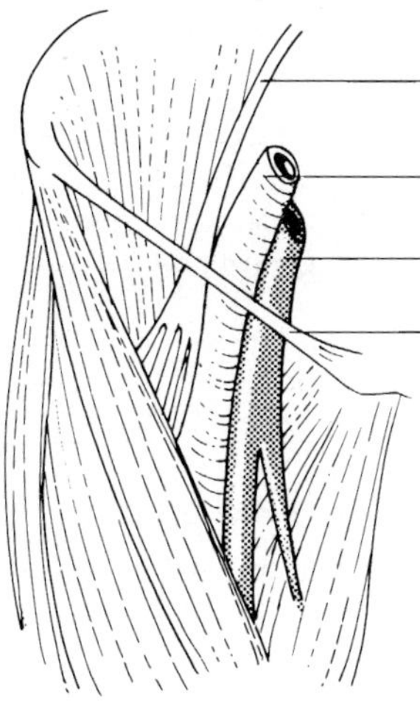

Mit freundlicher Genehmigung, modifiziertnach Lemen, 1988

1. Baim, 1986; Williams, 1991

Wahl der verschiedenen Zugangsmöglichkeiten (1)

Zugang über	Vorteile	Nachteile
Vena jugularis interna	• Gefahr eines Pneumothorax geringer als bei Zugang über die V. subclavia • besonders leichtes Vorschieben des Katheters (Zugang der Wahl, wenn kein Bildwandler zur Verfügung steht)	• leicht kollabierende Vene • schwierig zu kontrollierende Blutung bei Gerinnungsstörungen • manchmal schwierig durchzuführen bei Patienten, die die liegende Position nicht verkraften, oder bei Adipösen • häufig Thrombosierung (2), Ursache von Embolien? (3)
Vena sub-clavia	• leichter Zugang • leicht steril zu haltender Ort	• höchstes Risiko eines Pneumothorax, vor allem bei maschinell beatmeten Patienten oder Patienten mit pulmonaler Hyperinflation • schwierig zu kontrollierende Blutung bei Gerinnungsstörungen • manchmal schwierig bei Patienten, die die liegende Position nicht verkraften • häufig Thrombosierung (4), Ursache von Embolien?

1. Nehme, 1980; Senagore, 1987; Kron, 1989
2. Chastre, 1982
3. Bradway, 1981; Chastre, 1983
4. Kaye, 1988

Zugang über	Vorteile	Nachteile
Vena mediana cubiti	• leichter Zugang • minimales Blutungsrisiko (die beste Möglichkeit bei schweren Gerinnungsstörungen) (1) • Rückenlage ist nicht erforderlich	• manchmal gewunderner Venenverlauf, der die Katheterpassage schwierig gestaltet • erhöhtes Risiko zu schmerzhaften Venenspasmen (begünstigende Faktoren hierfür: Angst, venenkonstringierende Behandlung oder ein zu großer Katheterdurchmesser) • unbequem, und Gefahr einer Phlebitis, wenn der Katheter länger als einige Stunden liegen bleibt • ungünstige Lageveränderung des Katheters bei Bewegung des Arms
Vena femoralis	• gute Möglichkeit bei Gerinnungsstörungen (2) • besonders konstantes Auffinden, welches in fast allen Fällen einen leichten Zugang ermöglicht • geringeres Blutungsrisiko im Vergleich zum Zugang über die Vv. jugularis und subclavia • Rückenlage ist nicht erforderlich	• Einführen des Katheters ohne Röntgenkontrolle schwierig • Lokalisation, die bei großem Übergewicht und Inkontinenz zu meiden ist (schwierig steril zu halten) • Ursache von Thrombo-Embolien (?) • kontraindiziert bei tiefer Venenthrombose (untere Extremitäten, Becken) (1, 2)

1. Kron, 1989
2. Williams, 1991

KATHETERWECHSEL (1)

Austausch eines zentralen Venenkatheters durch einen Pulmonalarterienkatheter

Soweit die auf S. 60 angegebenen Anweisungen beachtet werden, kann ein für einen zentralen Venenkatheter gelegter Zugang für das Einführen eines Swan-Ganz-Katheters benutzt, und auf diese Weise eine weitere Venenpunktion mit ihren damit verbundenen Risiken umgangen werden.

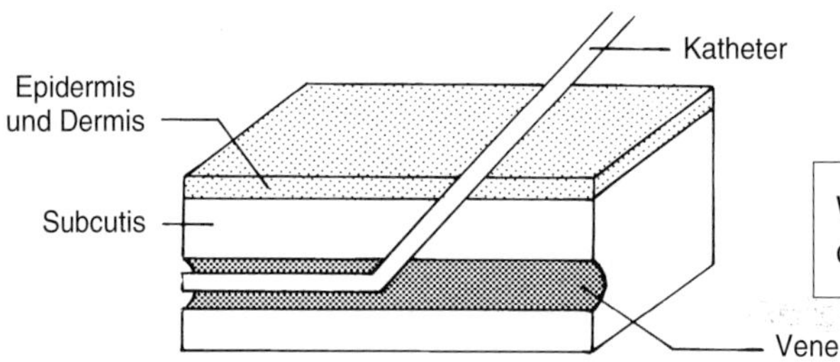

Weitläufig Haut und Katheter desinfizieren

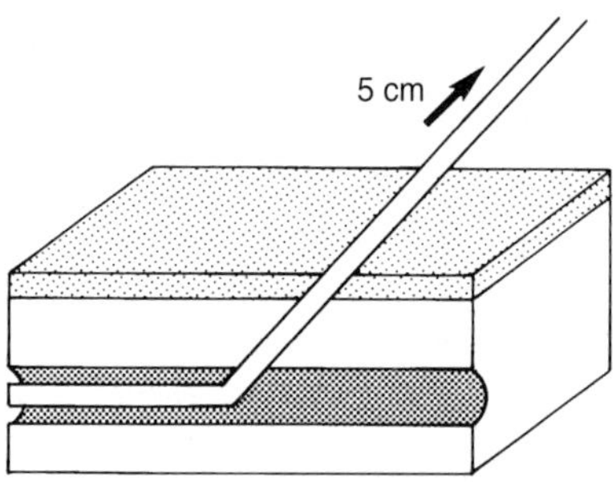

Den Katheter
um einige cm zurückziehen

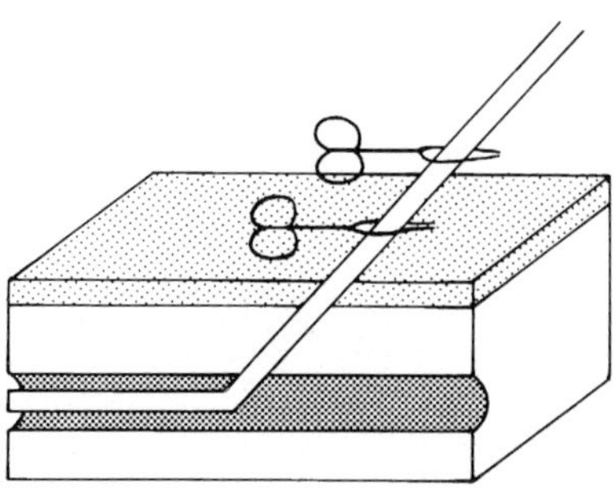

Zwei Klemmen am Katheter befestigen

1. Hudson-Civetta, 1988

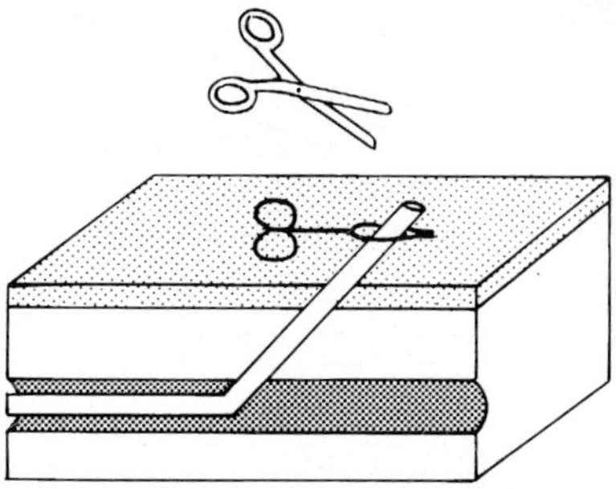

Den Katheter zwischen den Klemmen abschneiden

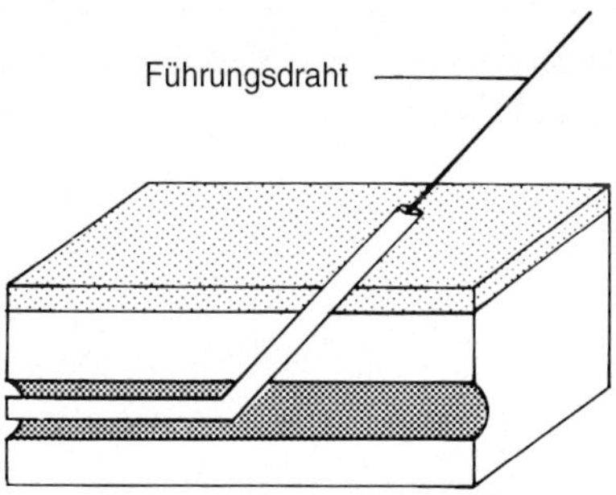

Den Führungsdraht in die Öffnung schieben. Sicherstellen, daß das Führungsdrahtende weit über das Katheterende hinausgeht

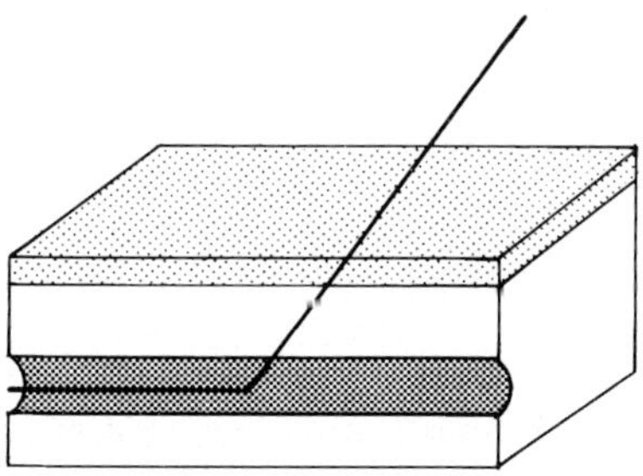

Den alten Katheter zurückziehen. Gemäß der üblichen seldinger Technik fortfahren (S. 19)

Auswechseln eines Pulmonalarterienkatheters (1)

Wenn die erforderlichen Bedingungen (S. 60) zutreffen, läßt sich ein Swan-Ganz-Kathteter mittels Katheteraustausches auswechseln. Unserer Erfahrung nach muß die oben beschriebene Technik aufgrund der Schwierigkeit, einen Führungsdraht in den Swan-Ganz-Katheter einzuführen, leicht abgewandelt werden.

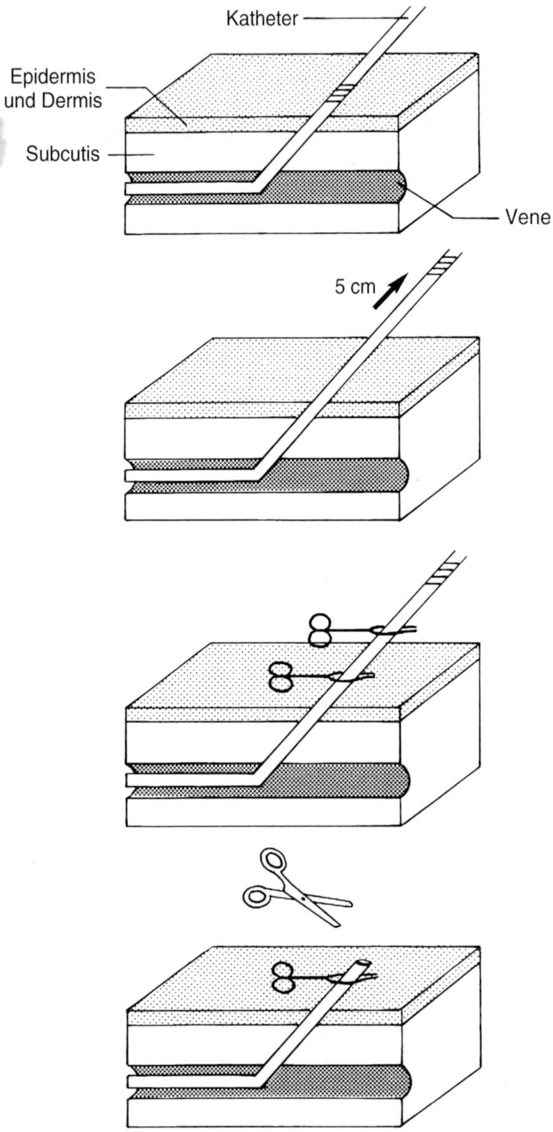

Weitläufig Haut und Katheter desinfizieren

Den Katheter um einige cm zurückziehen

Zwei Klemmen am Katheter befestigen

Den Katheter zwischen den Klemmen abschneiden

1. Shaffer, 1979; Shoum, 1980

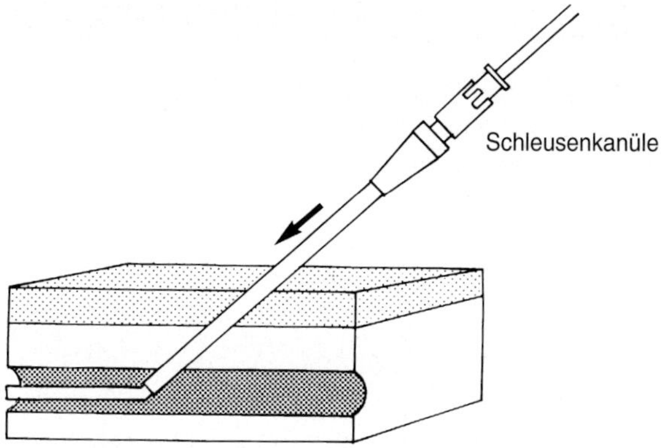

Die Schleusenkanüle über den Katheter schieben

Den alten Katheter herausziehen

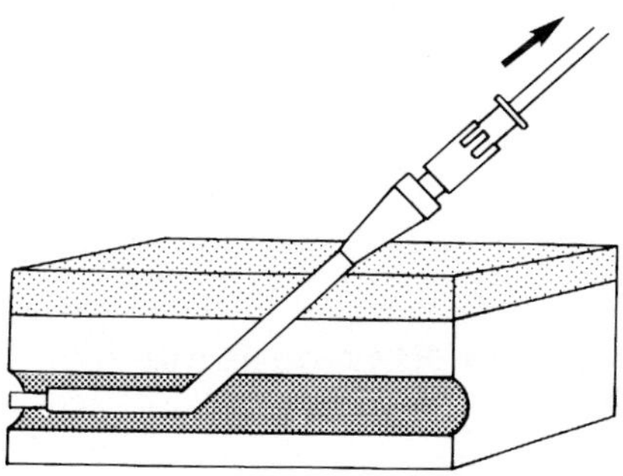

Den neuen Katheter einführen

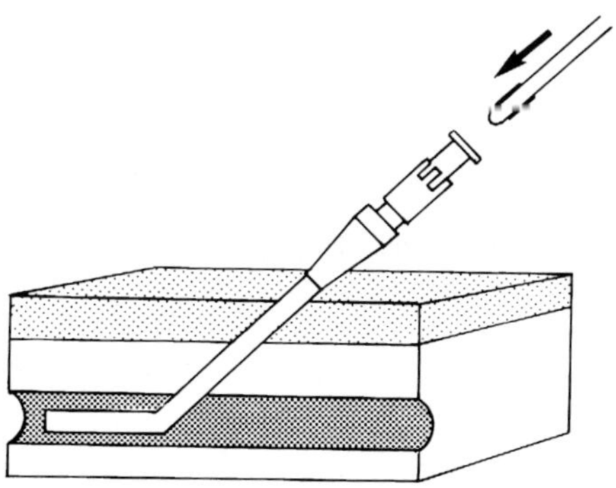

EINFÜHREN MEHRERER KATHETER ÜBER DENSELBEN ZUGANG (1)

Für den Fall, daß sich die Indikation zum Einbringen eines Swan-Ganz-Katheters stellt, ist es oft erforderlich, über eine zusätzliche zentralvenöse Zugangsmöglichkeit zu verfügen. Eine spezielle Technik ermöglicht, die Punktion zweier verschiedener Venen zu vermeiden.

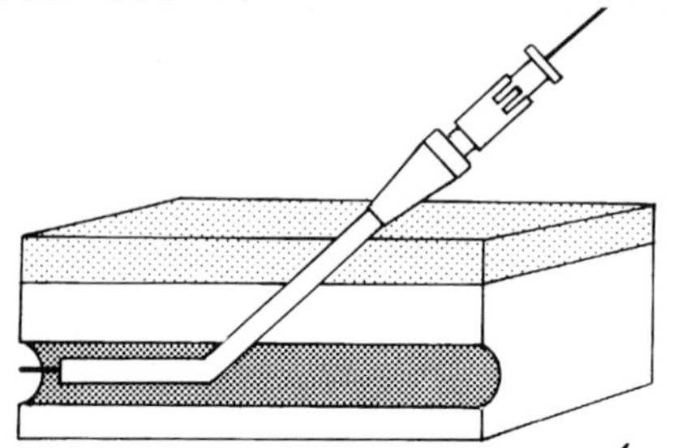

Die Schleusenkanüle gemäß der üblichen Seldinger-Technik einführen (s. S. 18)

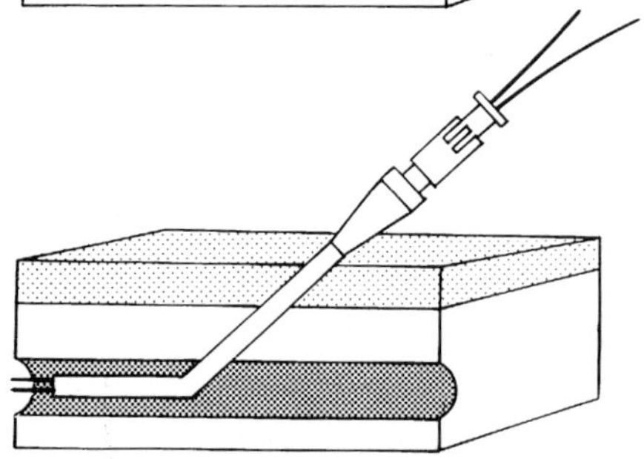

Einen zweiten Führungsdraht in die Schleusenkanüle vorschieben

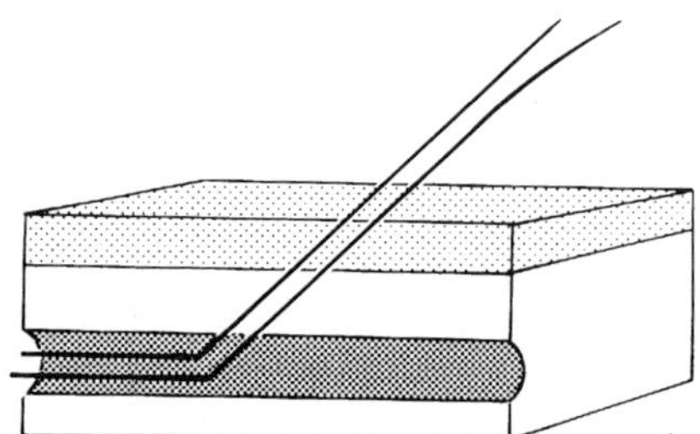

Schleusenkanüle herausziehen

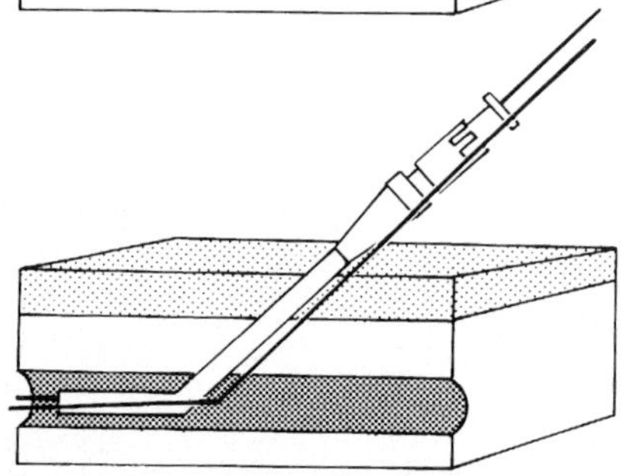

Jeden der beiden Führungsdrähte für das Einführen eines Katheters benutzen

1. Cooper, 1982

3. KOMPLIKATIONEN (1)

- **ALLGEMEINES**
- **KOMPLIKATIONEN BEI DER VENENPUNKTION**
- **KOMPLIKATIONEN BEIM VORSCHIEBEN DES KATHETERS**
- **KOMPLIKATIONEN WÄHREND DES LIEGENDEN KATHETERS**
- **KOMPLIKATIONEN UND TECHNISCHE PROBLEME AUS EIGENEM KRANKENGUT**

ALLGEMEINES

Es muß angemerkt werden, daß das Legen eines Katheters an und für sich, besonders unter »unerfahrenen Händen«, oder im Falle einer unangebrachten Indikation, den Beginn einer angemessenen Behandlung verzögern und so eine Verschlimmerung oder ein Fortbestehen eines schweren krankhaften Zustands nach sich ziehen kann. Diese mögliche Komplikationsquelle beim Katheterisieren des rechten Herzens am Krankenbett wird selten erwähnt.

Im gleichen gedanklichen Zusammenhang könnte man zu den Komplikationen dieser Methode auch die verhängnisvollen Konsequenzen von Meß- und Interpretationsfehlern rechnen.

Klassischerweise unterscheidet man Komplikationen in Verbindung mit:

- der Venenpunktion
- der Katheterpassage
- dem Liegen des Katheters

1. Foote, 1974 ; Elliot, 1979 ; Swan, 1979 ; Sise, 1981 ; Boyd, 1983 ; Shah, 1984 ; Connors, 1985 ; Patel, 1986 ; Kron, 1989

KOMPLIKATIONEN BEI DER VENENPUNKTION (1)

Versehentliche arterielle Punktion (2)	Punktion der Arteria subclavia oder der Arteria carotis; im allgemeinen ohne Konsequenzen. Bei Vorliegen von Gerinnungsstörungen kann eine arterielle Punktion einen Hämothorax oder ein Hämatom zu Folge haben, welches die Luftwege zusammendrückt.
Pneumothorax (3)	Selten bei erfahrenen Ärzten; auf der Thoraxkontrollaufnahme zu suchen.
Luftembolie (4)	Besonderes Risiko bei Zugang über die V. subclavia oder die V. jugularis, insbesondere bei Vorliegen einer Hypovolämie, einem sehr negativen intrathorakalem Druck, oder wenn die Punktion in sitzender Position stattfindet (was in der Regel nicht versucht werden sollte). Wenn die herkömmlichen Vorsichtsmaßnahmen beachtet werden, darf eine Luftembolie nicht auftreten. Ausnahmefälle wurden indessen beschrieben, die in Verbindung mit einer Fehlfunktion des Rückschlagventils stehen. Wird eine Luftembolie vermutet, ist der Patient auf seine linke Seite zu legen oder in Trendelenburg-Lage zu bringen. Dann muß versucht werden, über den Katheter die in den rechten Ventrikel gelangte Luft zu aspirieren; dem Patienten wird reiner Sauerstoff zur Inhalation angeboten. Eine hyperbare Oxygenierung sollte (sofern möglich) eingeleitet werden.
Hämothorax und Hämomediastinum	Treten plötzlich infolge einer Gefäßperforation auf. Ein Hämomediastinum hat im allgemeinen, selbst wenn es beträchtliche Ausmaße annimmt, keine funktionellen Rückwirkungen (5), es stellt jedoch die mögliche Quelle einer schweren Infektion dar.
Chylothorax (6)	Durch Verletzung des Ductus thoracicus bei Zugang über die linke V. jugularis oder subclavia. Aus diesem Grund ist einem Zugang auf der rechten Seite der Vorzug zu geben.
Retroperitoneale Blutung	Bei Perforation der V. femoralis in ihrem retroperitonealen Verlauf.
Andere seltene Komplikationen	Gefäßverletzungen, die eine arteriovenöse Fistel oder ein peritoneales Hämatom nach sich ziehen, welche mittels einer Abdomen-Sonographie gesucht werden müssen. Nervenläsionen (N. phrenicus, Plexus brachialis, N. recurrens, Claude-Bernard-Horner-Syndrom (7)). Trachea-Perforation (Platzen des Ballons des Intubationskatheters!)

1. Kaye, 1988; Kron, 1989
2. Schwartz, 1979
3. Culpepper, 1982
4. Conahan, 1979; Bristow, 1985; Cohen, 1987; Orebaugh, 1992
5. Johnston, 1980
6. Arditis, 1988
7. Teich, 1985

KOMPLIKATIONEN BEIM VORSCHIEBEN DES KATHETERS

Arrhythmien (1)

Treten meistens auf, während der Katheter eingeführt wird, manchmal jedoch auch später, oder sogar während des Herausziehens (2).

- *Isolierte oder salvenartige ventrikuläre Extrasystolen.* Normalerweise ohne Auswirkungen, obwohl sie außerordentlich häufig während des Vordringens der Katheterspitze in den rechten Ventrikel auftreten. Bleiben manchmal (3% der Fälle) nach der Passage durch die Pulmonalklappe fortbestehen, in diesem Fall kann ein Bolus von 50 bis 100 mg Lidocain verabreicht werden (3).
- *Anhaltende ventrikuläre Tachykardie, Kammerflimmern.* Selten (0 bis 3% der Fälle je nach Versuchsreihe), aus diesem Grund wird die prophylaktische Verabreichung von Lidocain nicht systematisch empfohlen (4). Neben den herkömmlichen Risikofaktoren (Hypothermie, Hypoxämie, Azidose, Hyperkapnie, Elektrolytstörungen, myokardiale Ischämie) müssen als Risikofaktoren auch das Vorliegen eines Rechtsherzinfarkts (5) erwähnt werden, ebenso wie eine übermäßig lange Passagezeit durch das rechte Herz, welche oft auf eine unzureichende Erfahrung des den Eingriff vornehmenden Arztes zurückzuführen ist (4). Diese schwerwiegenden Rhythmusstörungen machen es selbstverständlich erforderlich, den Katheter herauszuziehen und eine angemessene Behandlung einzuleiten.
- Supraventrikuläre Extrasystolen
- Vorhofflimmern

Rechtsschenkelblock (6)

Ein vorübergehender Rechtsschenkelblock kann während der Einführung des Katheters mit einer wechselnden Häufigkeit je nach Versuchsreihe zwischen 0,05 und 5% der Fälle auftreten. Er tritt meistens nur vorübergehend auf (< 24 Stunden) und bleibt ohne Folgen. Ein Rechtsschenkelblock kann jedoch einen kompletten atrio-ventrikulären Block verursachen, wenn ein Linksschenkelblock schon vorher vorliegt. Die Vorsicht gebietet unter diesen Bedingungen, einen Katheter mit einem zusätzlichem Anschluß für die elektrische Herzstimulation (Paceport R, siehe S. 115) zu verwenden oder auf einen externen Herzschrittmacher zurückzugreifen.

1. Cairns, 1975; Sprung, 1982; Shah, 1984; Damen, 1985; Iberti, 1985
2. Damen, 1985
3. Shah, 1984
4. Iberti, 1985
5. Lopez-Sendon, 1990
6. Abernathy, 1974; Sprung, 1982; Shah, 1984; Morris, 1987

Knoten (1)

Das Einrollen des Katheters kann sich manchmal durch die Bildung eines Knotens verkomplizieren, was das Zurückziehen ein wenig problematisch gestaltet. Ausnahmsweise kann der Knoten sogar intrakardielle Strukturen (Papillarmuskel, Sehnenfäden) oder einen anderen Katheter miteinbeziehen (Herzschrittmachersonde).

Begünstigende Faktoren:
— alle Umstände, die ein Einrollen wahrscheinlich machen
— Vorliegen mehrerer Katheter im rechten Herzen

Vorsichtsmaßnahme:
— Einrollen des Katheters vermeiden (s. S. 21)
— die gleichzeitige Anwesenheit eines anderen Katheters im rechten Herz oder in den Vv. cavae vermeiden. Wenn dies nicht möglich ist (z. B. gleichzeitig vorübergehende Schrittmachersonde), ist der Pulmonalarterienkatheter unter Durchleuchtungskontrolle zu legen.

Diagnostik:
jeder ungewöhnliche Widerstand, der beim Zurückziehen auffällt, erfordert eine Röntgenthoraxaufnahme, welche die Diagnose absichert.

Abhilfe (2):
jedes Vorgehen muß unbedingt unter Röntgendurchleuchtung vorgenommen werden. Bei Bedarf eine Schleusenkanüle einlegen und dabei wie beim Katheterwechsel verfahren (s. S. 44).

a) der Knoten ist nicht zusammengeschnürt:
— den Katheter durch Einführen eines langen Metallführungsdrahtes (Durchmesser 0,021 Zoll) durch die Austrittsöffnung des distalen Lumens versteifen, dann die Schlinge mobilisieren, indem der Katheter vorgeschoben wird. Am häufigsten läßt sich der Knoten so auflösen.
— im Fall eines Mißerfolgs (selten), den Katheter zurückziehen, bis der Knoten dem Ende der Schleusenkanüle aufsitzt (Vorsicht: die Schlinge kann sich in der V. subclavia verhaken), dann wie unter b) fortfahren.

b) der Knoten ist zusammengeschnürt:
— den Katheter zurückziehen, bis der Knoten in Kontakt mit der Schleusenkanüle kommt
— dann die Gesamtheit Katheter - Schleusenkanüle in einem durch die Gefäßwand und die Haut herausziehen. Niemals versuchen, den Knoten durch der Schleusenkanüle hindurchzuziehen (Gefahr der Katheterruptur).
— im Falle eines Mißerfolgs das Vorgehen wiederholen, wobei eine Schleusenkanüle großen Durchmessers (10 - 12 F) zu verwenden ist.

c) im außergewöhnlichen Fall, daß der Knoten eine innere Herzgewebestruktur umschließt, kann sich eine Thorakotomie als notwendig erweisen. Bei einem nicht-operablen Patienten wird das Verbleiben des Katheters manchmal gut toleriert.

1. Lipp, 1971; Schwartz, 1977; Diez, 1982; Sprung, 1983a
2. Mond, 1975; Voci, 1980; Dach, 1981; Cho, 1983; Lazzam, 1989; Böttiger, 1991

Verletzung von Tricuspidal-oder Pulmonalklappe (1)	Zerreißungen oder Perforationen, die eine Klappeninsuffizienz zur Folge haben, wurden beim Zurückziehen des Katheters mit aufgeblasenem Ballon beschrieben.
Perikardtamponade (2)	Bei Perforation von rechtem Vorhof oder rechter Kammer durch den Katheter. Wenn auch die Ausnahme, so kann eine Perforation der Herzwand mit nachfolgender Tamponade beim Hantieren mit jedem intrakardialen Katheter auftreten.

1. O'Toole, 1979; Boscoe, 1981
2. Kron, 1989

Beispiel für einen Knoten

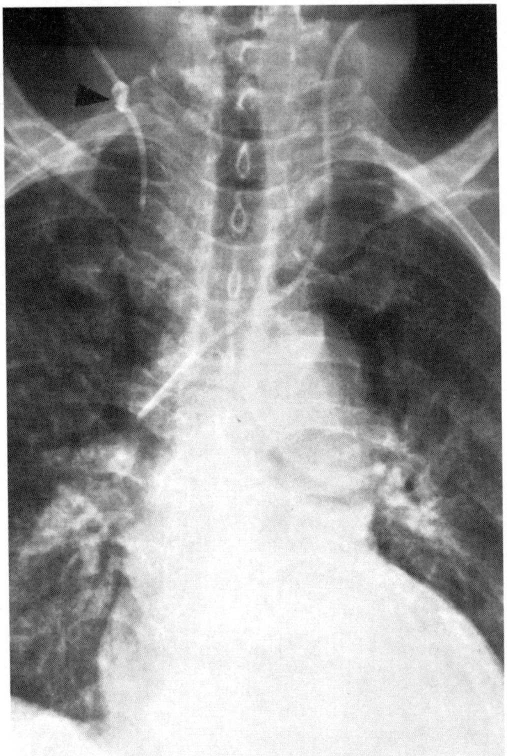

Schlinge oder Knoten ?

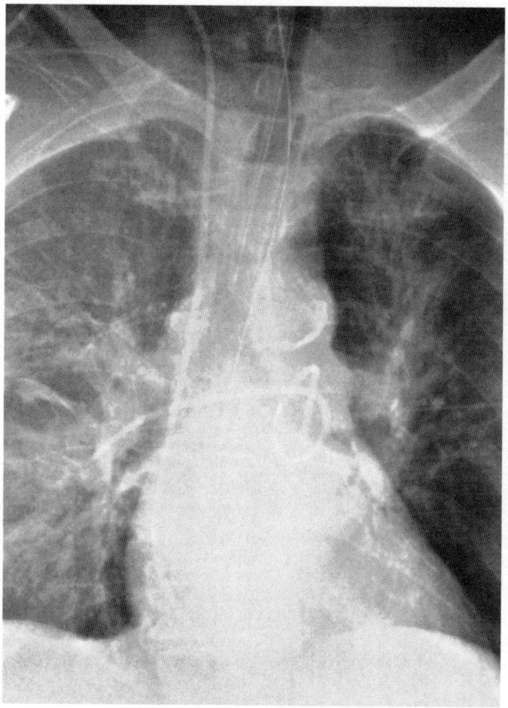

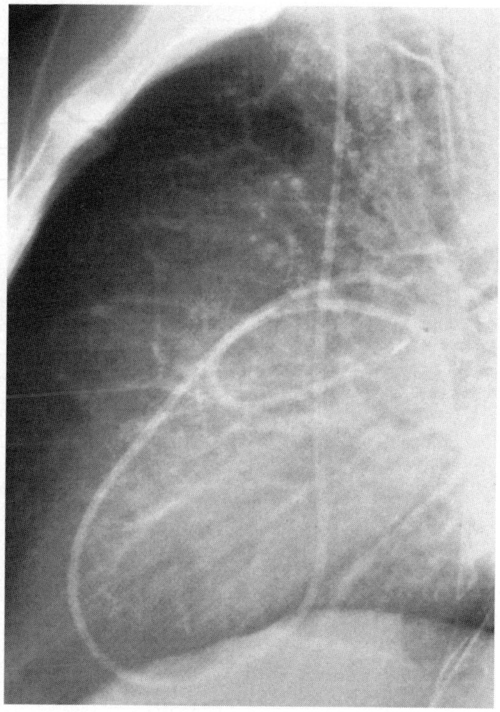

Die seitliche Röntgenaufnahme erlaubt es manchmal, zwischen einem Knoten und einer Schlinge zu unterscheiden; dies ist jedoch nicht immer der Fall.

Liegt eine Schlinge vor, stellt sich immer die Frage, ob die Dinge so belassen werden können, wie sie sind, oder ob versucht werden sollte, die Schlinge unter Röntgenkontrolle aufzulösen. Die richtige Entscheidung hängt in jedem Fall vom Nutzen ab, den man sich vom Katheterisieren des rechten Herzens verspricht, und von den Risiken, die das Auflösen der Schlinge mit sich bringt. Entschließt man sich für eine abwartende Haltung, muß die Druckkurve mit besonderer Aufmerksamkeit überwacht werden, und das Verschwinden der Pulmonalarterien-Druckkurve muß dazu führen, die Situation zu überdenken.

Beispiel für eine Arrhythmie beim Katheterisieren

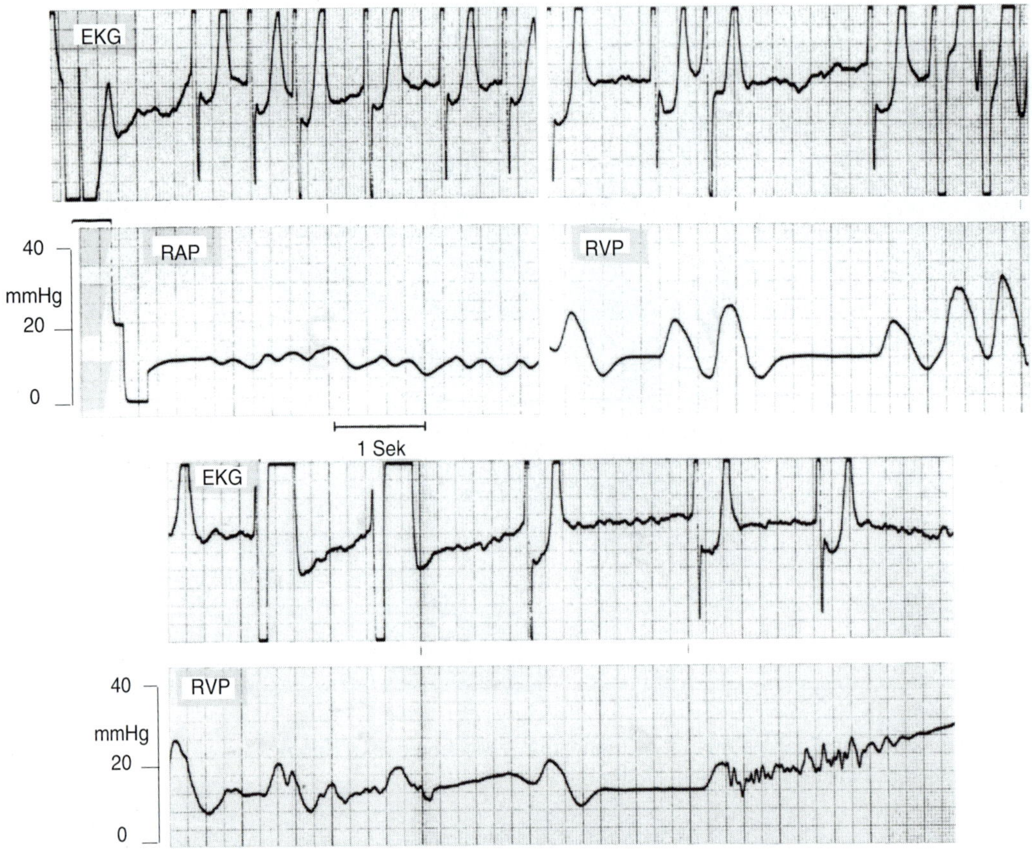

Eine schwere Hypothermie kann bekanntermaßen Rhythmusstörungen begünstigen (1). Die obige Aufzeichnung wurde während des Einführens eines Swan-Ganz-Katheters bei einem Patienten mit Hypothermie erstellt. Das Elektrokardiogramm zeigt einen Wechsel zwischen Vorhofflimmern und Sinusrhythmus mit Auftreten von J-Wellen. Das Aufkommen einer Bradykardie (im Rahmen eines langsamen Vorfhofflimmerns) wird von einer Asystolie gefolgt, welche mehrere Adrenalin-Injektionen erforderlich machte.

1. Curley, 1991

KOMPLIKATIONEN WÄHREND DES LIEGENDEN KATHETERS

Katheter-infektionen

Definitionen

Die verschiedenen Studien über Infektionen im Zusammenhang mit dem Liegen eines Pulmonalarterien-Katheters sind nicht immer leicht zu interpretieren, besonders wegen der großen Bandbreite an verwendeten Definitionen (1). Zum Beispiel wird der Begriff »Kontamination« manchmal im, hier als »Kolonisierung« bezeichneten Sinne benutzt. In der Absicht, die verschiedenen Begriffsvorstellungen festzuhalten, stellen wir unten eine Liste mit Definitionen vor, die sich auf eine vor kurzem erschienene Fachzeitschrift stützt (2):

Kontamination: Auftreten von Keimen durch versehentliche Verschleppung bei der bakteriologischen Probenaufnahme oder Untersuchung.

Positive Katheterkultur (PKK): Bildung einer ausreichenden Anzahl von Kolonien bei einer semi-quantitativen (> 15 Kolonien) oder quantitativen (> 1000 Kolonien/ml) (s. S. 62) bakteriologischen Untersuchung des intrakutanen Katheterabschnitts oder der Katheterspitze.

Kolonisierung: Kultur, die 1 - 15 Kolonien bei einer semiquantitativen Untersuchung hervorbringt, wobei weder eine Bakteriämie noch klinische Symptome einer Infektion an der Eintrittspforte vorliegen.

Katheterinfektion (KI): PKK mit entweder lokal an der Eintrittspforte oder generell auftretenden Infektionssymptomen

Bakteriämie in Verbindung mit dem Katheter (BVK): PKK mit positiven Blutkulturen für den gleichen Keim, wobei das Blut aus einer peripheren Vene abgenommen wurde.

Häufigkeit

Sie ist angesichts der großen Unterschiede der vorliegenden Studien (3), die bei PKK und BVK Prozentsätze von 2 bis 33% bzw. 0 bis 5,3% der eingeführten Katheter aufweisen, schwer in Zahlen anzugeben. Bei gleicher Verweildauer des Katheters ist das Risiko einer Infektion oder Bakteriämie für Swan-Ganz-Katheter und für zentrale Venenkatheter mit drei Lumina identisch, jedoch dreimal höher als bei zentralen Venenkathetern mit einem Lumen (4).

Pathogenese (5)

Sie ist grundsätzlich für alle Typen intravaskulärer Katheter gleich. Der intrakutane Katheterabschnitt stellt dabei die bevorzugte Eintrittspforte für die Kolonisierung dar, deswegen kommt allen Maßnahmen besondere Bedeutung zu, die darauf abzielen, die Zahl der in der Umgebung der Punktionsstelle vorhandenen Keime zu vermindern. Die Kolonisation des Katheters kann auch über seine Anschlüsse oder hämatogen von einem weiter entfernten Infektionsherd erfolgen. Seltener liegt eine Kontamination der Infusionsflüssigkeit zugrunde.

1. Corona,1990
2. Raad, 1992
3. Sise, 1981; Singh, 1982; Pinilla, 1983; Myers, 1985; Samsoondar, 1985; Damen, 1985; Hudson-Civetta, 1987; Senagore, 1987; Heard, 1987; Mermel, 1991
4. Hilton, 1988
5. Maki, 1986; Raad, 1992

Katheter-infektionen

Risikofaktoren

Verweildauer: für Swan-Ganz-Katheter wie auch für andere intravenöse Kathetertypen steigt die Häufigkeit einer positiven Katheterkultur bedeutend an, wenn die Katheterverweildauer 3 bis 4 Tage überschreitet (1); aufgrund ihrer geringen Häufigkeit ist nicht sicher, ob es sich mit Katheterinfektion und Bakteriämie ebenso verhält.

Unerfahrenheit des Operateurs

Verstöße gegen Asepsis

Häufiges Herumhantieren, insbesondere Veränderungen der Katheterposition

Undurchlässige Transparentverbände, die Mazerierung und Besiedlung der Einstichstelle begünstigen (2)

Schweregrad der zugrundeliegenden Erkrankung (3): Sepsis, Immunsuppression, längere Behandlung mit Breitspektrumantibiotika, Multiorganinsuffizienz, etc.

Einstichstelle: der Zugang über die V. jugularis stellt ein höheres Risiko dar als der Zugang über die V. subclavia (4)

Verschiedenes: Verwenden eines nicht-geschlossenen Systems zur Messung des Herzminutenvolumens (5), örtliche Beziehung zu einem lokalen Keimherd (Tracheotomie), Verabreichung von Kortikoiden (6).

Diagnostik

Die Diagnose einer durch einen intravenösen Katheter verursachten Infektion kann schwere Probleme bereiten, deren detaillierte Beschreibung anderweitig nachgelesen werden kann (7). Die Bestätigung muß durch mikrobiologische Untersuchungen erfolgen: Blutkulturen von peripherem Blut, semi-quantitative oder quantitative Kulturen des Katheters (s. S. 62), der hierzu natürlich herausgezogen und, wenn nötig, durch einen anderen ersetzt werden muß (durch Katheterwechsel, wenn die Einstichstelle sauber ist). Der diagnostische Wert von Blutkulturen, bei denen Blut durch den Katheter aspiriert wurde, ist unsicher (8).

Behandlung (9)

Die wichtigste und oft ausreichende Maßnahme besteht in einem vollständigen Herausziehen des Katheters, der Schleusenkanüle sowie aller Ansatzstücke und anhängender Infusionen. Wenn die hämodynamische Überwachung unbedingt fortgesetzt werden muß, ist es wichtig, den neuen Katheter über einen anderen Zugang zu legen. Entsprechende Antibiotika müssen intravenös in folgenden Fällen verabreicht werden: erwiesene Sepsis, eiternde Einstichstelle, nachweisbare Bakteriämie oder Fungiämie. Gehen diese unter der Behandlung nicht schnell zurück, muß man eine eitrige Thrombophlebitis oder eine Endokarditis vermuten.

Vorbeugung

s. S. 59

1. Pinilla, 1982; Heard, 1987; Mermel, 1991
2. Hampton, 1988; Conly, 1989
3. Norwood, 1988
4. Mermel, 1991
5. Yonkman, 1984; Nelson, 1986a
6. Heard, 1987
7. Schlemmer, 1988; Maki, 1989
8. Maki, 1986; Schlemmer, 1988
9. Maki, 1989

Thrombose der Zugangsvene (1) (s. auch S. 40)	Oft »still« und nur durch eine Angiographie zu identifizieren. Eine Thrombose der V. subclavia kann sich klinisch durch ein Anschwellen der V. jugularis und ein Ödem der oberen Extremität äußern, ja sogar durch einen Kollateralkreislauf in Erscheinung treten. Die Komplikationshäufigkeit in Form einer Embolie scheint gering zu sein, Untersuchungen darüber wurden jedoch noch nicht durchgeführt. In bestimmten Fällen kann sich der Thrombus bis in die Herzhöhlen ausdehnen und unter diesen Bedingungen den wahrscheinlichen Ausgangspunkt einer verdeckten Embolie darstellen. Die Vorzüge des Einsatzes von Heparin-Kathetern werden zur Zeit noch kontrovers diskutiert (2).
Lungeninfarkt (3)	Folge einer Wanderung des Katheters nach distal oder eines über längere Zeit aufgeblasenen Ballons, oder der Bildung eines Thrombus in der Katheterspitze. Kann sich klinisch durch Husten und Hämoptysen äußern und auf dem Röntgenbild durch eine dreieckige, an der Katheterspitze beginnende oder eine runde, annähernd um die Katheterspitze zentrierte Verschattung auffallen. Vorbeugung besteht vornehmlich darin: — die Wanderung nach distal zu verhindern, welche oft in den ersten Stunden nach dem Einführen stattfindet (Flexibilität des Katheters und überschüssige Länge in seinem Verlauf innerhalb der Herzhöhlen), — den Zeitraum zu begrenzen, währenddessen der Ballon aufgeblasen wird — eine kontinuierliche Spülung der distalen Lumenöffnung mittels einer Heparinlösung zu gewährleisten.
Ruptur der Pulmonalarterie (4)	Sie ist gefürchtetste Komplikation mit einer hohen Mortalität (ungefähr 50 %), glücklicherweise aber die Ausnahme (< 1 Fall auf 1000). Risikofaktoren: fortgeschrittenes Alter, pulmonale Hypertonie, Hypothermie (welche den Katheter versteift), Gerinnungsstörungen, Wanderung des Katheters nach distal. *Äußert sich meist durch Hämoptysen. Das Auftreten eines unerklärlichen Infiltrats oder einer Hypoxämie unklaren Ursprungs muß an diese Diagnose denken lassen.*
Endokard-Läsionen im rechten Herz (5)	Nach Ergebnissen von Autopsieuntersuchungen zu urteilen, wird das Endokard des rechten Ventrikels durch das Liegen des Katheters allzu häufig verändert. Meist handelt es sich dabei um Herzwandthrombosen aller Größen, und um andere aseptische Läsionen an Wand oder Klappen (subendokardielle Blutungen, Wucherungen). Septische Endokarditiden des rechten Herzens sind selten, aber nicht die Ausnahme; es ist wahrscheinlich, daß sie sich auf dem Boden einer Bakteriämie entwickeln, welche die durch den liegenden Katheter hervorgerufenenen Läsionen »besät«.
Verschiedene Komplikationen	Aneurysma spurium der Pulmonalarterie (6), Thrombozytopenie (7)

1. Yorra, 1974; Dye, 1978; Chastre, 1982; Chastre, 1983; Perkins, 1984
2. Hoar, 1981; Mangano, 1982; Mollenholt, 1987
3. Reinke, 1975; Blery, 1976; Hagemeir, 1977
4. Page, 1974; Lemen, 1975; Pape, 1979; Rosenbaum, 1981; Fleisher, 1989
5. Greene, 1975; Lange, 1983; Rowley, 1984; Tsao, 1984; Ducatman, 1985; Becker, 1987
6. Dieden, 1987; Bartter, 1988; Feng, 1990; Kirton, 1992
7. Kim, 1980; Laster, 1988

KOMPLIKATIONEN UND TECHNISCHE PROBLEME AUS EIGENEM KRANKENGUT (1)

KOMPLIKATIONEN

	Gesamtkollektiv	Schwere Formen
Arrhythmien	9	4 (a)
Phlebitis	8	0
Katheterinfektion	6 (b)	0
Septischer Schock	1	1 (c)
Hämatom	7	1 (d)
Pneumothorax	1	1
Gesamt	32 (15 %)	7 (3 %)

TECHNISCHE PROBLEME

Verstopfung des Katheters oder Ballonruptur	34 (16 %)
mißlungenes Einführen	4 (2 %)

(a) davon eine Kammertachykardie, die sich zu einem Kammerflimmern entwickelte, und drei komplette atrio-ventrikuläre Blöcke, die bei Patienten mit Linksschenkelblock auftraten

(b) von 126 Fällen, in denen eine bakteriologische Untersuchung des Katheters durchgeführt wurde

(c) günstige Entwicklung unter Medikation

(d) mit Kompression der oberen Luftwege, was eine Intubation erforderlich machte

Gesamtzahl der Fälle: 208, davon 55 % mit einer Verweildauer > 72 Stunden

1. Joggi, 1988

4. ÜBERWACHUNG UND ENTFERNEN DES KATHETERS

- INFEKTIONSPROPHYLAXE
- VORGEHENSWEISE BEIM KATHETERWECHSEL
- WEITERE VORBEUGENDE MAßNAHMEN
- BESEITIGUNG PARTIELLER KATHETEROKKLUSIONEN
- ENTFERNEN DES KATHETERS

INFEKTIONSPROPHYLAXE (1)

1. Legen des Katheters unter streng aseptischen Bedingungen (Handschuhe, Mundschutz, Kopfhaube und sterile Op-Tücher).

2. Sorgfältig die Punktionstelle desinfizieren (2-4 % iges Chlorhexidin oder iodiertes Polyvidon, Mindesteinwirkzeit: 3 min).

3. Den Katheter an der Haut fixieren, um Hin- und Herbewegungen zu vermeiden.

4. Einen durchlässigen Okklusivverband (sterile Gaze) anpassen und alle 48 bis 72 Stunden wechseln. Die lokale Verabreichung von Antibiotika wird von manchen Autoren (2) vorgeschlagen, könnte aber die Kolonisierung durch Candida albicans begünstigen (3).

5. Anschlüsse, Druckmeßfühler, Infusion und Verteilerstücke alle 48 bis 72 Stunden wechseln. Sofort jedes mit Blut verunreinigte Teil auswechseln.

6. Niemals einen Katheter ohne Schutzmanschette tiefer einführen (4) (s. S. 20). Mit Schutzmanschette ist dies in den ersten 48 Stunden nach Einbringen des Katheters gestattet (5).

7. Jedes unnötige Herumhantieren an Anschlüssen, Druckmeßfühlern, Infusionen und Hähnen vermeiden.

8. Wenn die hämodynamische Überwachung nicht mehr unbedingt notwendig ist, oder die damit verbundenen Risiken den möglichen Nutzen überwiegen, muß der Katheter entfernt werden.

9. Die Ruptur des Ballons, dessen Lumenaustrittsöffnung ja nicht steril ist, macht ein Herausziehen und nötigenfalls ein Ersetzen des Katheters erforderlich.

1. Corona, 1990; Hudson-Civetta, 1988
2. Maki, 1989
3. Hampton, 1988
4. Kopman, 1978; Shaffer, 1979
5. Johnston, 1984; Heard, 1987

VORGEHENSWEISE BEIM KATHETERWECHSEL

Es wurde oft vorgeschlagen, einen Katheter systematisch auszuwechseln, der mehr als 3 oder 4 Tage liegen soll (1). Diese Ansicht deckt sich nicht mit einer kürzlich getroffenen Feststellung, wonach, anders als bei dem auf S. 56 beschriebenen kumulativen Risiko, das Infektionsrisiko pro Tag unabhängig von der Verweildauer ist, und somit am ersten Tag, an dem der Katheter liegt, nicht geringer ist als am dritten oder vierten Tag (2).

Zwei vor kurzem publizierte kontrollierte Studien (3) zeigen, daß das systematische Wechseln des Katheters das Infektionsrisiko nicht vermindert, sondern vielmehr die Gefahr mechanischer, in Verbindung mit der Venenpunktion stehender Komplikationen vergrößert. Auf dieser Grundlage wurden folgende Empfehlungen formuliert (4):

- Der Katheter kann solange wie notwendig liegen bleiben (aber nicht länger!), soweit sich keine allgemeinen oder lokalen verdächtigen Anzeichen ergeben.
- Eine Infektion an der Einstichstelle zwingt zum Wechseln des Katheters mit anschließender Punktion an einer anderen Stelle.
- Muß der Katheter aufgrund eines unerklärlichen Fiebers oder einer Funktionsstörung (Ballonruptur) gewechselt werden, kann dies durch Katheteraustausch geschehen, sofern von dem herausgezogenen Material eine Kultur angelegt wird; im Falle eines positiven Ergebnisses ist ein erneutes Wechseln mit Punktion einer anderen Stelle unerläßlich.

Im Einklang mit diesen Überlegungen kann es zulässig sein, den Katheter in der V. cava superior zu belassen, falls sein Verbleiben in der A. pulmonalis nicht länger erforderlich und ein zentralvenöser Zugang unentbehrlich ist.

WEITERE VORBEUGENDE MAßNAHMEN

1. Wegen der Gefahr eines Lungeninfarkts oder einer Ruptur der Pulmonalarterie darf der Ballon nur solange aufgeblasen bleiben, wie es zur Messung erforderlich ist.
2. Aus denselben Gründen muß die Lage des Katheters sofort korrigiert werden, wenn eine Wanderung nach distal festgestellt wird.
3. Ein Katheter, dessen Spitze in den rechten Ventrikel gewandert ist, muß zurückgezogen oder aber in seiner Lage korrigiert werden, vorausgesetzt, der Katheter hat eine Schutzmanschette.
4. Ein Standard-Swan-Ganz-Katheter darf nicht zur Verabreichung vasoaktiver Medikamente oder zur parenteralen Ernährung verwendet werden. Nur Katheter, die mit einem zusätzlichen Lumen für den Vorhof ausgestattet sind (VIP, s. S. 108) dürfen zu diesem Zweck verwendet werden.

1. Hudson-Civetta, 1988
2. Stenzel, 1989; Cobb, 1992
3. Eyer, 1990; Cobb, 1992
4. Cobb, 1992

BESEITIGUNG PARTIELLER KATHETEROKKLUSIONEN

1. 5000 I. E. Urokinase (z. B. Ukidan®) in 2 ml isotonischer NaCl-Lösung auflösen und injizieren
2. Die Lösung 5 - 10 min lang in Kontakt mit dem Propf belassen
3. Durchgängigkeit prüfen, indem langsam alle 5 min aspiriert wird

1. Hurtebise, 1980

ENTFERNEN DES KATHETERS

Vorbereitung

100 ml Lidocain zum Injizieren für den Fall bereithalten, daß Rhythmusstörungen beim Herausziehen auftreten. Gegebenenfalls das erforderliche Material zum Legen eines neuen venösen Zugangs vorbereiten.

Herausziehen des Katheters

Mit abgelassenem Ballon den Katheter herausziehen und, falls nötig, die Druckkurve während des Herausziehens aufzeichnen, oder, wenn dies nicht erforderlich ist, die Druckkurve auf dem Bildschirm mitverfolgen. Trifft man auf Widerstand, nicht mit Gewalt weiterprobieren, sondern eine Röntgenthoraxaufnahme vor jedem weiteren Vorgehen machen (s. Einrollen und Knoten, S. 26 und S. 50).

Herausziehen und Anlegen einer Kultur (1)

Die Einstichstelle mit Alkohol reinigen, und zwar in dem Bestreben 1. die Hautflora zu vermindern, die die Probe kontaminieren könnte, und 2. Reste von Desinfektionsmitteln zu eliminieren, welche eine bakteriologische Untersuchung verfälschen könnten.

Den Katheter herausziehen, auf ein steriles Tuch legen, und als Probe das distale Ende sowie ein Teilstück der intrakutanen Verlaufstrecke des Katheters abnehmen. Die beiden Proben sollten 5 - 7 cm lang sein. Sie sind jeweils in sterile, trockene Röhrchen zu geben und innerhalb von zwei Stunden in ein Labor zu bringen.

Die Kulturen sollten semi-quantitativ und quantitativ angelegt werden. Im ersten Fall wird jedes Fragment auf einer Blutagarplatte abgerollt. Das Ergebnis wird als positiv erachtet, wenn die Zahl der erhaltenen Kolonien größer als 15 ist (2). Im zweiten Fall wird das Fragment in 1 ml destilliertem Wasser geschüttelt und dessen weitere Verdünnungen dann angezüchtet; Ergebnisse mit mehr als 1000 Kolonien / ml gelten als positiv (3). Die quantitative Methode ist schwieriger, hat aber den Vorteil, daß Katheterinneres und -äußeres gleichzeitig untersucht werden. In jedem Fall muß die Inkubationszeit mindestens 72 Stunden betragen.

1. Maki, 1986
2. Maki, 1977
3. Brun-Buisson, 1987

5. DRUCKMESSUNG (1)

- **MATERIAL**
  - — Messstrecke
  - — Spülsystem

- **MESSVERFAHREN**
  - — Hydrostatischer Nullabgleich
  - — Kontrolle der Kalibration
  - — Meßvorgang

- **FEHLERQUELLEN UND ARTEFAKTE**
  - — Artefakte durch schlechte dynamische Übertragung der Meßsignale
  - — »Peitschenhieb« - Artefakt (whip artefact)
  - — unvollständiger Verschluß (underwedge)
  - — periphere Okklusion (overwedge)
  - — Differentialdiagnostik bei einer abgeflachten Pulmonalarterien-Druckkurve
  - — Gültigkeitskriterien zur Messung des pulmonalen Verschlußdrucks (PCW)
  - — Einfluß der Atmung

1. Gardner, 1981; O'Quin, 1983; Benhamou, 1986; Grossman, 1992a; Meathe, 1992

MATERIAL

Meßstrecke (1)

Die Drucke werden durch eine Meßstrecke übertragen, die aus folgenden hintereinandergeschalteten Bestandteilen zusammengesetzt ist:

a. Katheter b. Verteilerstück c. starrer Verbindungsschlauch d. mit Flüssigkeit gefüllte Druckwandlerkammer	hydraulischer Anteil
e. Aufnahmemembran f. Verbindungskabel g. Monitor	elektronischer Anteil

Die Übertragung über den hydraulischen Anteil der Meßstrecke hat zwangsläufig eine gewisse Ungenauigkeit zur Folge (s. S. 74).

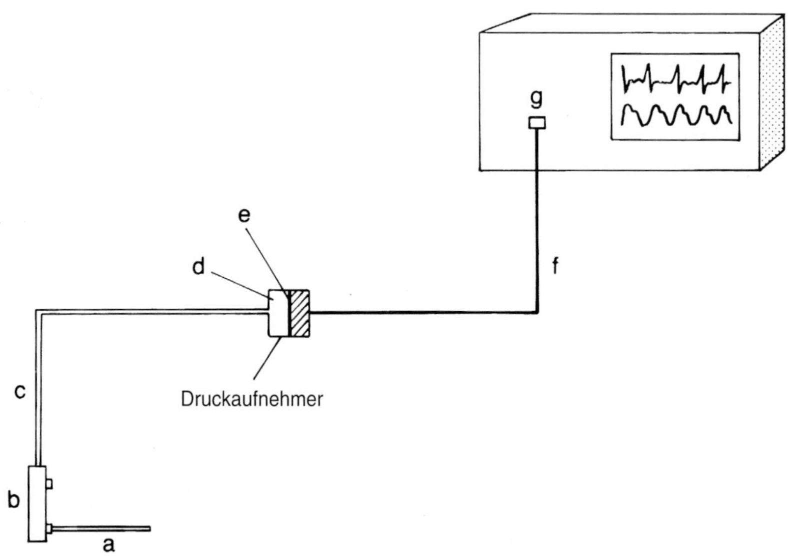

1. Morton, 1979; Gardner, 1988

Schema des Druckwandlers

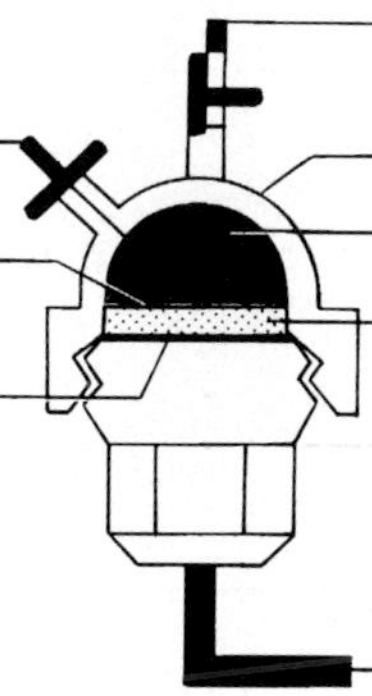

Die Kammer des Druckwandlers besitzt zwei Anschlüsse. Der eine dient der Aufnahme des Drucksignals; der andere ermöglicht den Nullabgleich, indem der Kammerdruck dem Luftdruck angeglichen wird.

Herkömmlicherweise ist der Druckwandler aus zwei Teilen zusammengesetzt, wobei ein Plastikgehäuse zum Einmalgebrauch auf den elektromechanischen Anteil des Druckwandlers aufgeschraubt wird. Die Verbindung zwischen diesen beiden Elementen muß dicht sein, um die Kupplung mittels destillierten Wassers zwischen der Dommembran und der Aufnahmemembran sicherzustellen.

Heute verfügt man über Druckwandler, die insgesamt zum Einmalgebrauch bestimmt sind. Sie sind wegen ihres vereinfachten Zusammenbaus am Krankenbett wesentlich leichter zu benutzen.

Spülsystem (1)

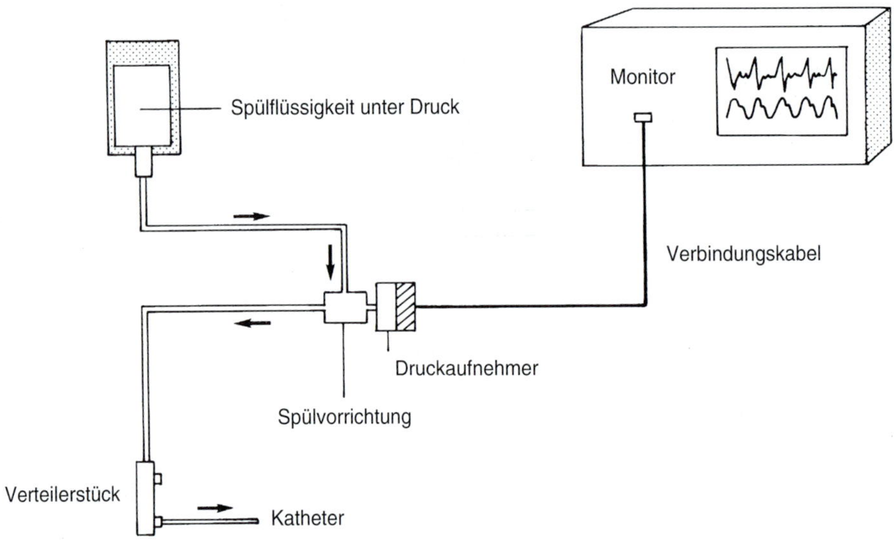

Die kontinuierliche Spülung der distalen Lumenöffnung ist unerläßlich, um ihre Durchgängigkeit zu gewährleisten. Man verwendet bevorzugt eine 5% ige Glucoselösung mit geringem Heparinzusatz (1250 I. E. auf ein Volumen von 500 ml). Die Infusion läuft unter Druck (300 mmHg) - durch eine Manschette, die den Infusionsbeutel komprimiert, - mit einer Geschwindigkeit von annähernd 6 ml / h. Dies wird durch eine Tropfenzählvorrichtung (S. 67), die in den Kreislauf zwischen Druckwandler und Verteilerstück geschaltet ist, sichergestellt.

1. Rithalia, 1983

Spülvorrichtung mit zwei Strömungsgeschwindigkeiten

a. Normalstellung

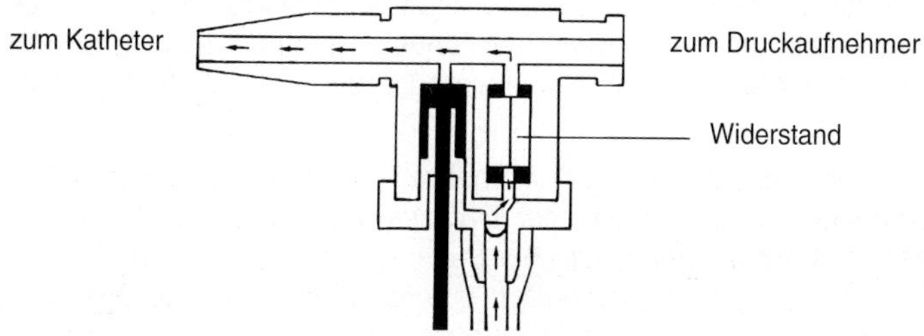

b. Spüllstellung

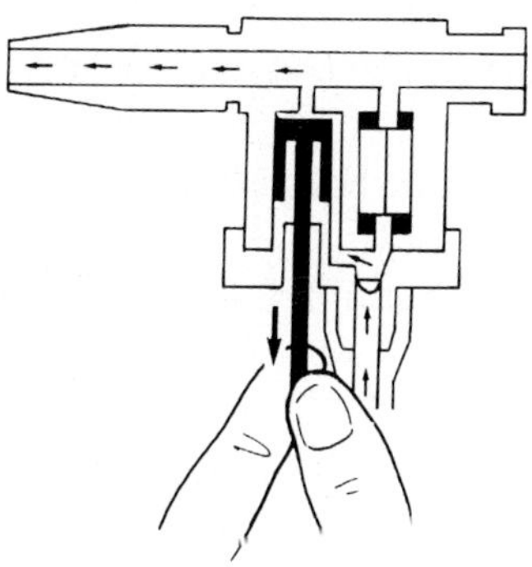

In Normalstellung (Ventil geschlossen) durchströmt die Flüssigkeit Kapillare mit hohem Widerstand; durch sie wird unter erhöhtem Druck eine sehr geringe Fließgeschwindigkeit garantiert.

Bei Zug am Ventil durchströmt die Infusionsflüssigkeit eine Strecke geringeren Widerstands, was bei gleichbleibendem Infusionsdruck einen erhöhten Spülfluß zur Folge hat.

MESSVERFAHREN

Hydrostatischer Nullabgleich (1)

Nach Übereinkunft wird als Referenzdruck der Druck an der Oberfläche des rechten Vorhofs (extramuraler Druck) auf Höhe der Einmündung des Sinus coronarius genommen. Dieser Druck kann nicht direkt gemessen werden, doch man setzt voraus, daß er am Ende der Exspiration dem Luftdruck nahekommt.

In der Praxis geht man davon aus, daß sich der Vorhof auf einen Schnittpunkt projiziert, den eine Frontalebene durch die mittlere Axillarlinie mit einer Transversalebene bildet, die den 4. Intercostalraum auf Höhe des Sternums teilt (»phlebostatischer Punkt«). Wenn es die Umstände erlauben, ist es vorzuziehen, die Druckmessungen in Rückenlage durchzuführen. Eine Neigung bis zu 45° hat jedoch keine Folgen, denn die Lage des phlebostatischen Punkts zum rechten Vorhof bleibt annähernd konstant.

Wenn sich die Position des Patienten zu sehr von der Rückenlage entfernt (Neigung > 45°, Seitenlage), läßt sich der hydrostatische Nullpunkt schlecht feststellen. Es ist wichtig, dies bei der Interpretation zu berücksichtigen (s. S. 231). Man kann sich in diesem Fall mit »kleinen Tricks« behelfen (2):

— bei vorgegebener Lage muß jedes Team bei jeder Messung den gleichen Referenz-Nullpunkt verwenden.

— im Fall einer leicht veränderten Lage muß der Nullpunkt nachreguliert werden, um gleiche Füllungsdrucke zu erhalten.

— in Seitenlage sollte man daran denken, daß sich der rechte Vorhof im rechten Hemithorax befindet.

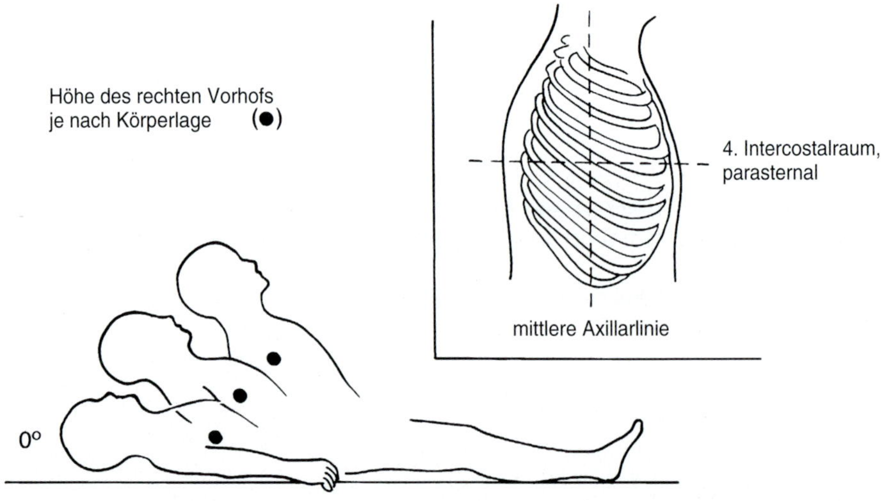

1. Chandraratna, 1975; Woods, 1976b
2. Benhamou, 1986

Mit freundlicher Genehmigung nach Lemen, 1988

Abgleich mit dem Referenzwert (Nullabgleich)

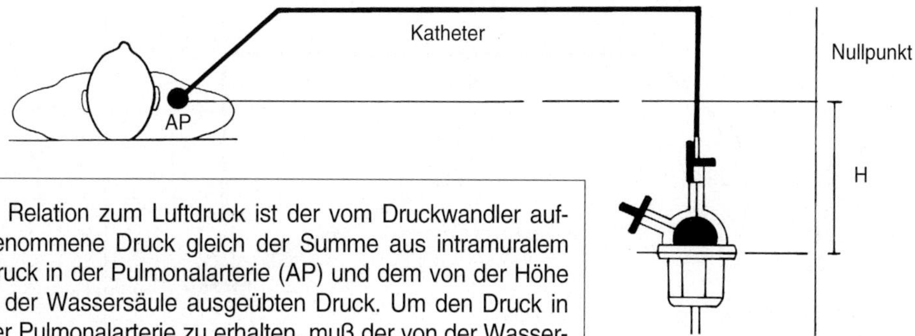

In Relation zum Luftdruck ist der vom Druckwandler aufgenommene Druck gleich der Summe aus intramuralem Druck in der Pulmonalarterie (AP) und dem von der Höhe H der Wassersäule ausgeübten Druck. Um den Druck in der Pulmonalarterie zu erhalten, muß der von der Wassersäule ausgeübte Druck abgezogen werden.

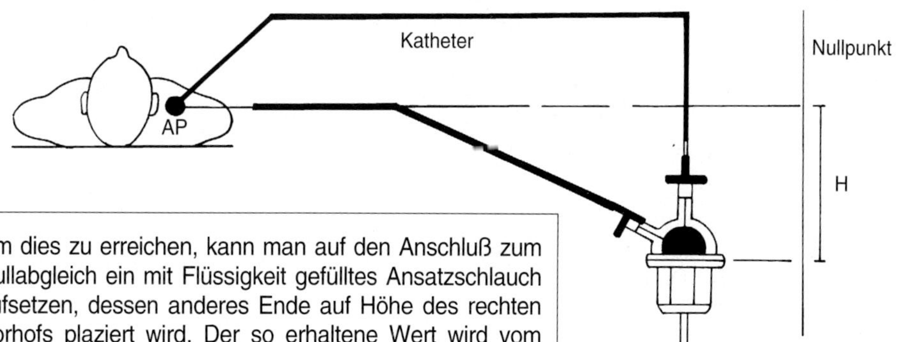

Um dies zu erreichen, kann man auf den Anschluß zum Nullabgleich ein mit Flüssigkeit gefülltes Ansatzschlauch aufsetzen, dessen anderes Ende auf Höhe des rechten Vorhofs plaziert wird. Der so erhaltene Wert wird vom Monitor gespeichert und dann von allen weiteren Messungen abgezogen.

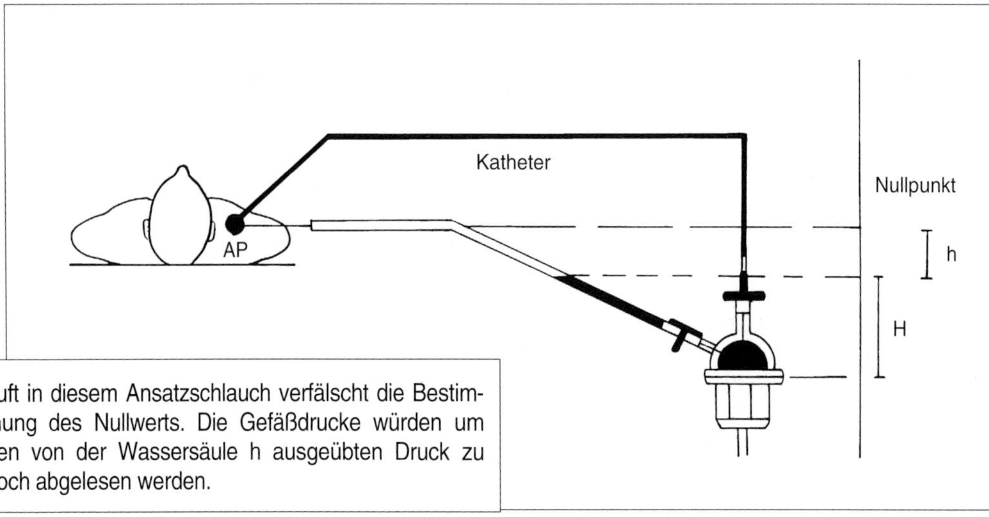

Luft in diesem Ansatzschlauch verfälscht die Bestimmung des Nullwerts. Die Gefäßdrucke würden um den von der Wassersäule h ausgeübten Druck zu hoch abgelesen werden.

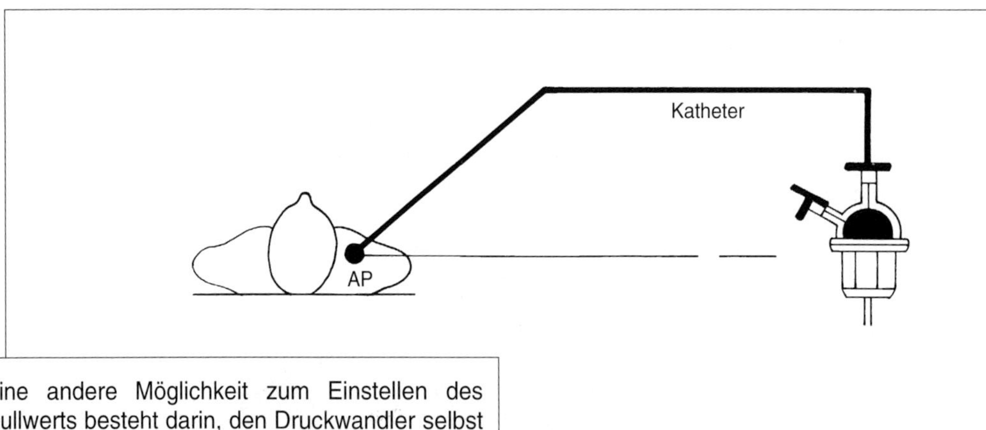

Eine andere Möglichkeit zum Einstellen des Nullwerts besteht darin, den Druckwandler selbst auf Höhe des rechten Vorhofs zu bringen und ihn dort zu fixieren. Ist der Druckwandler plaziert und zur Atmosphäre geöffnet, so wird das elektrische Signal im Monitor eingespeichert.

Kontrolle der Kalibration (1)

Einfach auszuführender Test, wenn die Druckwerte abzuweichen scheinen

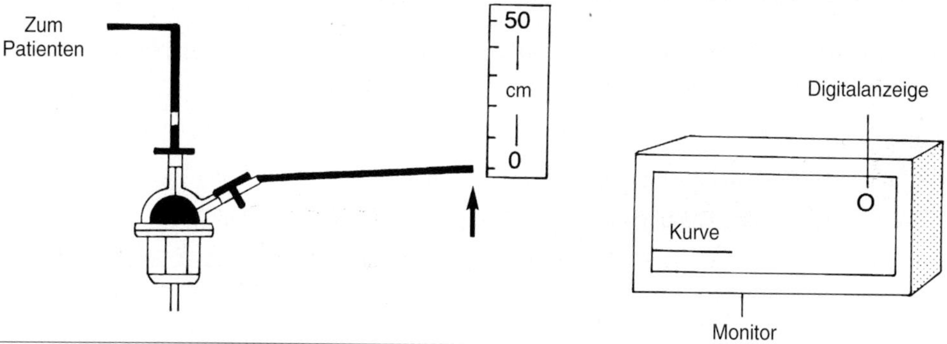

1. Die Spitze des Nullabgleich-Ansatzschlauchs wird unten auf eine vertikal graduierte Skala ausgerichtet und der Nullwert aufgezeichnet. Wenn der abgelesene Druck schwankt, so deutet dies auf eine undichte Stelle im hydraulischen Teil oder ein Abdriften im elektronischen Teil der Meßstrecke.

Anmerkung: Nach unserer Erfahrung und derjenigen anderer Autoren (2) kommt es vor, daß bestimmte schadhafte Teile des Einmal-Doms wahrhafte Meßfehler »epidemien« hervorrufen, die auf einen schwankenden Nullwert zurückzuführen sind. Es handelt sich dabei um eine Undichtigkeit der Verbindung Dom - Druckaufnehmer, welche dazu führt, daß immer mehr Kupplungsflüssigkeit ausläuft (s. S. 65).

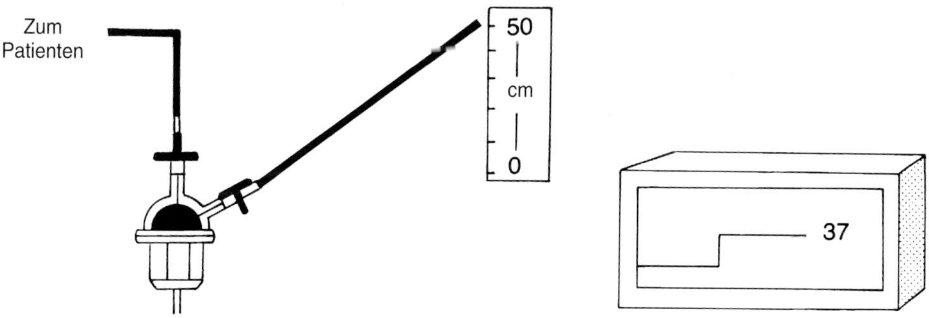

2. Wenn man die Spitze um 50 cm anhebt, setzt man den Druckaufnehmer einem Druck von 37 mmHg aus. Zeigt der Monitor einen anderen Wert an, ist von einem Defekt des Druckaufnehmers, des Verbindungskabels oder des Monitors auszugehen (3).

1. Gardner, 1986; Revelly, 1987; Gardner, 1988
2. Shipley, 1984
3. Raines, 1991

Messvorgang

Vorbedingung: Messungen vermeiden, bei denen die Atemlage nicht stabil ist (Valsalva-Manöver, Husten, Dyskoordination zwischen Patient und Respirator).

Abgleich mit dem Referenzwert (Nullabgleich): vor jeder Messung zu wiederholen (gemäß der auf S. 69, 70 beschriebenen Technik).

Messung:

- RAP: durch die Austrittsöffnung des proximalen Lumens;
- PAPm: durch die Austrittöffnung des distalen Lumens bei entleertem Ballon;
- PCW: durch diesselbe distale Austrittsöffnung, nachdem der Ballon bis zum Verschwinden der PAP-Druckkurve aufgeblasen und ein um mindestens 5 mm Hg niedrigerer mittlerer Druck im Vergleich zum mittleren PAP angezeigt wird.

Ablesen: am Ende einer Exspiration (s. S. 88).

FEHLERQUELLEN UND ARTEFAKTE

- **Artefakte durch schlechte dynamische Übertragung der Meßsignale**
  - Theorie
  - einfache Beurteilung der dynamischen Druckübertragung
  - praktischer Einfluß der dynamischen Übertragung auf die Druckmessung
  - übermäßige Dämpfung
  - unzureichende Dämpfung
- **»Peitschenhieb« -Artefakt (whip artefact)**
- **unvollständiger Verschluß (underwedge)**
- **periphere Okklusion (overwedge)**
- **Differentialdiagnose bei einer abgeflachten Pulmonalarterien-Druckkurve (PAP)**
- **Gültigkeitskriterien für den pulmonalen Verschlußdruck (PCW)**
- **Einfluß der Atmung**
  - Allgemeines
  - Druckmessung am Ende der Exspiration

Artefakte durch schlechte dynamische Übertragung der Messignale

Theorie

Wie bereits erwähnt (S. 64), unterscheidet sich das vom Druckwandler aufgezeichnete Drucksignal stets vom tatsächlich auftretenden Druck an der Katheterspitze wegen der Verzerrung durch den hydraulischen Teil der Meßstrecke.

Wäre diese Meßstrecke vollig starr, so gäbe es keine Verzerrung (wirklichkeitsgetreue Übertragung). Dies ist jedoch wegen der durch die Anschlußstücke verursachten Compliance, der Flexibilität der Druckwandlermembran und vor allem mikro- und makroskopisch großer Luftblasen nicht der Fall. Unter diesen Bedingungen verhält sich die Flüssigkeitssäule, die von der Katheterspitze bis zum Druckwandler reicht, wie ein oszillierendes System.

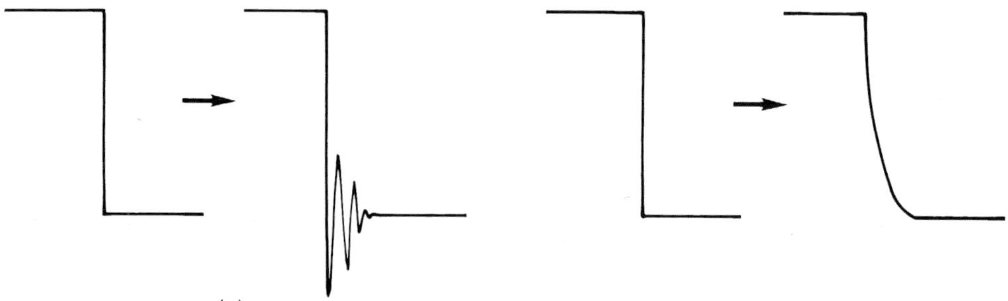

(a) (b)

Tritt eine plötzliche Druckänderung an der Katheterspitze auf, so wird der Druckaufnehmer davon eine veränderte Version aufzeichnen, die entweder durch eine abgeschwächte sinusoidale Schwingung (a) oder einen Kurvenverlauf exponentiellen Typs (b) charakterisiert ist. Im Fall a nennt man die Frequenz abgeschwächter Schwingungen natürliche Frequenz (Fn) oder Eigenfrequenz des Systems. Man geht schrittweise von Fall a zu Fall b über, je weiter man die Dämpfung des Systems erhöht. Die natürliche Frequenz ist umso niedriger und die Dämpfung umso höher, je

— höher die Compliance des Systems ist (nicht ausreichend starre Ansatzstücke, Luftblasen)

— länger der Katheter und die Verbindungsstücke sind

— kleiner der innere Durchmesser des Katheters und der Verbindungsstücke ist.

1. Glantz, 1979; Shinozaki, 1980; Gardner, 1981; Huet, 1986; Grossman, 1986c

Ist die Druckanderung an der Katheterspitze nicht abrupt sondern sinusförmig mit einer Frequenz (f), so hängt die Amplitude des über die Meßstrecke übertragenen Signals von f ab. Die Beziehung zwischen dieser Frequenz und dem Verhältnis von übertragener (At) zu wirklicher Amplitude (Ar) wird dynamische Übertragung der Drucke über die Meßstrecke genannt.

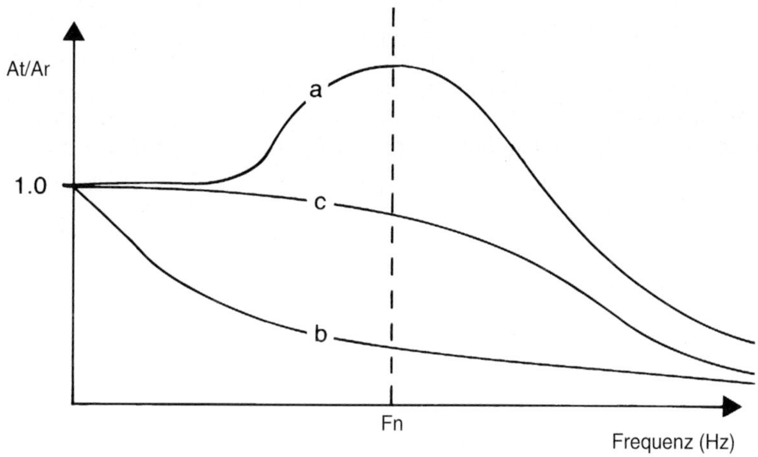

Im Fall eines sogenannten »unzureichend gedämpften Systems« (a) werden Frequenzen, die nahe der Eigenfrequenz (Fn) liegen, verstärkt (At / Ar > 1). Bedeutend niedrigere Frequenzen als Fn werden wirklichkeitsgetreu übertragen und bedeutend höhere werden abgeschwächt.

Im Fall eines sogenannten »übermäßig gedämpften Systems« (b) werden Frequenzen, die wesentlich niedriger als Fn sind, getreu übertragen, alle anderen werden abgeschwächt.

Zwischen den Fällen a und b gibt es eine optimale oder kritische Dämpfung (c), welche durch eine nahezu wirklichkeitsgetreue Übertragung aller Frequenzen, die niedriger als 80% von Fn sind, charakterisiert ist.

Die Blutdrucksignale sind normalerweise fast periodisch und können deshalb als Überlagerung einer begrenzten Zahl sinusoidaler (harmonischer) Schwingungen betrachtet werden, deren Frequenzen ein ganzzahliges Vielfaches der zugrundeliegenden Herzfrequenz darstellen. Die durch die Meßstrecke verursachte Verzerrung ist dabei das Ergebnis der Auswirkungen von Abschwächung und / oder Verstärkung, welche auf jede der harmonischen Schwingungen ausgeübt werden.

Unter diesen Bedingungen erscheint eine Druckmeßstrecke nur dann eine akzeptable Genauigkeit aufzuweisen, wenn:

— Fn ausreichend hoch ist (in der Praxis > 8 Hz)

— die Dämpfung optimal ist.

Eine ausführlichere Erörterung dieser Problematik kann unter den auf S. 74 angeführten Referenzen gefunden werden.

Einfache Beurteilung der dynamischen Druckübertragung (1)

Die genaue Bestimmung der Frequenzwiedergabe einer Meßstrecke erfordert Geräte und Bedingungen, die am Krankenbett nicht zu verwirklichen sind. Hingegen kann die Qualität des Systems durch ein einfach und leicht zu wiederholendes Verfahren beuteilt werden (»fast flush«). Man benutzt hierzu das Spülsystem, welches ermöglicht, vorübergehend die Fließgeschwindigkeit und den Druck in der Meßstrecke zu erhöhen (s. S 67). Dabei wird das Verhalten des aufgezeichneten Drucks bei plötzlicher Unterbrechung des schnellen Durchflusses der Spülflüssigkeit analysiert. Eine optimale Systemdämpfung liegt dann vor, wenn schnelles Spülen eine Schwingung ergibt, welche durch eine negative Zacke (1) charakterisiert ist, die von einer positiven Zacke (2) geringer Amplitude und schließlich von der vom Patienten erzeugten Druckkurve gefolgt wird.

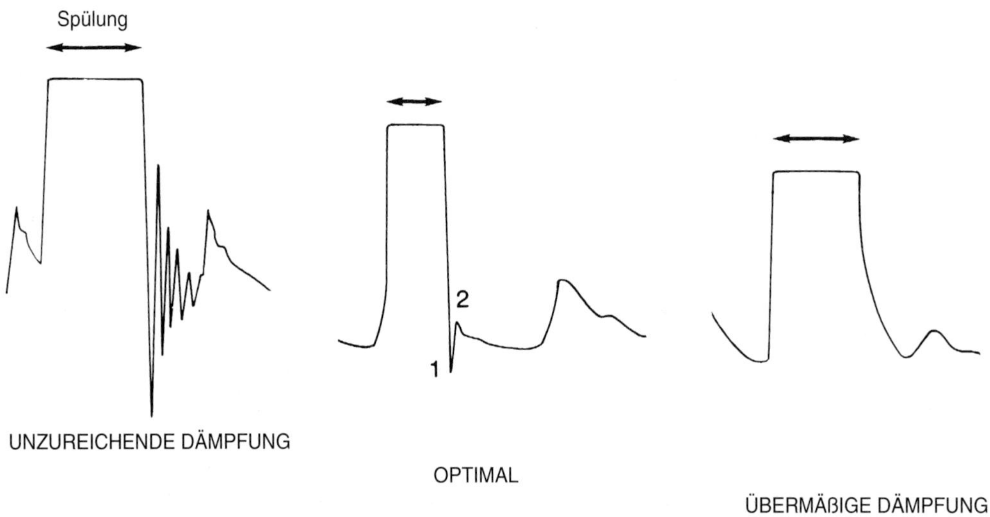

1. Gardner, 1981; Gardner, 1984; Marini, 1986; Gardner, 1988

Sowohl bei optimaler als auch bei unzureichender Dämpfung kann die Eigenfrequenz Fn dadurch bestimmt werden, daß man die Schwingungsdauer sofort nach Unterbrechung der Spülung mißt.

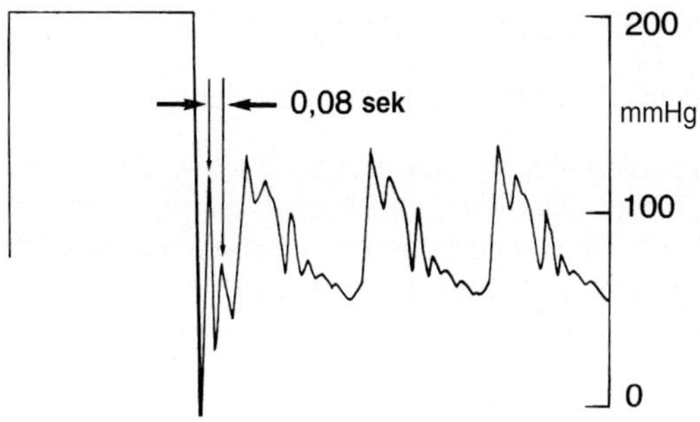

Fn ist der reziproke Wert der Periodendauer, in diesem Fall

$$Fn = \frac{1}{0{,}08 \text{ sek}} = 12.5 \text{ Hz}$$

Mit freundlicher Genehmigung nachgezeichnet nach Gardner, 1988

Praktischer Einfluß der dynamischen Übertragung auf die Druckmessung (1)

Mit einer unzureichend gedämpften Kurve überschätzt man den systolischen Druck und unterschätzt eventuell den diastolischen Druck.

Umgekehrt erniedrigt eine zu große Dämpfung die Blutdruckamplitude.

Die mittleren Drucke werden durch die dynamische Wiedergabe nicht beeinflußt.

Unten werden Beispiele von Kurven gezeigt, die beim gleichen Patienten aufgezeichnet wurden, wobei der Grad der Dämpfung variierte. Rechts unten eine Druckkurve, die man zeitgleich mit Hilfe einer Sonde erhielt, die an ihrer Spitze einen piezoelektrischen Druckaufnehmer trägt (» tip manometer «) und deshalb eine sehr hohe Aufzeichnungsgenauigkeit erzielt.

UNZUREICHEND GEDÄMPFTEKURVE

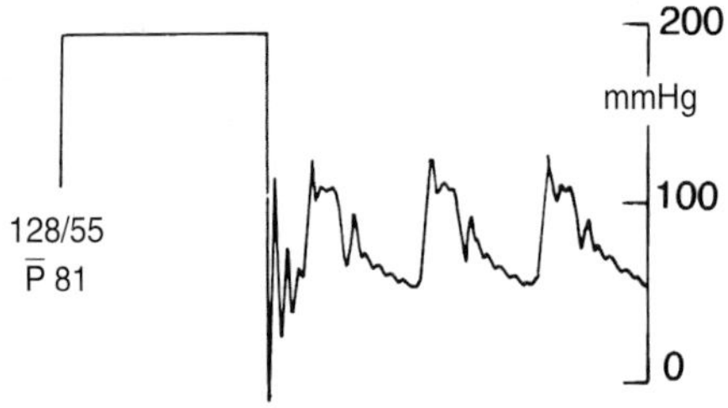

ÜBERMÄßIG GEDÄMPFTEKURVE

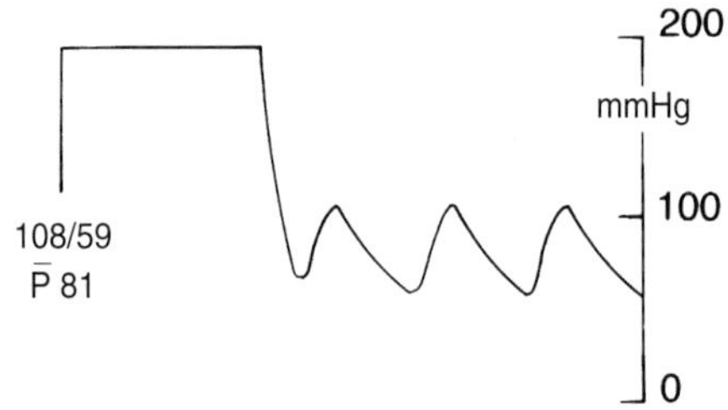

OPTIMALE DÄMPFUNG

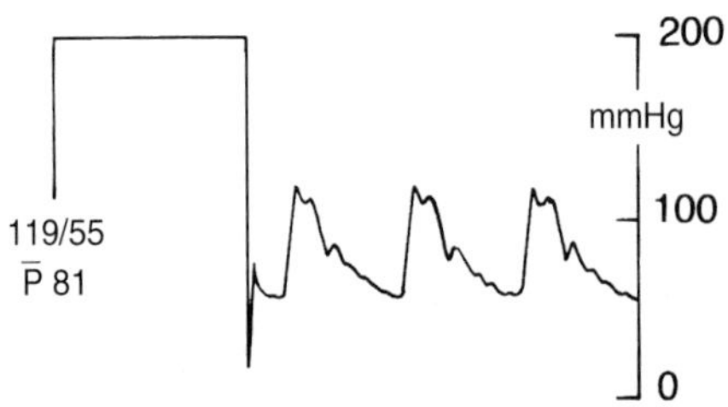

HIGH-FIDELITY-AUFZEICHNUNG

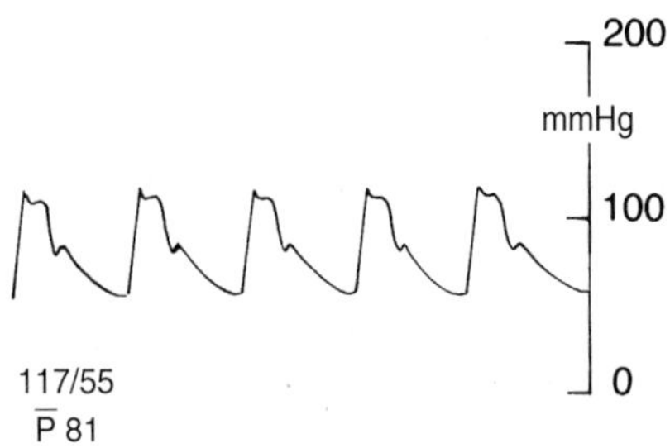

Mit freundlicher Genehmigung nachgezeichnet nach Gardner, 1988

1. Boutros, 1983 ; Gardner, 1988

Übermäßige Dämpfung

Ursachen:

1. Luftblasen in den Ansatzstücken, im Katheter und in den Verteilerleisten (wo sie nichtsichtbar sind)

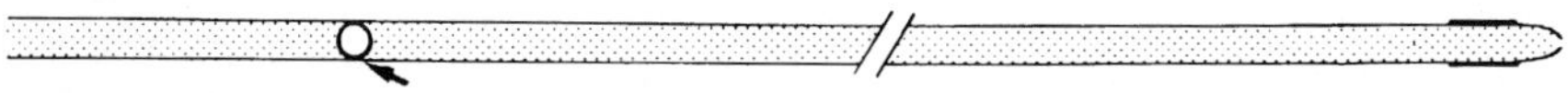

2. Teilweise Verstopfung des Katheters durch einen Blutpfropf oder Fibrin, der sich meist an der Spitze befindet

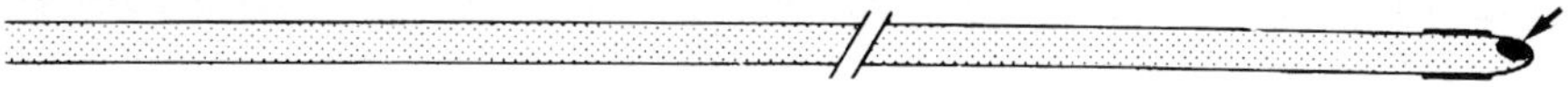

3. Katheteröffnung, die der Arterienwand anliegt

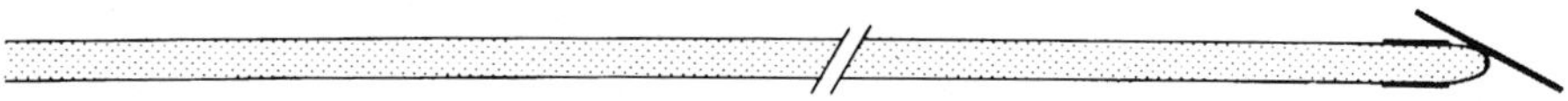

4. Abknickung des Katheters oder eines Ansatzstücks, äußere Kompression (Abschnürung durch zu starke Verriegelung der Schutzmanschette)

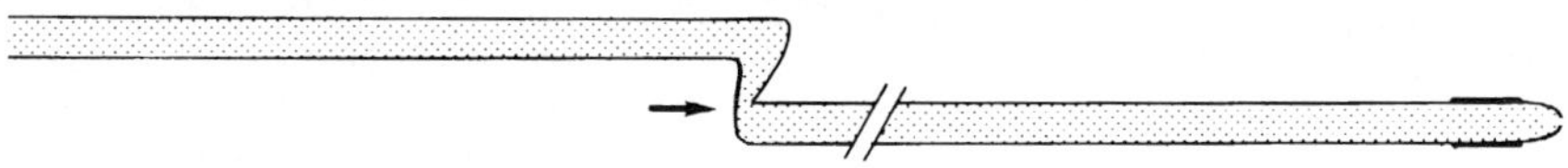

5. Zu periphere Lage des Katheters

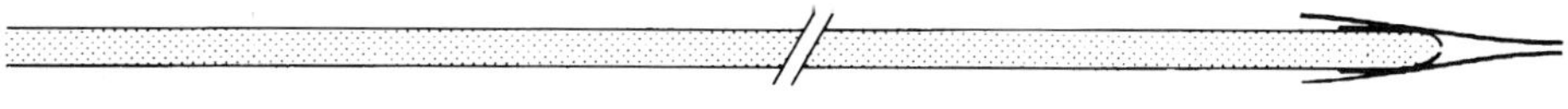

Abhilfe

Luftblasen müssen sorgfältig gesucht werden, besonders im Bereich der Verteilerleisten, der Druckaufnehmerkammer und des normalerweise flüssigkeitsgefüllten Zwischenraums zwischen der Dommembran und der Metallmambran des Druckaufnehmers (s. S. 65).

Abgekochtes Wasser verbessert die dynamische Wiedergabe, indem es die Konzentration von mikroskopisch kleinen Luftblasen vermindert. Die Anwendung ist jedoch kaum praktikabel.

Um einen Blutpfropf an der Katheterspitze zu beseitigen, ist es oft nötig, die distale Austrittsöffnung kräftig mit einer Spritze durchzuspülen.

Liegt die Katheteröffnung der Gefäßwand an oder befindet sich seine Spitze zu peripher, muß versucht werden, die Lage zu verändern.

Übermäßige Dämpfung: Erstes Beispiel

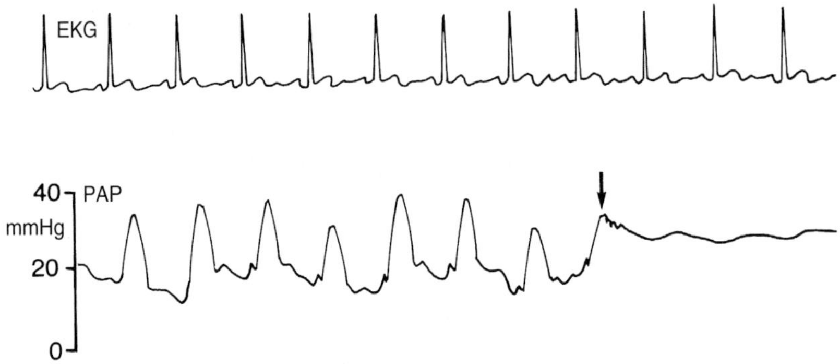

Die Beugung des Arms (Pfeil) hat ein Abflachen der PAP-Kurve zur Folge, bei einem Patienten, dem der Katheter über die V. mediana cubiti eingeführt wurde.

Übermäßige Dämpfung: Zweites Beispiel

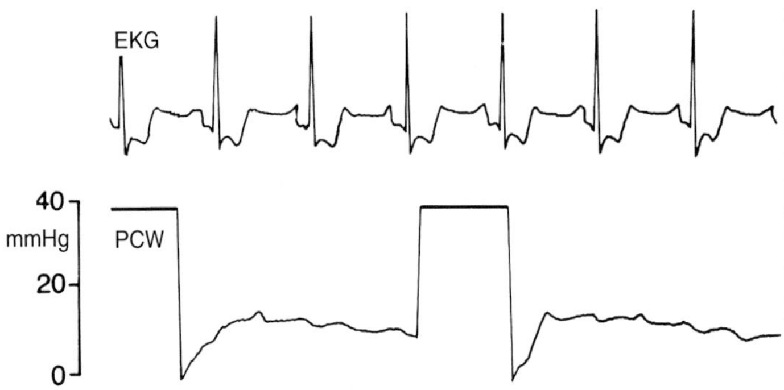

PCW-Druckkurve bei einem ungewöhnlich verlaufenen »fast-flush« -Test, der durch einen schnellen Abfall, aber einen langsamen Anstieg gekennzeichnet ist, was vermuten läßt, daß die Katheterspitze nicht frei liegt (Anliegen an der Gefäßwand oder Fibrinklumpen).

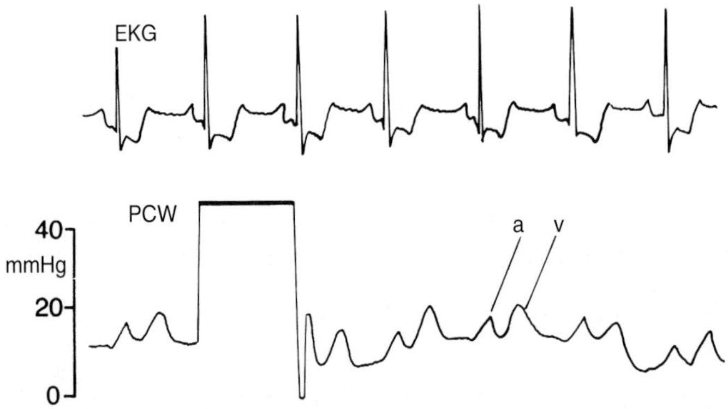

Nach Durchspülen mit der Spritze verläuft der »fast-flush« -Test wieder normal, und die a- und v- Wellen sind klar erkennbar.

Unzureichende Dämpfung

Seltener auftretendes und leicht zu korrigierendes Phänomen

Ursachen:

1. Anschlußstücke, die zu kurz sind oder einen zu großen Durchmessers haben
2. Verwendung eines Druckwandlers zum Einmalgebrauch (persönliche Erfahrung).

Abhilfe:

an die Meßstrecke eine Vorrichtung zur Regulierung der Dämpfung, Typ Accudynamic R (1), anschließen

1. Gardner, 1981

» Peitschenhieb « - Artefakt (whip artefact) (1)

Im rechten Ventrikel bildet der Katheter eine weite Schleife, die sich während der Diastole öffnet und während der Systole zusammenzieht. Diese einem Peitschenhieb vergleichbare Bewegung erzeugt im Katheter eine Druckwelle, die sich in einer schmalen Zacke auf der PAP- und PCW-Kurve kurz vor Beginn der Kammersystole niederschlägt.

Um dieses Phänomen zu erzeugen, genügt es, auf das Ansatzstück, welches Katheter und Druckaufnehmer verbindet, mit dem Finger zu schnipsen.

Selbst wenn der Artefakt eine große Amplitude hat, beeinflußt er den mittleren Druck nicht, denn er ist biphasisch und nur von kurzer Dauer.

Hingegen verfälscht er die systolischen und diastolischen Druckwerte in der Pulmonalarterie. Das Phänomen wird offensichtlich in einem unzureichend gedämpften System verstärkt.

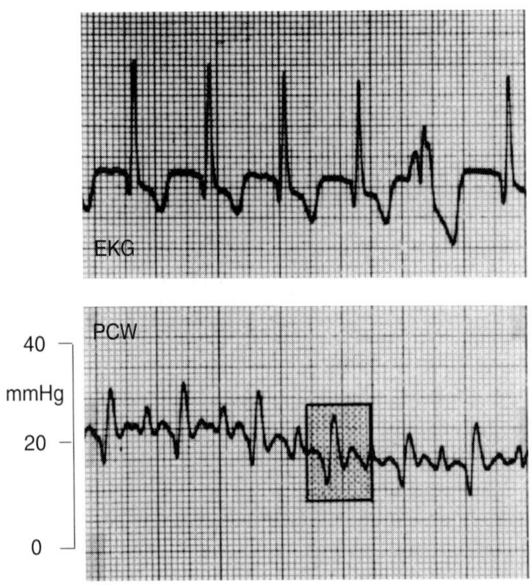

» Pseudo-EKG « -Form des PCW

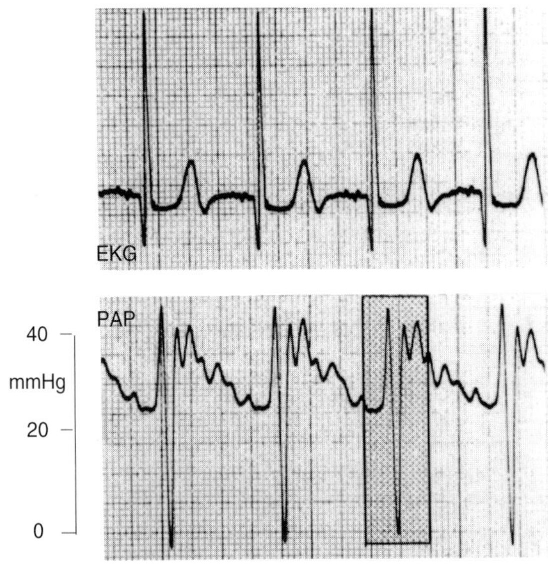

Gleiches Phänomen in einer Pulmonalarterien-Druckkurve

1. Bruner, 1978 ; Bashein, 1988

Unvollständiger Verschluss (underwedge)

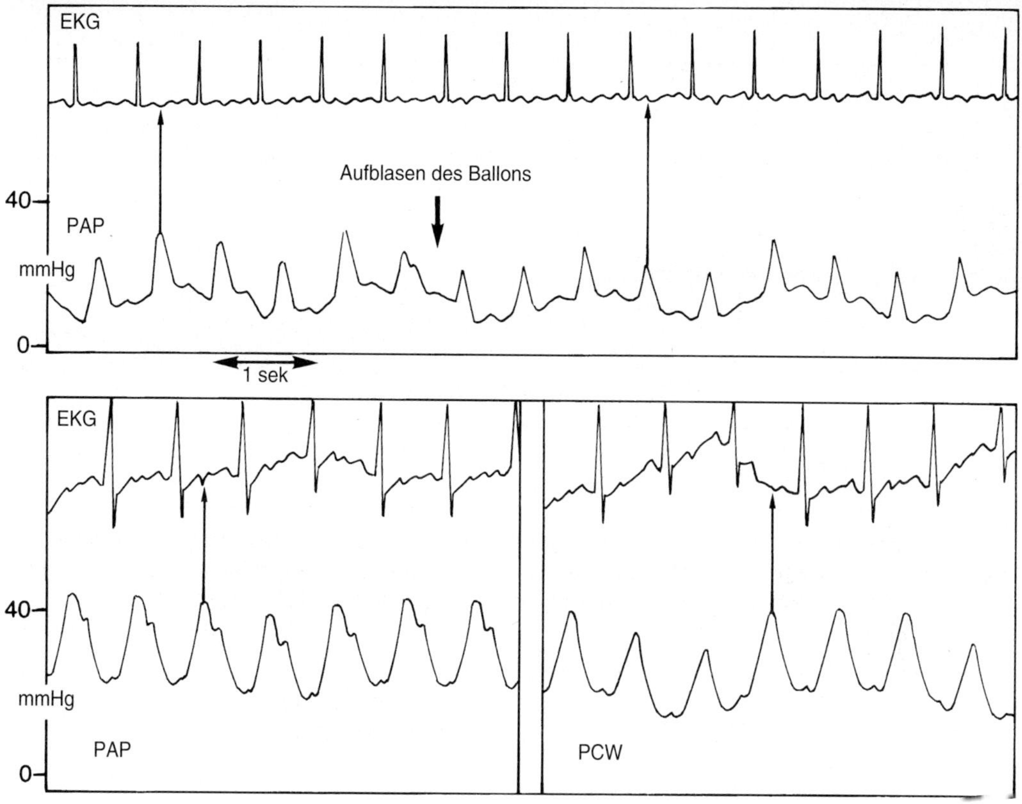

Wenn der Ballon die Arterie nicht vollständig verschließt, erhält man eine Kurve, die eine v-Welle (Regurgitation durch die Mitralklappe) vortäuschen kann (S. 186-187). Eine Unterscheidung kann dadurch erfolgen, daß die Druckspitze der PCW-Kurve zeitgleich mit der systolischen Druckanstiegszacke auf der PAP-Kurve liegt, wenn man sie auf das EKG bezieht. Die untere Kurve zeigt im Vergleich dazu eine v-Welle (Rückfluß durch insuffiziente Mitralklappe), welche erst später, am Ende der T-Welle im EKG, in Erscheinung tritt (Pfeil).

Periphere Okklusion (overwedge) (1)

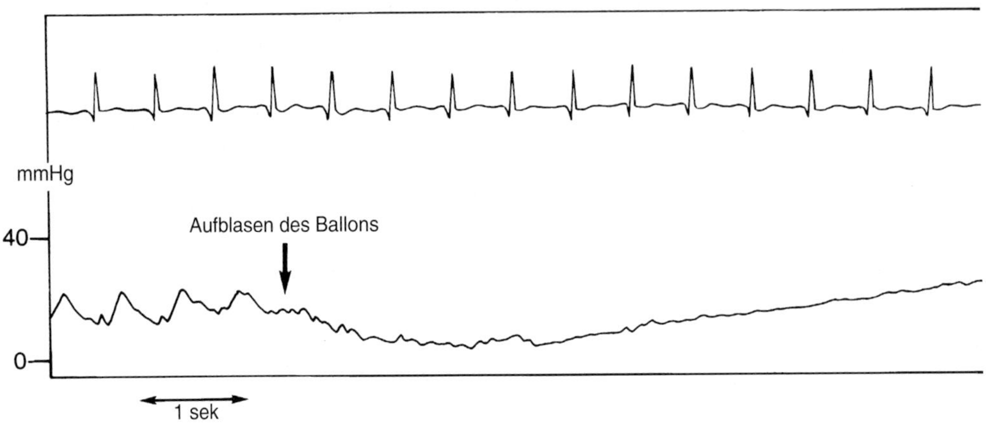

Das »overwedge« -Phänomen äußert sich durch einen langsamen, kontinuierlichen Druckanstieg, der auf einen Verschluß der Katheterspitze durch einen übermäßig aufgeblähten Ballon oder eine zu periphere Katheterlage zurückzuführen ist, während die Dauerspülung weiterläuft.

A

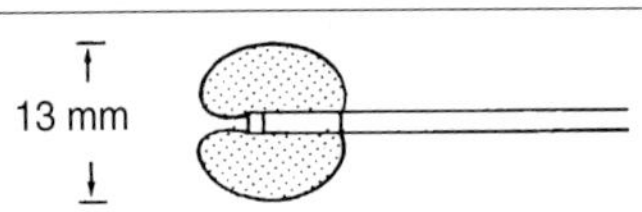

normale Aufblähung (13 mm Durchmesser bei einem 7F-Katheter)

B

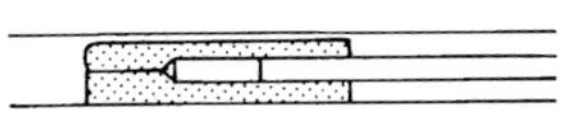

Verschluß der Katheterspitze durch übermäßig aufgeblasenen Ballon

C

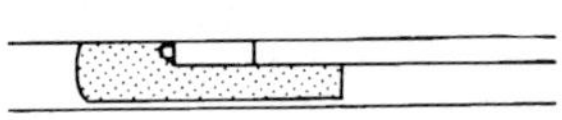

exzentrische Aufblähung und anliegen des Katheter and der Gefäßwand

1. Shin, 1975 ; Shin, 1977 ; Barash, 1981

Differentialdiagnostik bei einer abgeflachten Pulmonalarterien-Druckkurve (PAP)

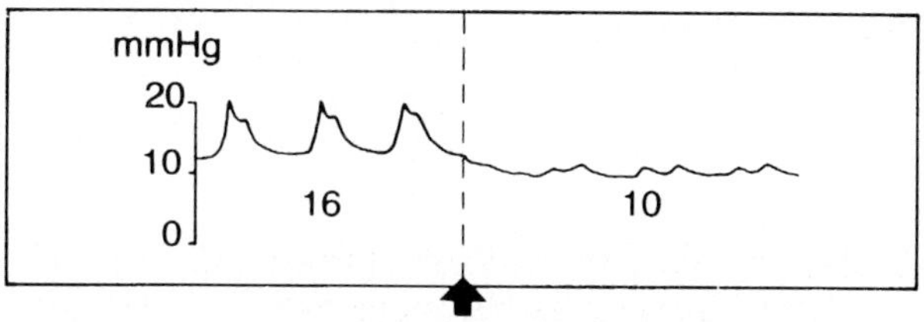

Aufblasen des Ballons

Kurve ohne jeglichen Artefakt. Die angegebenen Werte entsprechen den mittleren Drucken vor und nach Aufblasen des Ballons.

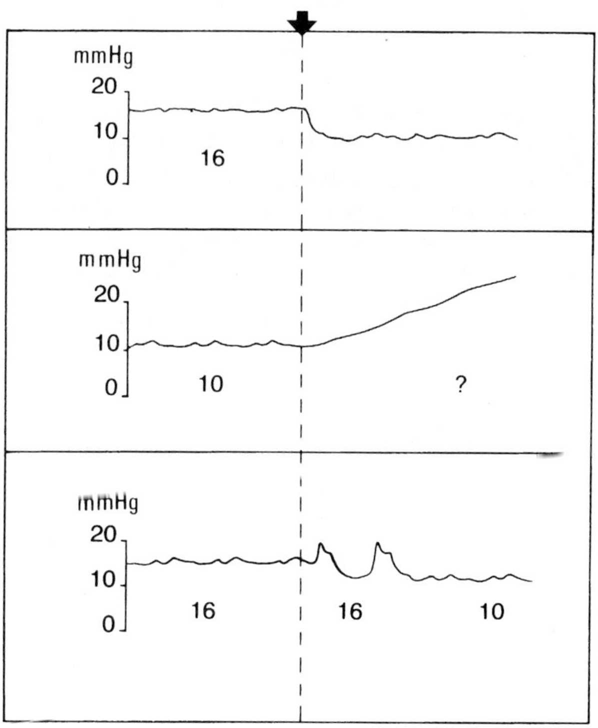

Übermäßige Dämpfung

Beim Aufblasen des Ballons verringert sich der mittlere Druck und die Druckkurve bleibt flach.

Zu peripher liegender Katheter

Das Aufblasen des Ballons führt nicht zu einem Abfall des mittleren Drucks, sondern zu einem kontinuierlichen Anstieg (overwedge).

Anliegen der Katheterspitze an der Gefäßwand

Das Aufblasen des Ballons führt zum Erscheinen einer Kurve vom PAP-, anschließend vom PCW-Typ. Der »fast flush« -Test kann zum Erkennen dieser Situation ebenfalls hilfreich sein (s. S. 80).

Gültigkeitskriterien zur Messung des pulmonalen Verschlussdrucks (PCW) (1)

Angesichts der diagnostischen und therapeutischen Bedeutung der Messung des PCW-Drucks ist es unerläßlich, sich zunächst dessen Gültigkeit zu versichern.

Zwei Hauptkriterien:

1. Der mittlere Wert des PCW-Drucks muß niedriger oder gleich dem diastolischen PAP sein. Einzige Ausnahme: v-Welle großer Amplitude durch Pendelblut bei Mitralinsuffizienz (s. S. 154 und 186).
2. Die Kurvenformen von PCW und PAP müssen nach Aufblasen und Entleeren des Ballons regelmäßig wiedergefunden werden.

Zwei weitere Kriterien:

1. Die Kurvenform des PCW-Drucks entspricht derjenigen eines Vorhofdrucks mit seinen zwei charakteristischen Merkmalen »a« und »v«. In der Praxis kann dieses Kriterium fehlen.
2. Die Messung einer Sättigung nahe 100% oder eines PCO2 niedriger als der arterielle PCO2 im Blut, das bei aufgeblasenem Ballon über die Katheterspitze entnommen wurde. Dieses Kriterium besitzt nur dann Gültigkeit, wenn sich die Katheterspitze in einer ventilierten Region befindet und vor Entnahme des präkapillären Bluts gespült worden ist (dies kann ein vorheriges Entnehmen von 20 - 40 ml Blut erforderlich machen). Ein niedriger PCO2 kann durch die retrograde Passage des entnommenen Bluts durch einen ventilierten Bereich hindurch erklärt werden (2).

Wenn Gründe vorliegen, die dafür sprechen, daß sich die Katheterspitze in einer Zone II nach West befindet (maschinelle Beatmung mit PEEP, Verlegung der Luftwege mit Folge eines Auto-PEEPs, Hypovolämie (3)), empfiehlt es sich, zusätzliche Nachprüfungen anzustellen (s. S. 161).

1. O'Quin, 1983, European Society of Intensive Care Medicine, 1991
2. Brewster, 1973; Suter, 1975; Morris, 1985
3. Kane, 1978

Einfluss der Atmung (1)

Allgemeines

Die durch Spontanatmung oder maschinelle Beatmung verursachten intrathorakalen Druckschwankungen können die intravasalen Drucke in beträchtlichem Maß beeinflussen.

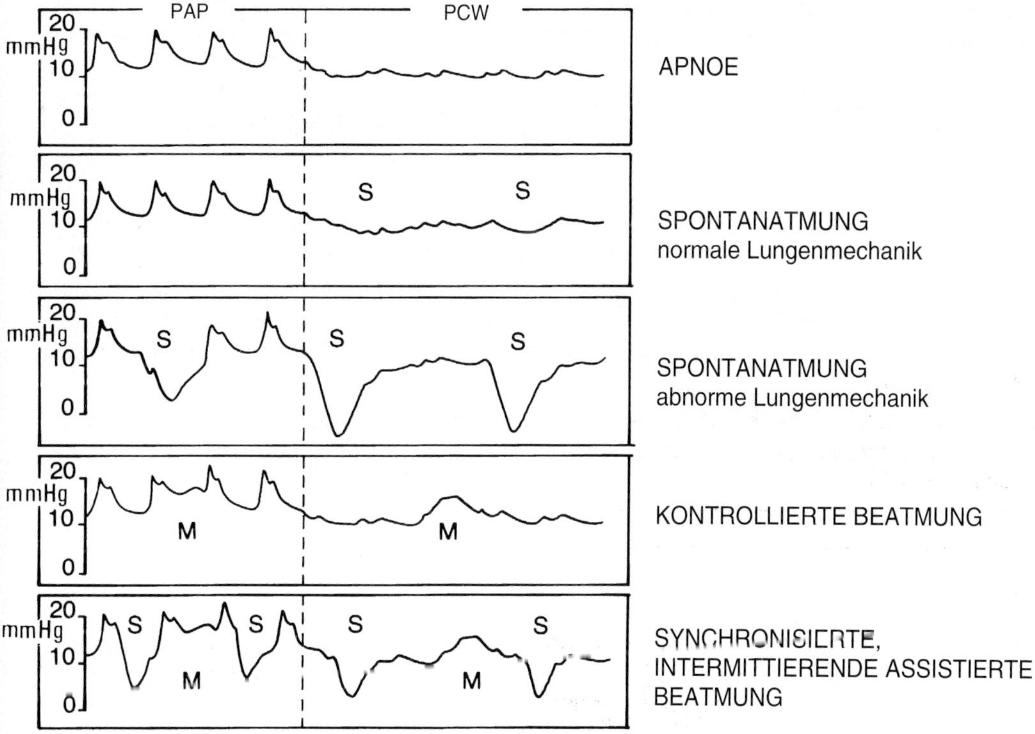

Mit freundlicher Genehmigung modifiziert, nach Culver, 1988

S = Spontanatmung   M = Maschinenbeatmung

* Verminderung der Compliance und / oder Vergrößerung des Atemwegswiderstands

1. Maran, 1973; Cengiz, 1983

Druckmessung am Ende der Exspiration (1)

Warum ?

Der über den Katheter übermittelte Druck ist ein relativ zum Luftdruck gemessener intravaskulärer oder intrakavitärer Druck. Bei der Interpretation eines hämodynamischen Profils spricht man allerdings vom Transmuraldruck (siehe S. 128), der die Differenz aus Intravasaldruck und Umgebungsdruck darstellt. Der extrakavitäre Druck ist nicht bekannt, am Ende der Exspiration kommt er jedoch dem Luftdruck am nächsten. Deshalb werden die Messungen am Ende der Exspiration durchgeführt.

Wie ?

Bei großen atmungsbedingten Schwankungen des intrathorakalen Drucks ist es erforderlich, die Druckkurven auf Papier aufzuzeichnen, um die endexspiratorischen Werte bestimmen zu können.

Bei geringen Atmungsschwankungen sind die angegebenen Mittelwerte von rechtem Vorhofdruck, pulmonalem Verschlußdruck und Pulmonalarteriendruck korrekt. Dennoch bleiben Aufzeichnungen auf Papier erforderlich, wenn es darum geht, systolische und diastolische Druckwerte zu messen.

NB: Bei manchen modernen Monitoren, ist es möglich, eine Kurve »einzufrieren« und ihr gleichzeitig einen genauen Maßstab zu überlagern. Dann darf auf eine Papieraufzeichnung verzichtet werden.

Grenzen

Unter bestimmten Umständen (Bronchialobstruktion, pulmonale Hyperventilation, Tachypnoe, Einsatz der exspiratorischen Atemhilfsmuskulatur) kann der endexspiratorische Alveolardruck positiv bleiben (intrinsischer PEEP) (2), ebenso wie der intrathorakale Druck, was zur Folge hat, daß die intravaskulären Drucke zu hoch gemessen werden. Bei beatmeten Patienten ist dies dann anzunehmen, wenn man beobachtet, daß sich das Spirometer des Respirators während der gesamten Exspirationsdauer bis zu Beginn der Inspiration weiter füllt.

In diesen Fällen empfiehlt es sich, den intrinsischen PEEP zu messen und ihn bei der Beurteilung der intravaskulären Drucke zu berücksichtigen. Die kuzzeitige Gabe eines Muskelrelaxans kann gerechtferigt sein, um die Messungen unter Ausschaltung der Atemhilfsmuskulatur durchführen zu können (3).

1. Berryhill, 1978; Maran, 1980; Cengiz, 1983; Campbell, 1988
2. Pepe, 1982; Marini, 1989b
3. Schuster, 1983; Schuster, 1984

EKG-, PAP- und PCW-Kurven, die bei einem Patienten mit kontrollierter Beatmung aufgezeichnet wurden, und die die Auswirkungen asynchroner Atmung auf die Druckkurven zeigen.

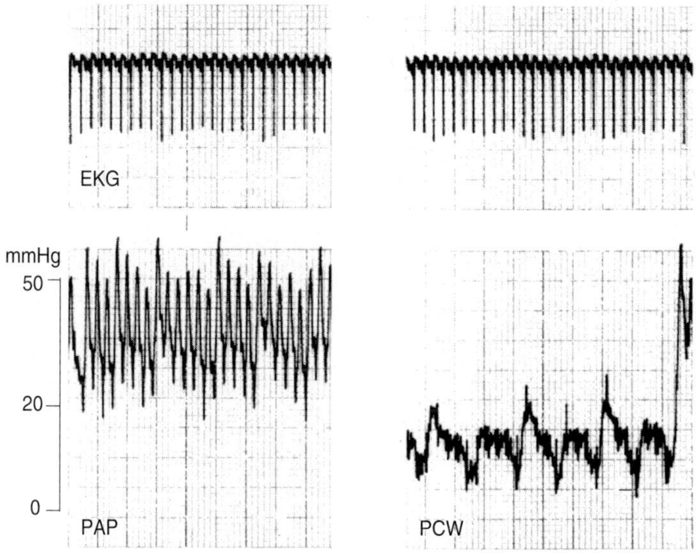

Nach Muskelrelaxation sind die negativen Wellen, die den Inspirationsbewegungen des Patienten entsprechen, verschwunden.

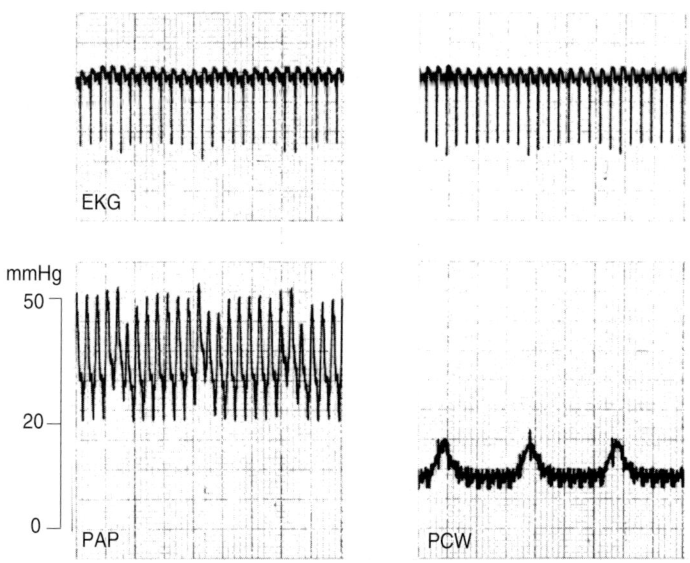

Patient unter maschineller Beatmung

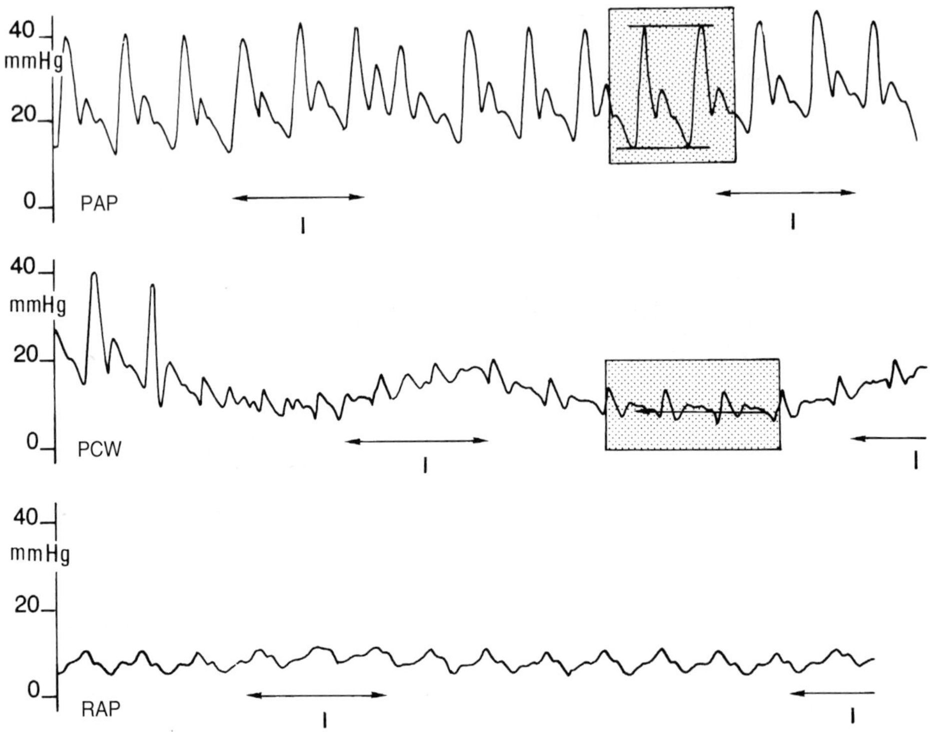

Diese Kurven zeigen die Auswirkungen von maschineller In- und Exspiration auf die PAP-, PCW- und RAP-Kurven.

Die beiden Kästchen geben das Ende der Exspiration an und ermöglichen die Berechnung folgender Drucke:

- PAPd = 13 mmHg
- PAPs = 40 mmHg
- PAPm = (40 + (13 x 2)) : 3 = 22 mmHg
- PCW = 7 mmHg

Auf der RAP-Kurve sind die Atmungsschwankungen so gering, daß sie unberücksichtigt bleiben können, der angegebene Druck beträgt 7 mmHg.

6. MESSUNG DES HERZMINUTENVOLUMENS

- MESSPRINZIP
- THEORIE
- MESSTECHNIK
  — Allgemeine Vorgehensweise
  — Messung bei Raumtemperatur
  — Messung bei niedriger Temperatur: Herkömmliche Technik
  — Messung bei niedriger Temperatur: Technik mit geschlossenem Kreislauf (CO-set®)

- FEHLERQUELLEN
  — Unregelrechter Verlauf der Thermodilutionskurve
  — Atmungsbedingte Temperaturschwankungen in der Pulmonalarterie
  — Einfluß der Atmung
  — Andere Fehlerquellen

MESSPRINZIP

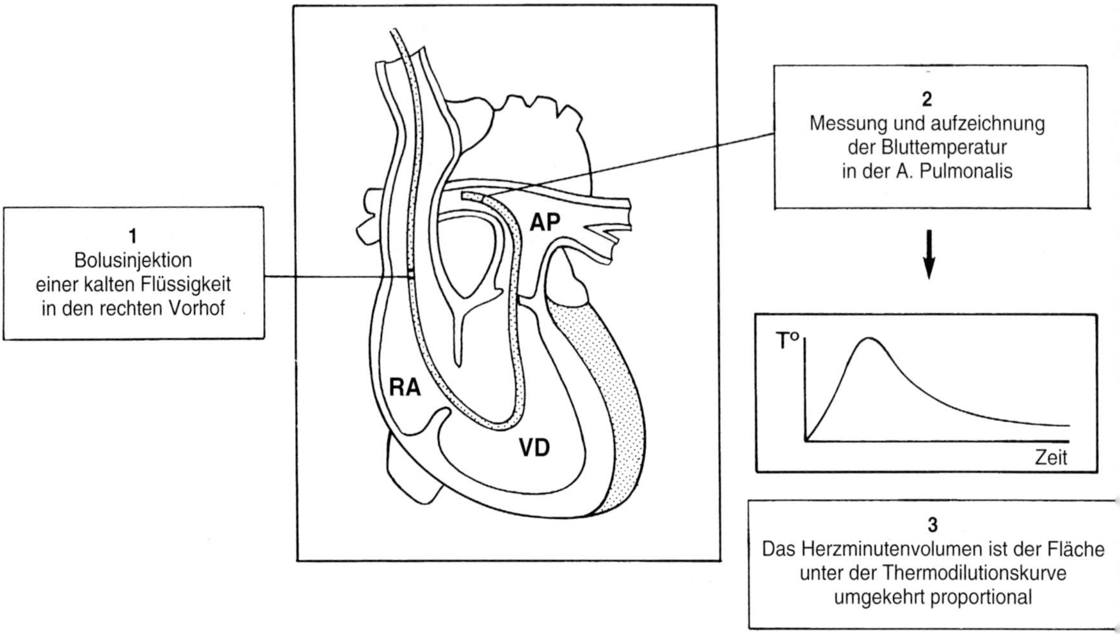

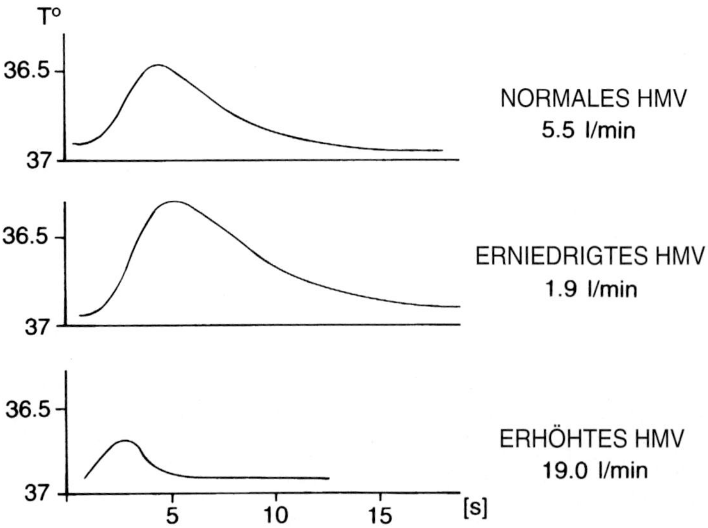

THEORIE (1)

Die Thermodilution stellt eine Möglichkeit zur Bestimmung des Herzminutenvolumens dar, und zwar mittels Verdünnung eines Indikators. In einem Rohr, von einem konstanten Volumen pro Zeit $\dot{Q}$ durchströmt, wird zum Zeitpunkt 0 die Masse m eines Indikators injiziert, dessen Konzentration C (t) kontinuierlich über die Zeit t mittels eines stromabwärts gelegenen Meßfühlers gemessen wird.

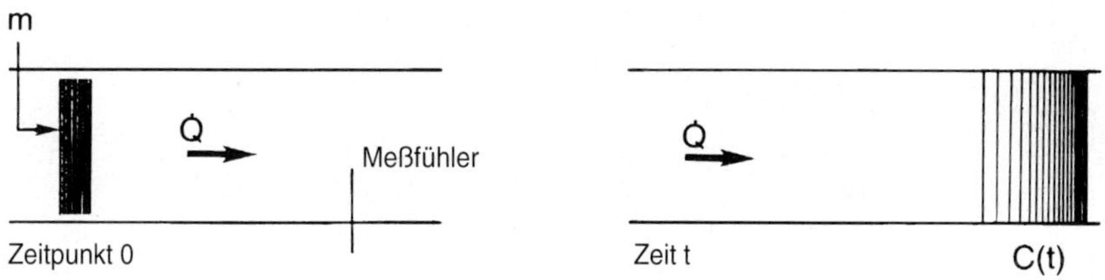

Das Gesetz der Massenerhaltung besagt in diesem Fall:

Injizierte Masse = Gesamtmasse, die am Meßfühler vorbeiströmt (1)

$$m = \int_0^\infty \dot{Q} \cdot C(t)\,dt \qquad (2)$$

$$m = \dot{Q} \cdot \int_0^\infty C(t)\,dt \qquad (3)$$

deshalb

$$\dot{Q} = \frac{m}{\int_0^\infty C(t)\,dt} \qquad (4)$$

Es handelt sich hierbei um die bekannte Stewart-Hamilton-Gleichung.

Ihre Gültigkeit setzt eine vollständige Durchmischung des Indikators mit den Lösungsmittel am Ort der Messung voraus.

Diese Gleichung gilt hier für den Fall eines kontinuierlichen Flusses; für ein pulsierendes System stellt sie jedoch eine sehr gute Näherung dar unter der Bedingung, daß die Dauer eines Herzzyklusses wesentlich geringer ist als die Zeit, während der C (t) wesentlich > 0 ist, was praktisch immer der Fall ist (2).

1. Hosie, 1962; Levett, 1979
2. Bassingthwaighte, 1970

Im Fall der Thermodilution stellt m eine Wärmemenge und C (t) eine Temperatureinheit dar. Es folgt:

$$m = (T_B - T_I)\cdot V_I\cdot \rho_I\cdot C_I \tag{5}$$

mit: T_B = Temperatur des Bluts
T_I = Temperatur des Injektats
V_I = Injektatvolumen
ρ_I = spezifisches Gewicht des Injektats
C_I = spezifische Wärmekapazität des Injektats

$$C(t) = [T_B(t) - T_B(0)]\cdot \rho_B\cdot C_B \tag{6}$$

mit: $T_B(t)$ = Temperatur des Bluts zum Zeitpunkt t
$T_B(0)$ = Temperatur des Bluts zum Zeitpunkt 0
ρ_B = spezifisches Gewicht des Bluts
C_B = spezifische Wärmekapazität des Bluts

Die Stewart-Hamilton-Gleichung wird folglich zu:

$$\dot{Q} = \frac{T_B - T_I}{\int_0^{\infty} [T_B(t) - T_B(0)]\, dt} \cdot V_I \cdot \frac{\rho_I C_I}{\rho_B C_B} \tag{7}$$

$$\dot{Q} = \frac{T_B - T_I}{S} \cdot V_I \cdot \frac{\rho_I C_I}{\rho_B C_B} \tag{8}$$

wobei mit S die von der Thermodilutionskurve eingeschlossene Fläche bezeichnet wird.

Es bleibt anzumerken, daß die Flüssigkeit bei Körpertemperatur während der intravaskulären Strecke im Katheter (Totraum) keinen Thermoindikator enthält, und daß die injizierte Lösung dazu tendiert, sich während ihres Durchgangs durch den Katheter zu erwärmen. Es empfiehlt sich, dies zu berücksichtigen; die endgültige Form der für die Herzminutenvolumen-Messung durch Thermodilution angewandten Stewart-Hamilton-Formel ergibt sich folglich als:

$$\dot{Q} = \frac{T_B - T_I}{S} \cdot V_I \cdot \frac{\rho_I C_I}{\rho_B C_B} \cdot k \tag{9}$$

wobei k ein Korrekturfaktor ist, dessen Wert vom Katheter (Durchmesser, Länge des intravaskulären Verlaufs, Wärmeleitfähigkeit der Katheterwand) und theoretisch auch von der Injektionsdauer abhängt, deren Einfluß jedoch zu vernachlässigen ist, wenn sie weniger als 4 Sekunden beträgt (1).

1. Ganz, 1971; Forrester, 1972

Zur Berechnung benutzt der Computer eine vereinfachte Formel:

$$\dot{Q} = \frac{T_B - T_I}{S} \cdot CC \qquad (10)$$

wobei CC (Berechnungskonstante) für das Produkt aller Multiplikationskonstanten steht, die in Gleichung 9 aufgeführt sind.

Vor jeder Bestimmung von $\dot{Q}$ durch Thermodilution sollte man dem Computer den Wert von CC eingeben, den man aus Tabellen in Abängigkeit vom Kathetermodell, vom Volumen und der Temperatur des Injektats ersehen kann.

Die zahlenmäßige Berechnung von S kann je nach Gerätetyp sehr variieren (1). Im allgemeinen wird die Integration an einem Punkt beendet, der einen festgelegten Bruchteil (z. B. 30%) des Maximalwerts der Wärmekurve darstellt, und der einen im Vergleich zur wirklichen Fläche zu niedrigen Wert S liefert. Den fehlenden Anteil (S2) kann man zum Beispiel erhalten,

— indem man davon ausgeht, daß er einen festgelegten Bruchteil von S1 darstellt. Diese Methode führt dazu, daß ein zu niedriger Wert für S und folglich ein zu hoher Wert für $\dot{Q}$ immer dann errechnet wird, wenn sich das Kurvenende hinauszieht (kleines HMV, Tricuspidalinsuffizienz, s. S. 104).

— durch exponentielles Extrapolieren des abfallenden Anfangsteils der Kurve. Diese Methode ist theoretisch genauer als die vorige, aber sie läßt sich auch leichter von eventuellen Unregelmäßigkeiten des aufgezeichneten Drucksignals beeinflussen.

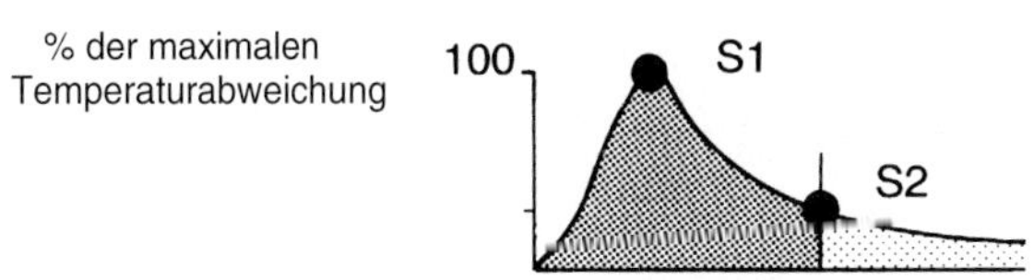

1. Levett, 1979; Weissenburger, 1981

Trotz mehrfacher Näherungen liefert die Thermodilution im allgemeinen Ergebnisse des Herzminutenvolumens, die mit den Werten übereinstimmen, die gleichzeitig nach dem Fick'schen Prinzip oder durch Dilution von Farbindikatoren erhalten wurden (1).

Die Genauigkeit (= Reproduzierbarkeit) hängt sehr von den Bedingungen des technischen Ablaufs ab (2). Unter optimalen Bedingungen kann der Variationskoeffizient niedriger als 5% sein (3). Am Krankenbett kann die Reproduzierbarkeit geringer ausfallen; es wird vorausgesetzt, daß zwei aufeinanderfolgende Messungen (jede der Mittelwert aus 3 Messungen) um mehr als 12 bis 15% variieren müssen, um eine tatsächliche Änderung des Herzminutenvolumens widerzuspiegeln (4).

1. Ganz, 1971 ; Sorensen, 1976 ; Fischer, 1978 ; Stawicki, 1979 ; Runciman, 1981a ; Runciman, 1981b ; Stetz, 1982 ; Woog, 1983 ; Hillis, 1985
2. Mackenzie, 1986
3. Ganz, 1971 ; Sorensen, 1976
4. Stetz, 1982

MESSTECHNIK

Allgemeine Vorgehensweise

1. Sich vergewissern, daß der Ballon entleert ist und die PAP-Kurve einen entsprechenden Verlauf aufweist.

2. Einen Bolus kalter Flüssigkeit langsam, aber höchstens innerhalb von 4 Sekunden durch die Austrittsöffnung des proximalen Katheterlumens injizieren. Die Injektion kann per Hand vorgenommen werden, da der Gebrauch eines automatischen Injektors die Reproduzierbarkeit der Messungen kaum verbessert.

3. Den Mittelwert dreier Messungen bestimmen, die im Mindestabstand von 90 Sekunden vorgenommen wurden, und die mit Thermodilutionskurven entsprechender Form übereinstimmen (s. S. 100). Sollte die Abweichung höher als 10 % sein, sind nochmals zwei Messungen durchzuführen und die beiden Extremwerte wegzulassen, um den Mittelwert aus den drei übrigen zu berechnen.

Messung bei Raumtemperatur

Vorteile:

— Einfachheit

— kein Irrtum bezüglich der Temperatur des Injektats möglich

Nachteile:

— schwächeres Reiz Reizantwort-Verhältnis als bei der Messung mit kaltem Wasser

— großes Injektionsvolumen (10 ml)

Zahlreiche Studien haben Genauigkeit und Richtigkeit der Meßmethoden bei Raumtemperatur und mittels kaltem Wasser verglichen (1), mit widersprüchlichen Ergebnissen. Eine abschließende Arbeit kam zu dem Schluß, daß die beiden Methoden im allgemeinen vergleichbare Leistungen erbringen (2).

In der Praxis wird die Methode bei Raumtemperatur im allgemeinen wegen ihrer Einfachheit bevorzugt, ist jedoch aufgrund eines besonders schwachen Reiz Reizantwort-Verhältnisses unter bestimmten Umständen wenig präzise:

— zu hohe Raumtemperatur (> 25 °)

— ausgeprägte Hypothermie (3)

— hohes HMV

— starke atmungsbedingte Temperaturschwankungen des Bluts in der Arteria pulmonalis (s. S. 101)

Unter diesen Bedingungen kann es sich als notwendig erweisen, ein Injektat niedriger Temperatur zu verwenden (4).

1. Stawicki, 1979 ; Shellock, 1983 ; Elkayam, 1983 ; Vennix, 1984
2. Stetz, 1982
3. Merrick, 1980 ; Shellock, 1983
4. Nelson, 1985

Messung bei niedriger Temperatur : Herkömmliche Technik

Bei dieser Technik werden die zuvor mit steriler 5%iger Glucoselösung gefüllten Spritzen entweder direkt in zerstoßenes Eis oder in ein steriles gekühltes Bad getaucht (siehe Abbildung). Eine Temperatursonde wird in eine zusätzliche Spritze eingeführt, deren Kolben entfernt und die wie die anderen mit Glucoselösung gefüllt ist. Bevor mit den Messungen begonnen wird, muß abgewartet werden, bis diese Sonde eine Temperatur nahe 0° C anzeigt, was 30 bis 45 Minuten dauern kann (1). Wird eine Spritze aus dem Bad gezogen, muß ihr Inhalt in den darauffolgenden Sekunden injiziert werden, sonst kommt es zu einer Erwärmung, die die Messung merklich verfälschen kann.

Vorteile:
- maximales Reiz Reizantwort-Verhältnis
- minimales Injektatvolumen (3 - 5 ml)

Nachteile:
- Kompliziertheit
- schwer zu gewährleistende Sterilität
- Fehlerrisiko hinsichtlich der Temperatur des Injektats
- Möglichkeit, ein Vofhofflimmern (außergewöhnlich) (2) oder eine vorübergehende Sinusbradykardie auszulösen (häufiger) (3).

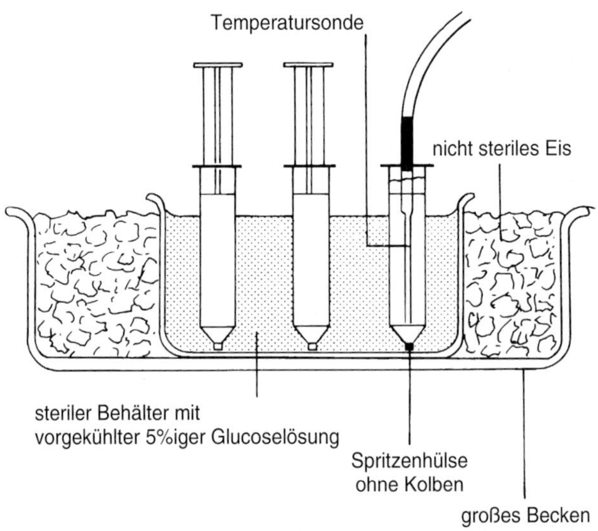

1. Runciman, 1981a
2. Todd, 1983
3. Nishikawa, 1982 ; Harris, 1985

Messung bei niedriger Temperatur : Technik mit geschlossenem Kreislauf (CO-setR) (1)

Die Nachteile der herkömmlichen Technik zur Bestimmung des Herzminutenvolumens bei niedriger Temperatur wurden größtenteils durch die Einführung des sogenannten » CO-set « - Systems aufgehoben, das in der Zeichnung unten dargestellt ist.

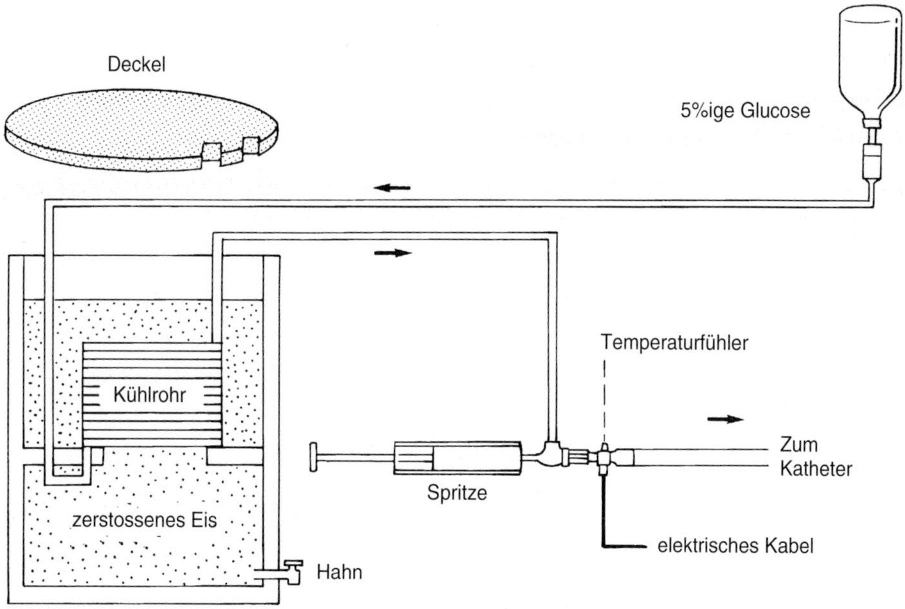

DIREKTE MESSUNG DER TEMPERATUR DES INJEKTATS

Die Direktmessung der Injektattemperatur an der Spitze einer Spritze ist wegen der Erwärmung notwendig, die sich in dem Anschlußstück stromabwärts des Kühlrohrs vollzieht. Die Flüssigkeit strömt in den Katheter mit einer Temperatur von etwa 10 °C, und macht deshalb die Verwendung einer anderen Berechnungskonstante nötig, als dies bei Injektion des gleichen Volumens bei 0 °C erforderlich wäre.

Vorteile :
Diese Methode verbindet die Vorzüge der beiden vorhergehenden Techniken

Nachteile :
Das gesamte CO-set zum Einmalgebrauch, bestehend aus Kühlrohr, den weiteren Ansatzstücken und einer Spezialspritze, kostet genauso viel wie 20 oder 30 herkömmliche Spritzen zur HMV-Messung. Aus Sterilitätsgründen muß es alle 24 h gewechselt werden.

1. Yonkman, 1984

FEHLERQUELLEN

Unregelrechter Verlauf der Thermodilutionskurve (1)

Bei jeder Messung mittels Thermodilution ist es wichtig, die Kurven sichtbar zu machen und bei der Berechnung des Mittelwertes diejenigen HMV-Werte außer acht zu lassen, deren Kurvenverläufen auf eine der folgenden Störungen zurückzuführen sind:

a) instabile Grundlinie

b) Unregelmäßigkeit

c) Ausbleiben der Rückkehr zur Grundlinie

b) und c) sind in 4 der 6 aufeinanderfolgenden unten gezeigten Thermodilutionskurven dargestellt, mit jeweils entsprechendem berechneten HMV-Wert (l / min).

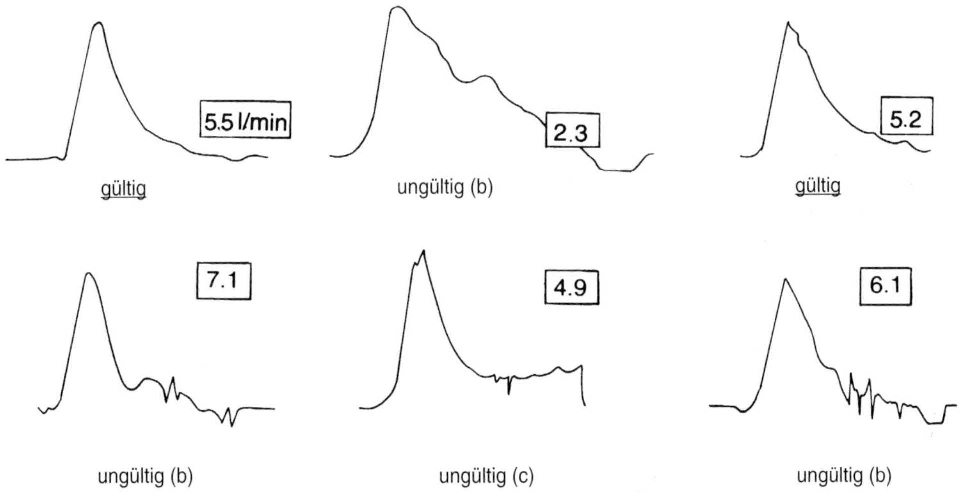

Ursachen für diese Störungen (2):

— ungleichmäßige Injektion, in mehreren Schüben oder zu lange (> 4 sek)
— unzureichende Vermischung im rechten Ventrikel
— Kontakt zwischen Gefäßwand und Thermistor
— plötzliche Herzfrequenzänderung während der Messung
— atembedingte Temperaturschwankungen des Bluts in der Pulmonalarterie (s. S. 101)
— Husten, Schluckauf, Seufzer während der Messung
— begleitende, sehr schnelle Infusion kalter Flüssigkeit (3)

1. Wessel, 1971; Woods, 1976a; Nadeau, 1986a
2. Levett, 1979
3. Wetzel, 1985

Atmungsbedingte Temperaturschwankungen in der Pulmonalarterie (1)

Schwankungsbreite: bis 0, 06 °C

Mechanismus: atmungsbedingte Schwankungen des Verhältnisses zwischen jeweiligem Flow in der Vena cava superior und der Vena cava inferior

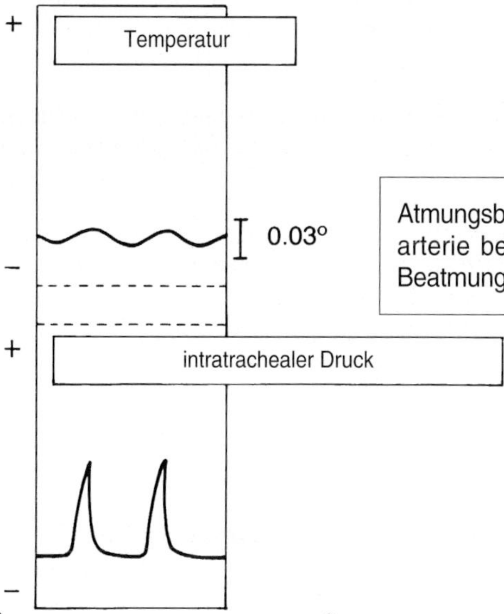

Atmungsbedingte Temperaturschwankungen in der Pulmonalarterie bei einem Patienten mit kontrollierter maschineller Beatmung.

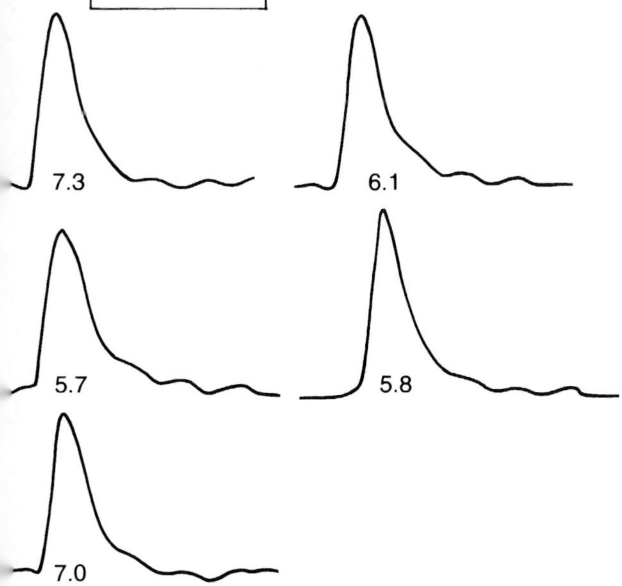

Fünf aufeinanderfolgende Thermodilutionskurven mit den entsprechenden, berechneten HMV-Werten (l/min). Die atmungsbedingten Schwankungen der Grundlinie sind gut sichtbar und tragen in beträchtlichem Maß zur Streuung der Werte bei (25 % vom Mittelwert).

1. Afonso, 1962 ; Woods, 1976a ; Levett, 1979 ; Woog, 1983

Einfluss der Atmung (1)

THEORETISCH

Die Atmung verändert den intrathorakalen Druck und somit den Druckgradienten, der den venösen Rückfluß zum rechten Ventrikel bestimmt.

Bei Spontanatmung verringert sich während der Inspiration der Vorhofdruck und bewirkt dadurch, daß der Druckgradient zwischen Abdomen und Thorax steigt und so den venösen Rückstrom und das Schlagvolumen der rechten Kammer steigert.

Bei maschineller Überdruckbeatmung erhöht sich der Vorhofdruck während der Insufflation, was eine Verminderung des venösen Rückstroms und des rechtsventrikulären Schlagvolumens zur Folge hat.

Unter der Voraussetzung, daß mittels des Thermodilutions-Verfahrens die Messung normalerweise über einen Zeitraum erfolgt, der kürzer als ein Atemzyklus ist, hängt das Ergebnis vom Zeitpunkt der Injektion des Markers ab. Diese Schwankungsbreite kann in Extremfällen bis zu 40 % des Mittelwerts betragen, wenn sehr starke, atmungsbedingte Schwankungen des intrathorakalen Drucks mit einer sehr langsamen Atemfrequenz einhergehen (2).

IN DER PRAXIS

- Interessiert man sich für das mittlere Herzminutenvolumen (beispielsweise, um den Sauerstofftransport zu berechnen), muß man den Mittelwert mehrerer Messungen (3 bis 5), verteilt auf verschiedene Zeitpunkte während des Atemzyklusses, berechnen.
- Will man die Veränderungen des HMV studieren (um zum Beispiel die Wirkung einer Therapie zu verfolgen), so läßt sich dies besser erreichen, indem man einen Bolus kalter Flüssigkeit immer zum gleichen Zeitpunkt während des Atemzyklusses injiziert.

1. Versprille, 1984; Snyder, 1982; Stevens, 1985; Jansen, 1990; Pinski, 1990
2. Versprille, 1984

Andere Fehlerquellen (1)

a) technische Ursachen

- Ungenaue Übertragung der Berechnungskonstante auf das HMV-Meßgerät
- Zu peripher liegende Katheterspitze oder Messung bei aufgeblasenem Ballon
- Zu distal liegende (intraventrikulär) proximale Lumenaustrittsöffnung, mit der Folge ungenügender Vermischung des Markers
- Inexakte(s) Volumen oder Temperatur des Injektats
- An der Arterienwand anliegender Thermistor
- Von Fibrin umgebener Thermistor bei länger liegendem Katheter (2)
- Ausnahmsweise kann es vorkommen, daß die durch den Thermistor angegebene Temperatur falsch ist (3). Vermutet man dies, so empfiehlt es sich, die Körpertemperatur durch Rektalmessung zu kontrollieren.
- Ebenso, wenn auch nur in Ausnahmefällen, kann die Messung durch eine gleichzeitig sehr schnell laufende Infusion kalter Flüssigkeit verfälscht werden (4).

1. Nadeau, 1986a
2. Bjoraker, 1983
3. Gotchall, 1989
4. Wetzel, 1985

b) physiologische Ursachen

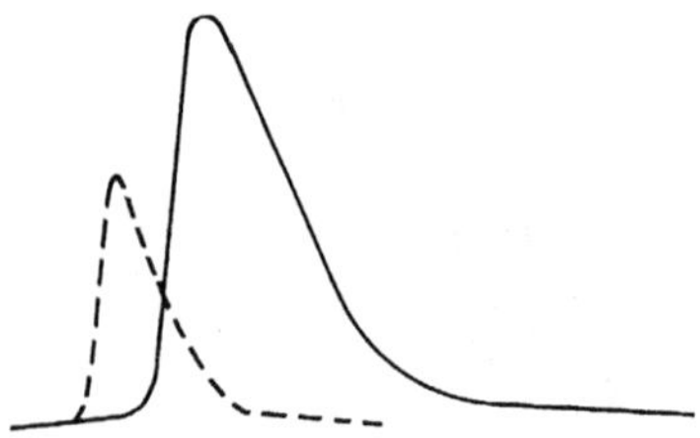

Geringes Herzminutenvolumen

Die Transportzeit des Indikators durch das rechte Herz braucht außergewöhnlich lang, was sich in einer verbreiterten Thermodilutionskurve niederschlägt (im Vergleich zu einer normalen Kurve, gestrichelt gezeichnet). Daraus resultiert ein erhöhter Verlust an Indikator durch Erwärmung, ein Phänomen, welches im Fall von dilatierten Herzhöhlen noch zusätzlich durch eine vergrößerte Wärmeaustauschfläche verstärkt wird. Die Fläche unter der Kurve wird folglich unterschätzt, der erhaltene Wert des Herzminutenvolumens liegt zu hoch.

Die Verbreiterung der Kurve kann auch dazu führen, daß ihr Ende einen außergewöhnlich hohen Anteil an der Gesamtfläche umschreibt. Unter diesen Bedingungen führen die Berechnungsmethoden, die von einem konstanten Wert dieses Anteils (s. S. 95) ausgehen, zu einem zusätzlichen Fehler. Im Falle von Herzminutenvolumina, die nach dem Fick'schen Prinzip weniger als 2,5 l/min betragen, ergibt die Thermodilutionsmethode in etwa 30 - 40% zu hohe Werte (1).

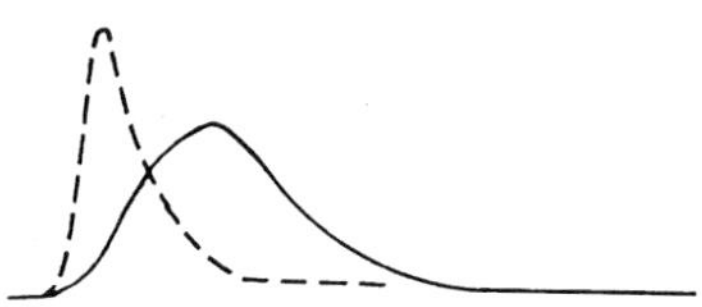

Tricuspidalinsuffizienz (2)

Das Hin- und Herpendeln des Indikators durch die Tricuspidalklappe verbreitert die Thermodilutionskurve und hat analoge Auswirkungen auf die gemessenen Werte wie oben beschrieben.

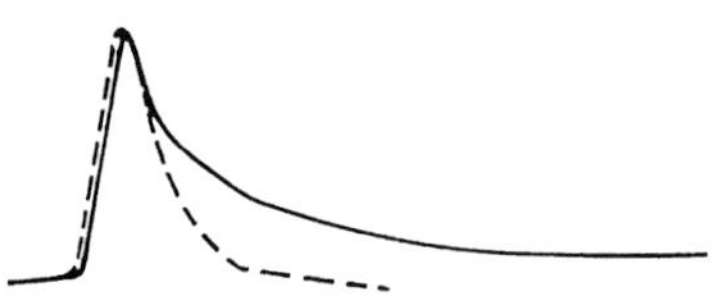

Links-Rechts-Shunt

Die Thermodilutionskurve ist aufgrund der Rezirkulation des Indikators durch das Vorhof- oder Kammerseptum verbreitert. Dieses führt zu einer Unterschätzung der pulmonalen Perfusion, wenn diese größer ist als die systemische Perfusion (3).

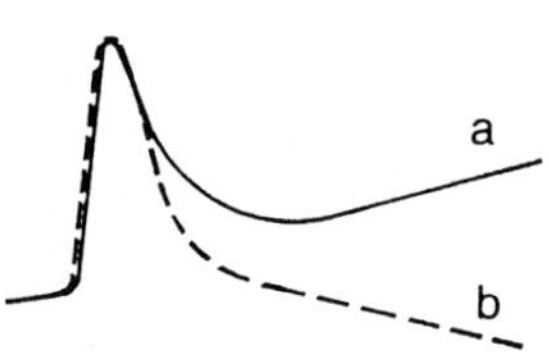

Schnelle Temperaturänderung des zentralvenösen Bluts (4)

Bei schneller Entwicklung einer Hypothermie (a) oder einer Erwärmung (b) (Erscheinungen, die am häufigsten in der Herzchirurgie angetroffen werden) kann die Schwankung der Grundlinie ausreichen, um für das Herzminutenvolumen zu niedrige (a) oder hohe Werte (b) zu ergeben.

1. van Grondelle, 1983
2. Kashtan, 1987.
3. Morady, 1983.
4. Merrick, 1980; Bazaral, 1992

7. MESSUNG DER BLUTGASE IM GEMISCHT-VENÖSEN BLUT (1)

Aufgrund der unvollständigen Mischung des Bluts aus V. cava superior und inferior im rechten Vorhof (2) ist es unabdingbar, den PO_2 und die O_2-Sättigung (SO_2) des venösen Bluts einer aus der Pulmonalarterie entnommenen Probe (gemischt-venöses Blut) zu messen. Hingegen differieren die PCO_2- Werte des Bluts aus V. cava superior, V. cava inferior, rechtem Vorhof und A. pulmonalis nur wenig (3), was seinen Grund in den Besonderheiten der CO_2-Bindungskurve des Hämoglobins hat (4).

Entnahme-Technik

Das **gemischt-venöse Blut** wird durch die distale, in der Pulmonalarterie liegende Lumenaustrittsöffnung des Katheters entnommen, nachdem man sich vergewissert hat, daß die Luft aus dem Ballon abgelassen ist (1). Die Spülung des Kathetertotraums durch Entnahme von mindestens 2 ml in einer geeigneten Spritze geht der Blutentnahme voraus; diese Entnahmen müssen ausreichend langsam erfolgen, um eine Kapillarisierung des entnommenen Blut zu vermeiden (Aspirationsgeschwindigkeit: 1 ml / 30 sek) (5). Ein aus der Kapillarisierung resultierender Fehler ist besonders dann zu befürchten, wenn eine hohe F_IO_2 vorliegt oder der Katheter nach distal gewandert ist.

BLUTGASANALYSE

Die Messung des **PO_2** und **PCO_2** wird mittels eines Blutgas-Analysegeräts durchgeführt. Das Gerät berechnet den Wert der angenommenen Sättigung aufgrund der vorliegenden Werte von PO_2, $PaCO_2$, pH und Temperatur. Dieser Wert ist besonders für niedrige PO_2-Werte nicht zuverlässig (6). Der SO_2 muß deshalb mittels Spektralphotometrie (beispielsweise CO-Oxymeter®) getrennt gemessen werden.

Außerdem muß man wissen, daß der vom Spektralphotometer gelieferte Hämoglobinanteil angesichts der schnellen Sedimentierung des entnommenen Bluts in einer Spritze zur Blutgasanalyse oft falsch ist. Es ist vorteilhafter, zu diesem Zweck die herkömmlichen Meßmethoden (z. B. photometrisch nach Hämolyse und Überführung des Hämoglobins in Cyanmethämoglobin) anzuwenden. Diese Vorsichtmaßnahmen sind besonders bei der Bestimmung des O_2-Transports wichtig.

1. Sprung, 1983b; Marini, 1986; Nelson, 1987b
2. Barratt-Boyes, 1957
3. Adrogué, 1989
4. Nunn, 1977
5. Shapiro, 1974; Suter, 1975a
6. Breuer, 1989

8. MIKROVASKULÄRE ZYTODIAGNOSTIK IN DER LUNGE

Vermutet man eine **Lymphangitis carcinomatosa** oder eine durch Tumorzellen verursachte Embolie bei einem Patienten mit Pulmonalis-Katheter, kann eine Zelluntersuchung von Kapillarblut, durch die Katheterspitze bei aufgeblasenem Ballon entnommen, manchmal die Diagnose durch Aufdecken maligner Zellen erhärten (1).

Blutentnahme: wenn der Katheter in Verschlußposition liegt, 10 ml Blut aspirieren und verwerfen. Die folgenden 10 ml werden in ein Röhrchen mit Heparinzusatz für die zytologische Untersuchung gegeben.

Färbung: Verfahren nach Papanicolaou

Mikroskopische Untersuchung: muß von einem erfahrenen Zytopathologen durchgeführt werden, da das Kapillarblut der Lunge reich an Megakaryocyten ist, von denen manche mit malignen Zellen verwechselt werden können.

Bei Verdacht auf **Fruchtwasserembolie** stellt das Vorkommen reifer schuppenförmiger Zellen im Kapillarblut für manche Autoren ein diagnostisches Kriterium dar (2), dessen Spezifität allerdings in Frage gestellt wurde (3).

1. Masson, 1985 ; Masson, 1989
2. Agia, 1986
3. Clark, 1986

9. SPEZIALKATHETER

- VIP-KATHETER (VENOUS INFUSION PORT R)
- KATHETER MIT GLASFASEROPTIK ZUR KONTINUIERLICHEN MESSUNG DER VENÖSEN SAUERSTOFFSÄTTIGUNG ($S\bar{v}O_2$)
- KATHETER ZUR BESTIMMUNG DER RECHTSVENTRIKULÄREN EJEKTIONSFRAKTION
- KATHETER ZUR HERZKAMMERSTIMULATION (PACEPORT®)
- KATHETER ZUR STIMULATION VON VORHOF UND VENTRIKEL

VIP-KATHETER (VENOUS INFUSION PORT®)

Dieser Katheter besitzt ein viertes Lumen, das als zusätzlicher venöser Zugang dienen kann.

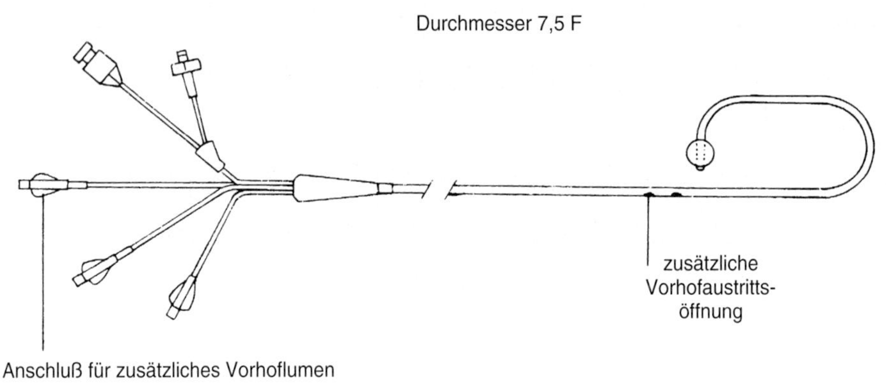

KATHETER MIT GLASFASEROPTIK ZUR KONTINUIERLICHEN MESSUNG DER VENÖSEN SAUERSTOFFSÄTTIGUNG (1)

Prinzip

Die kontinuierliche Messung der $S\bar{v}O_2$ in vivo ist mittels Reflexionsspektralphotometrie möglich. Diese Technik basiert auf der Tatsache, daß das Absorptionsspektrum von Hämoglobin sich ändert, wenn sein O_2-Gehalt abnimmt. Bei einfallendem Licht entsprechender Wellenlänge hängt die Absorption, und somit auch die Reflexion, folglich vom SO_2 ab.

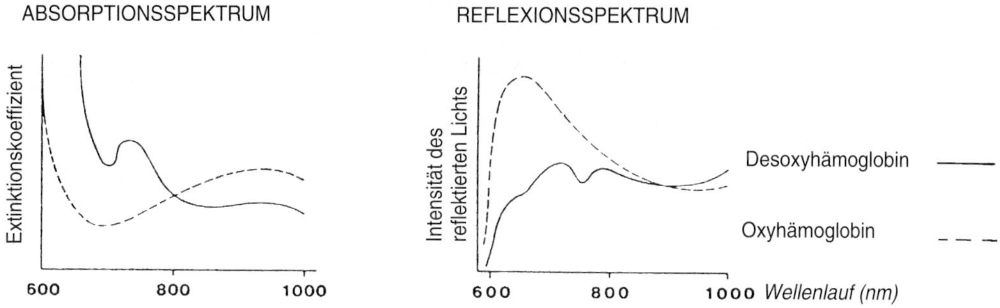

Es empfiehlt sich, einfallendes Licht zu verwenden, das aus mindestens zwei monochromatischen Strahlenbündeln zusammengesetzt ist, deren Wellenlängen sich

— für das Referenzstrahlenbündel im Bereich von 800 nm befinden, in dem Hb und HbO_2 das Licht gleichermaßen reflektieren

— für ein (oder mehrere) weitere Strahlenbündel im Bereich zwischen 660 und 700 nm befinden, in dem HbO_2 ein deutlich höheres Reflexionsvermögen als Hb besitzt.

Durchführung (2)

Das einfallende, von einer Diode ausgestrahlte Licht wird mittels Glasfaser über den Katheter bis in die Pulmonalarterie geleitet, in der es das zirkulierende Blut aufhellt.

Das reflektierte Licht wird über eine zweite Glasfaser zu einem Photodetektor zurückübertragen, und seine Intensität wird für jede Wellenlänge gemessen.

Die gemischt-venöse Sättigung wird über das Verhältnis der so gemessenen Lichtintensitäten berechnet.

1. Nelson, 1986b ; Nelson, 1987b ; Rouby, 1991 ; Scuderi, 1992
2. Martin, 1976 ; Sperinde, 1987

Schema des Meßsystems zur kontinuierlichen $S\bar{v}O_2$-Mssung

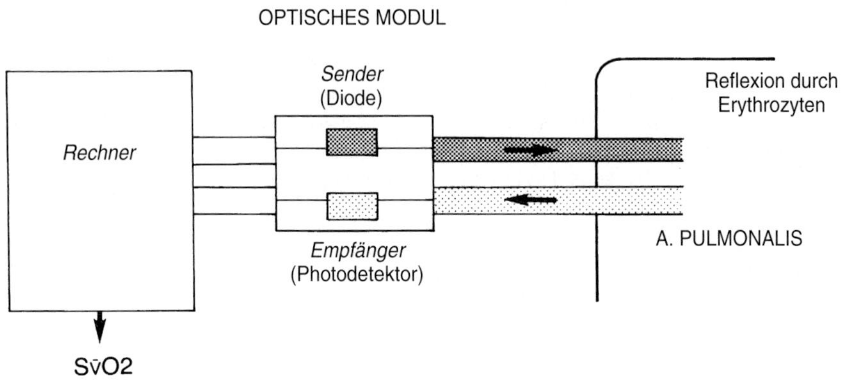

Spezialkatheter mit Zusatzlumen, das eine Glasfaser führt

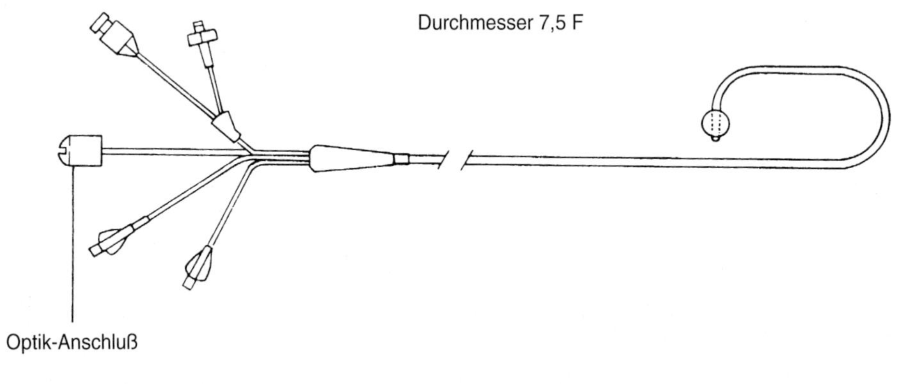

Artefakte durch die Gefäßwand

Wie die Erythrozyten, so reflektieren auch die Gefäßwände das ausgesandte Licht mit ähnlichen charakteristischen Spektrallinien wie Blut, dessen Sättigung zwischen 85 und 95% liegt. Dies kann einen Artefakt erzeugen, den bestimmte Geräte jedoch zu identifizieren in der Lage sind. Zu diesem Zweck hat es sich als vorteilhaft erwiesen, mehr als eine Wellenlänge im Bereich von 660 - 700 nm zu verwenden (1).

Fehlerquellen

Die Infusion einer Lipidemulsion, von Methylenblau oder eine Methämoglobinämie können mit der Messung der venösen O_2-Sättigung interferieren.

1. Sperinde, 1987

KATHETER ZUR BESTIMMUNG DER RECHTSVENTRIKULÄREN EJEKTIONSFRAKTION (1)

Beschreibung des Katheters

Der Katheter enthält ein bipolares System zweier Elektroden zur Ermittlung der R-Zacke (endokavitäre Aufzeichnung) und einen schnell-ansprechenden Thermistor (95 msek), der Herzschlag für Herzschlag Veränderungen der Bluttemperatur registriert.

Neben den normalen Lumina besitzt der Katheter eine zusätzliche Austrittsöffnung speziell zur Bolusinjektion einer kalten Lösung. Diese Öffnung, 21 cm von der Katheterspitze entfernt, ist zum Zweck einer optimalen Vermischung mit mehreren Löchern versehen und muß im rechten Vorhof, mindestens 3 cm von der Tricuspidalklappe entfernt, liegen (2).

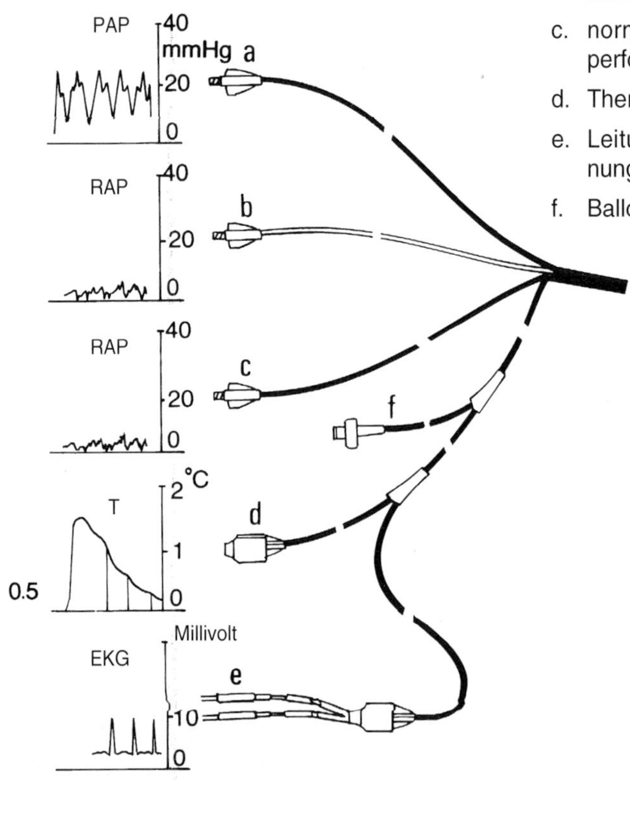

a. Arteria pulmonalis-Lumen
b. Lumen für rechten Vorhof zur Bolusinjektion einer kalten Lösung (multiperforierte Öffnung)
c. normales Lumen für rechten Vorhof (monoperforierte Öffnung)
d. Thermistor-Anschluß
e. Leitungen zur endokavitären EKG-Aufzeichnung
f. Ballon-Lumen

Modifiziert nach Kay, 1983

1. Jeevendra, 1981; Jardin, 1985b; Dhainaut, 1987c; Boldt, 1988; Dhainaut, 1988; Boldt, 1989
2. Spinale, 1990

Messprinzip (1)

Die vom schnellen Thermistor aufgezeichnete Thermodilutionskurve weist in ihrem abfallenden Teil Plateaus auf, die jeweils einer Diastole entsprechen, während der der Blutstrom schwach und die Temperatur in der Pulmonalarterie fast konstant ist.

Die Ermittlung der R-Zacke durch die intrakavitäre Elektrode ermöglicht es, die aufeinanderfolgenden Plateaus zu identifizieren und die Ejektionsfraktion durch eine auf dem Prinzip der Wärmeerhaltung basierenden Formel zu berechnen.

Die Ejektionsfraktion ist definiert als das Verhältnis aus systolischem Schlagvolumen und enddiastolischem Volumen. Dieses letztgenannte kann bei Kenntnis von Ejektionsfraktion, Herzminutenvolumen und Herzfrequenz berechnet werden. Das endsystolische Volumen läßt sich anschließend leicht ableiten.

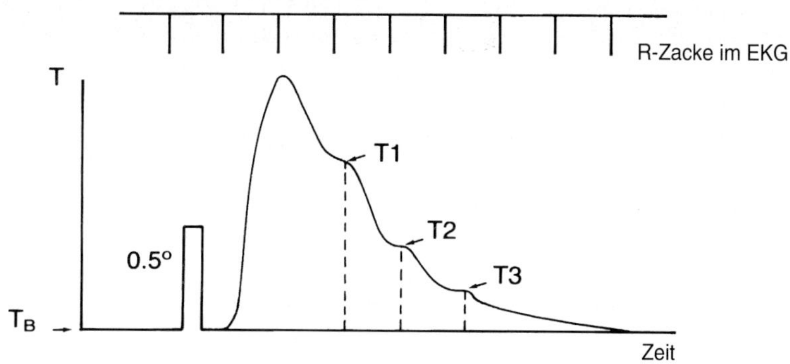

T_B = Temperatur des Bluts in der A. Pulmonalis vor Injektion

1. Kay, 1983; Dhainaut, 1989c

Normalwerte (1)

Enddiastolisches rechtsventrikuläres Volumen	=	76 ± 11 ml/m^2
Endsystolisches rechtsventrikuläres Volumen	=	26 ± 6 ml/ m^2
Systolisches rechtsventrikuläres Schlagvolumen	=	50 ± 6 ml/m^2
Rechtsventrikuläre Ejektionsfraktion	=	66 ± 6%

Die oben genannten Normalwerte wurden durch Isotopen-Angiographie erhalten. Für die Thermodilutionsmethode gibt es keine streng festgelegten Normen. Vergleichsstudien an Patienten zeigen keinen systematischen Unterschied beider Techniken, sofern neueste Verfahren der Thermodilutionstechnik angewandt werden (2).

Grenzen der Methode (3)

Unregelmäßiger Rhythmus

Die Ejektionsfraktion tendiert dazu, mit der Dauer der Diastole anzusteigen.

Kardiorespiratorische Wechselwirkungen (4)

Die Ejektionsfraktion ändert sich mit dem Atemzyklus.

Pendelblut bei Tricuspidalinsuffizienz und Links-Rechts-Shunt

Die Meßmethode ist in diesen Fällen ungültig.

1. Ferlinz, 1975
2. Dhainaut, 1987b
3. Hurford, 1990
4. Assmann, 1991

KATHETER ZUR HERZKAMMERSTIMULATION (PACEPORT®) (1)

Dieser Katheter besitzt ein viertes Lumen, das in den Ventrikel mündet und durch das eine Schrittmacher-Elektrode vorgeschoben werden kann.

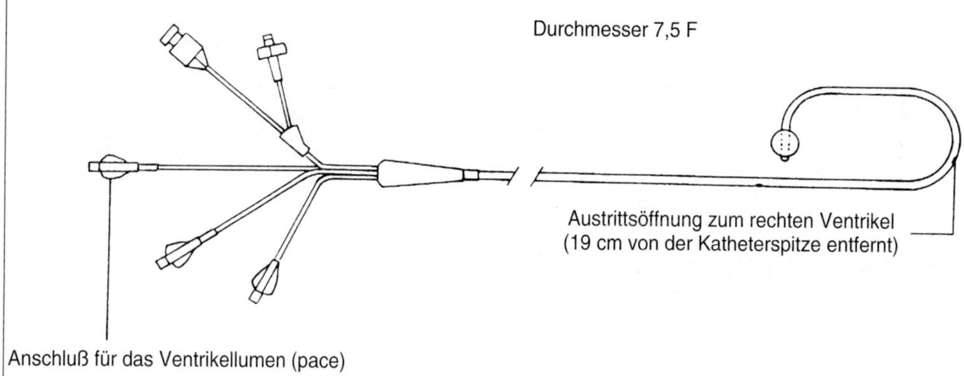

Der Paceport® ist nicht dazu vorgesehen, einen vorübergehend liegenden herkömmlichen Schrittmacher zu ersetzen. Sein Zweck liegt in der Vorbeugung von Komplikationen bei Auftreten eines kompletten atrioventrikulären Blocks, der das Einführen des Katheters bei Patienten mit Linksschenkelblock komplizieren kann.

1. Simoons, 1988

Einführen des Katheters

Idealerweise sollte die Kammeraustrittsöffnung (Pfeilspitze auf untenstehender Abbildung) 1 - 2 cm unterhalb der Tricuspidalklappe zum Liegen kommen. Ein einfaches Mittel, um dies zu erreichen, besteht darin, beim Herausziehen des Katheters eine Druckkurve über das Kammerlumen aufzuzeichnen und, sobald man die Druckkurve des rechten Vorhofs erhält, den Katheter wieder um 2 cm vorzuschieben.

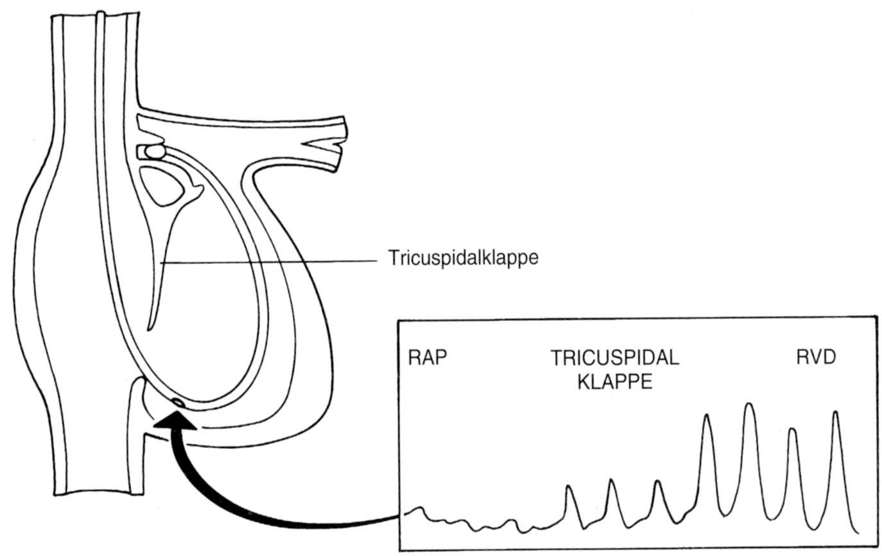

Beschreibung der Herzschrittmacherelektrode (Modell Baxter)

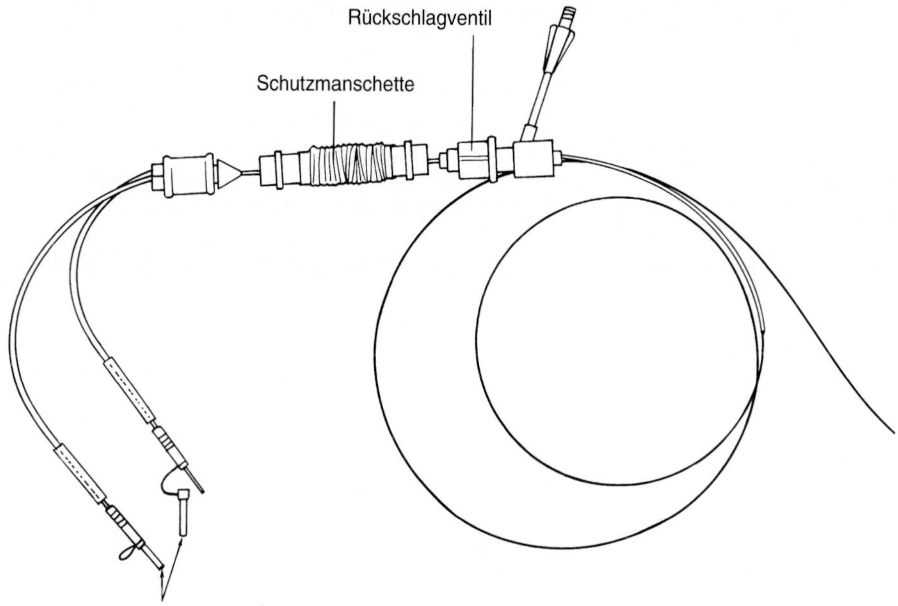

Die Schrittmacherelektrode wird über das Kammerlumen des Katheters bis in den Ventrikel vorgeschoben.

Die Anschlüsse werden mit dem externen Aggregat des Herzschrittmachers verbunden.

Einführen der Schrittmacherelektrode

Der Hersteller empfiehlt, die Elektrode unter (endokavitärer) EKG-Kontrolle soweit vorzuschieben, bis ein Läsionsstrom auftritt.

In der Praxis wird dieses oft erschwert durch Störungen in der ST-Strecke und der Rückbildungsphase (z. B. Linksschenkelblock). Aufgrund des geringen Durchmessers und der Flexibilität der Schrittmachersonde besteht beim Vorschieben solange kein Risiko, bis man ein » sensing « erhält. Das einzig mögliche Risiko betrifft Patienten mit schweren Gerinnungsstörungen, bei denen eine Perforation der Herzwand eine Herztamponade verursachen könnte.

Die Technik der elektrosystolischen Herzstimulation ist der Technik bei herkömmlichen Sonden vergleichbar.

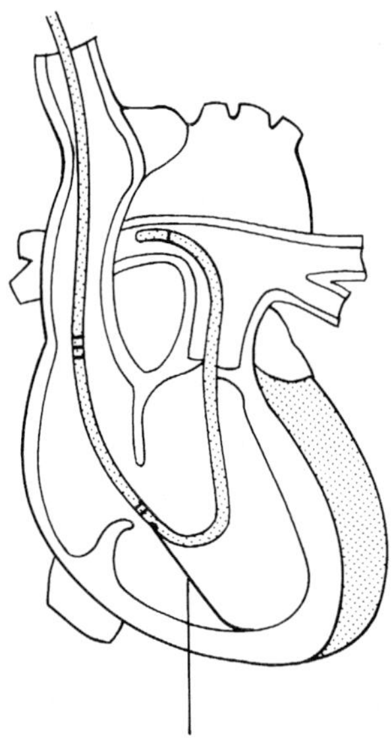

Anmerkung: bei schwerer Rechtsherzdilatation kann es vorkommen, daß die für die Herzstimulation erforderliche Katheterlage es nicht mehr erlaubt, den PCW-Druck zu messen.

KATHETER ZUR STIMULATION VON VORHOF UND VENTRIKEL (1)

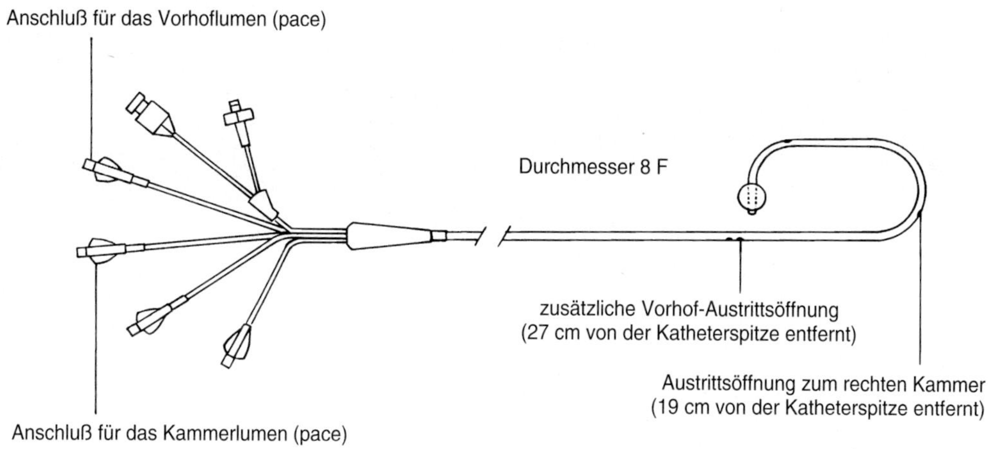

1. Trankina, 1989

III. PATHOPHYSIOLOGISCHE GRUNDLAGEN

1. DEFINITIONEN
2. GEMESSENE UND BERECHNETE VARIABLEN
3. INTERPRETATION DES PCW-DRUCKS UND IHRE GRENZEN
4. PROBLEME BEI MASCHINELLER BEATMUNG
5. SAUERSTOFFTRANSPORT UND -VERBRAUCH
6. SAUERSTOFFBINDUNGSKURVE
7. KONTINUIERLICHE MESSUNG DER GEMISCHT-VENÖSEN SAUERSTOFFSÄTTIGUNG
8. SHUNTS
9. INFORMATIONSGEHALT DER DRUCKKURVEN

1. DEFINITIONEN (1)

- **VORLAST**
- **NACHLAST**
- **KONTRAKTILITÄT**
- **ARTERIELLE IMPEDANZ**
- **VENTRIKULÄRE COMPLIANCE**
- **VENTRIKULÄRE WECHSELWIRKUNGEN**

Das Herzminutenvolumen hängt ab von der Füllung (Vorlast und Nachlast), der Kontraktilität, der Herzfrequenz und der Synergie der Kontraktion - darunter ist der normale Ablauf der Kontraktion im Myokard zu verstehen.

Die in der Physiologie herrschenden Vorstellungen zur Beschreibung der Herzarbeit leiten sich von Versuchen am isolierten Muskel ab. Ihre Übertragung auf das Herz in vivo und schließlich in die Klinik hat zu Vereinfachungen geführt, die eine Quelle für Verwirrung und Fehler darstellen.

Die nachfolgenden Seiten sollen die wirkliche Bedeutung der tagtäglich verwendeten Begriffe zur Definition der Herzfunktion zu klären helfen.

1. Weber, 1983a; Noble, 1988; Schlant, 1990; Braunwald, 1992a

VORLAST (1)

Am isoliertem Muskel bezeichnet Vorlast die Sarkomerlänge, die eine bekannte Zugkraft vor der Kontraktion an dem Muskel hervorruft (2).

Am Herzen insgesamt ist die Vorlast gleich der Spannung (Kraft / Länge) der Kammerwand am Ende der Diastole. Diese Spannung stellt diejenige Kraft dar, die erforderlich ist, um die beiden auseinanderdriftenden Begrenzungswände einer hypothetischen transparietalen Spalte von gegebener Breite zusammenzuhalten. Man verwendet auch den Begriff »Wandspannung« (Kraft / Oberfläche), die die Oberfläche der beiden Wände und somit die Dicke des Myokards berücksichtigt.

In der Klinik wird der Begriff ständig benutzt, um das enddiastolische Ventrikelvolumen und auch - mißbräuchlicherweise - den enddiastolischen Ventrikeldruck zu bezeichnen. Dieses Volumen hängt nämlich nicht nur vom Fülllungsdruck, sondern auch von der diastolischen Druck-Volumen-Beziehung (Dehnbarkeit) ab, deren Ableitung an einem gegebenen Punkt Compliance genannt wird (s. S. 128).

Normalerweise vermindert sich die Compliance, wenn das Volumen ansteigt. Bei Patienten in der Intensivmedizin verändern Faktoren wie Herzmasse, »Steifigkeit« der Muskelfasern, Herzfrequenz (besonders bei älteren Patienten), Temperatur, Blutosmolarität, arterieller Blutdruck oder das rechtsventrikuläre Volumen die Compliance.

1. Elzinga, 1979; Ross, 1983a; Ross, 1983b; Glower, 1985; Lakatta, 1987
2. Sonnenblick, 1962

NACHLAST (1)

Am isolierten Muskel bezeichnet Nachlast diejenige Kraft, die während einer Kontraktion aufgewendet wird, um das Gewicht, das sich seiner Verkürzung entgegensetzt, anzuheben (2).

Am Herzen insgesamt ist die Nachlast gleich der Wandspannung während der Kammersystole (σ). Die Nachlast hängt also, wie es das Gesetz von Laplace besagt:

$$\sigma = \frac{r \times P}{2\,h}$$

vom Radius der Herzkammern während der Systole (r), vom während der Systole entwickelten Druck (P) und von der Wanddicke (h) ab.

In der Kinik kann die Messung der Nachlast am Krankenbett nicht durchgeführt werden, denn sie setzt die Kenntnis der gleichzeitigen Veränderungen von Ventrikeldruck, -wanddicke und -volumen zu jedem beliebigen Zeitpunkt der Systole voraus.

Die Kliniker verwenden den Begriff »Nachlast« oft, um damit alles zu bezeichnen, »was sich dem Kammerauswurf entgegensetzt«, und setzen ihn fälschlicherweise gleich mit dem berechneten totalen peripheren Gefäßwiderstand, den sie wiederum mit der Impedanz der Aorta verwechseln (s. S. 127).

Beim Gesunden vermindert sich die Nachlast im Verlauf des Kammerauswurfs, denn die Verkleinerung des Kammervolumens überkompensiert die gleichzeitige Zunahme des intraventrikulären Drucks. Dies trifft bei einer schweren Herzdilatation meist nicht mehr zu.

1. Masson, 1978; Lang, 1986; Borrow, 1988
2. Sonnenblick, 1962; Sonnenblick, 1963

KONTRAKTILITÄT (oder Inotropie) (1)

Am isolierten Muskel steht die Kontraktilität für die Qualität des kontraktilen Systems, die sich durch die maximale Verkürzungsgeschwindigkeit der Muskelfaser ($\dot{V}$ max) bei Nachlast = 0 messen läßt, weil hier die Auswirkungen einer Vorlast-Änderung nicht ins Gewicht fallen (2).

Am Herzen in vivo mißt man die Kontraktilität durch Ableitung der Druck-Volumen-Beziehung am Ende der Systole (endsystolische Elastizität) (3).

In der Klinik läßt sich die Messung der endsystolischen Elastizität nur selten durchführen. Man verwendet Indices, die die Änderungen der Kontraktilität widerspiegeln, wie zum Beispiel Ejektionsfraktion, Kontraktionsgeschwindigkeit oder dP/dt max. Alle diese Indices werden auch von Vor- und Nachlast beeinflußt (4).

Die Messung hämodynamischer Parameter nach der Swan-Ganz-Methode liefert Informationen über die Ventrikelarbeit, aber sie macht keine einzige Angabe über die Kontraktilität des Myokards. Ein normales Herzminutenvolumen bei physiologischen Füllungsdrucken erlaubt keine Aussagen über die Kontraktilität.

1. Ross, 1983a; Ross, 1983b; Opie, 1991
2. Sonnenblick, 1962
3. Sagawa, 1978; Suga, 1979; Colan, 1984
4. Opie, 1991; Braunwald, 1992b

ARTERIELLE IMPEDANZ (1)

Dieser Begriff bezeichnet die Gesamtheit aller Faktoren, die dem Kammerauswurf entgegenstehen und die die vom linken (aortale Impedanz) oder vom rechten Ventrikel (pulmonalarterielle Impedanz) während der Systole aufgebrachte Energie absorbieren. Diese Faktoren sind zweierlei Natur:

1. Verluste durch Gefäßwiderstand, dessen Hauptanteil vom Blutfluß durch kleine Arterien und Arteriolen verursacht wird.

2. Erscheinungen, die mit dem pulsierenden Charakter des Kammerauswurfs in Verbindung stehen und die besonders in den Arterien großen und mittleren Durchmessers auftreten. Die wichtigsten sind:
   - Dehnung der Gefäßwände während der Systole
   - Beschleunigung der Blutsäule zu Beginn der Systole
   - reflektierte Druckwellen, die in den distalen Anteilen des arteriellen Systems entstehen und deren retrograde Ausbreitung den Blutstrom behindert (2).

Die mit der herkömmlichen Methode berechneten Gefäßwiderstände sind nicht identisch mit der arteriellen Impedanz, denn sie geben seine pulsatile Komponente nicht wider.

Manche Autoren verwenden die Begriffe arterielle Impedanz und ventrikuläre Nachlast synonym (3). Für andere dagegen, und wir haben uns auf S. 125 ihrem Standpunkt angeschlossen, stellt die arterielle Impedanz nur eine der Determinanten der Nachlast dar (4).

Die Messung der arteriellen Impedanz erfordert die gleichzeitige Aufzeichnung der Druckkurven und des Herzzeitvolumens in der Aorta ascendens oder im Stamm der Arteria pulmonalis, was sich in der Klinik nicht leicht durchführen läßt.

1. Milnor, 1972; Bruner, 1978; Maughan, 1984; Milnor, 1989
2. O'Rourke, 1984
3. Milnor, 1975
4. Pouleur, 1979; Schlant, 1990; Braunwald, 1992a

VENTRIKULÄRE COMPLIANCE (1)

Unter der Compliance des Myokards wird am isolierten relaxierten Muskel das Verhältnis zwischen einer vorgegebenen Dehnung und der daraus resultierenden Spannung bezeichnet. Die Compliance des Myokards wird durch die aus verschiedenen Bestandteilen dieses Gewebes (Myozyten, interstitielles Gerüst, extrazelluläres Flüssigkeitsvolumen) zusammengesetzten elastischen Eigenschaften bestimmt.

Am Herzen in vivo bezeichnet der Begriff Compliance die Beziehung zwischen einer Volumenänderung ΔV und einer Änderung des transmuralen Drucks ΔPtm der Herzkammer während der Diastole, oder aber die Ableitung P/V an einem gegebenen Ort. Diese Ableitung ist nicht nur von der myokardialen Compliance abhängig, sondern auch von Faktoren wie zum Beispiel der Muskelmasse, der Wanddicke, der Form und dem Volumen des Ventrikels. Der Einfluß dieses letztgenannten Faktors läßt sich durch die Tatsache erklären, daß der Ventrikel in dem Maße immer weniger dehnbar wird, je mehr er sich füllt (Nicht-Linearität der Relation P/V). Jeder Verlust an Dehnbarkeit hat eine Linksverschiebung der Kurve zur Folge, so daß bei gleichem Füllungsdruck (Ptm) das enddiastolische Ventrikelvolumen abnimmt (von V1 zu V2). Ein klassisches Beispiel hierfür stellt das Absinken der Dehnbarkeit des Ventrikels infolge einer Ischämie oder Myokardnekrose dar (2). Ein anderes Beispiel ist eine Änderung der Beziehung P/V des linken Ventrikels als Folge einer Rechtskammerdilatation (Ventrikuläre Wechselwirkungen, S 129).

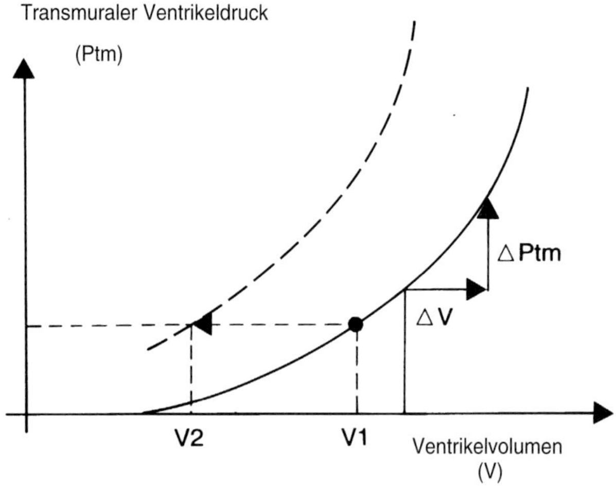

In der Klinik läßt sich die ventrikuläre Compliance nicht leicht messen, da dies die Kenntnis der zeitgleichen Veränderungen von Transmuraldruck und diastolischem Ventrikelvolumen während eines Eingriffs voraussetzt, der den venösen Rückfluß modifiziert. Indirekte Angaben können jedoch durch die Echokardiographie gemacht werden (3).

1. Gaasch, 1976; Gilbert, 1989; Opie, 1991
2. Bardet, 1977; Grossman, 1985
3. Little, 1990

VENTRIKULÄRE WECHSELWIRKUNGEN (1)

Mit diesem Begriff wird üblicherweise die Tatsache bezeichnet, daß das Volumen und / oder die Form eines Ventrikels während der Diastole das Verhältnis P/V des anderen Ventrikels in der Diastole beeinflußt.

In der Klinik ist das wichtigste Beispiel hierfür die Dilatation des rechten Ventrikels infolge einer Auswurfbehinderung (Lungenembolie, Lungenüberdehnung, s. S. 222), eines Verlusts an Kontraktilität (Rechtsherzinfarkt, s. S. 210) oder einer Volumenüberlastung. Unter solchen Bedingungen kann das Volumen des rechten Ventrikels über die Grenzen der Dehnbarkeit des Perikards hinaus anwachsen; daraus resultiert ein Anstieg des Perikarddrucks, der den Extramuraldruck der freien Ventrikelwand darstellt. Darüber hinaus wird die Form des linken Ventrikels verändert und seine Dehnbarkeit sinkt insbesondere aufgrund einer abnormen Lage des Ventrikelseptums, das während der Diastole nach links verschoben wird.

In einer solchen Situation kann das systolische Schlagvolumen durch eine Verminderung der linksventrikulären Vorlast begrenzt sein, welche trotz eines normalen oder sogar erhöhten Füllungsdrucks besteht. Eine Volumenauffüllung muß mit Vorsicht durchgeführt werden, da sie die Wechselwirkungen zwischen den Ventrikeln verschlimmern kann (2).

1. Janicki, 1980; Weber, 1983b; Jardin, 1987; Janicki, 1989
2. Belenkie, 1989

2. GEMESSENE UND BERECHNETE VARIABLEN

- **DRUCKE, VOLUMINA UND ABGELEITETE MESSGRÖßEN**
- **BLUTGAS - PARAMETER**

DRUCKE (P), VOLUMINA UND ABGELEITETE MESSGRÖSSEN

Gemessenene Variablen

		Normalwerte in Ruhe	
Pm	mittlerer arterieller Blutdruck	70-105 mmHg	(1)
HF	Herzfrequenz	60-90 Schläge/min	(1)
RAPm	mittlerer rechter Vorhofdruck	0-8 mmHg	(1)
PAPm	mittlerer Pulmonalarteriendruck	10-22 mmHg	(1)
PAPs	systolischer Pulmonalarteriendruck	15-28 mmHg	(1)
PAPd	enddiastolischer Pulmonalarteriendruck	5-16 mmHg	(1)
PCW	pulmonaler Verschlußdruck	6-15 mmHg	(1)
HMV	Herzminutenvolumen	- l/min	

Berechnete Variablen

		Normalwerte in Ruhe		
HI	Herzindex	2,8-4,2 l	$min^{-1} \cdot m^{-2}$	(1)
SVI	Schlagvolumenindex	30-65	ml/Schläge	(1)
TPR	Totaler peripherer Widerstand	900-1400	$Dyn \cdot sck \cdot cm^{-5}$	(1)
PVR	pulmonaler Gefäßwiderstand	45-120	$Dyn \cdot sck \cdot cm^{-5}$	(1)
SAI_L	Schlagarbeitsindex linker Ventrikel	48-85	$g \cdot m \cdot cm^{-2}$	(2)
SAI_R	Schlagarbeitsindex rechter Ventrikel	5-7	$g \cdot m \cdot cm^{-2}$	(3)

Wie festzustellen ist, sind die hier angegebenen Normalwertgrenzen relativ weit. In der Literatur werden sehr widersprüchliche Angaben über Normalwerte ein und desselben Parameters gemacht. Dies hängt zum einen an der Wahl der Meßmethode, zum anderen an der Zusammensetzung der Versuchsreihen und den Untersuchungsbedingungen. Das bedeutet, daß bei der Beurteilung hämodynamischer Angaben die besonderen Bedingungen der Untersuchung eines Patienten immer berücksichtigt werden müssen (s. S. 134).

1. Schlant, 1990
2. Yang, 1978
3. Sibbald, 1983

Mittlerer arterieller Blutdruck

Wird er nicht von einem Druckmeßgerät berechnet, erhält man ihn mit der Formel:

$$Pm = \frac{Ps + 2\,Pd}{3}$$

oder:

$$Pm = Pd + \frac{Ps + 2\,Pd}{3}$$

Pulmonalarteriendruck

Wird er nicht von einem Druckmeßgerät angegeben, oder ist diese Anzeige nicht zuverlässig (große Atmungsschwankungen, Kurvenartefakte), erhält man den mittleren Pulmonalarteriendruck (PAPm) nach obenstehender Formel, indem man die bei der Registrierung aufgezeichnten PAPs und PAPd verwendet.

Unter Normal- und Ruhebedingungen überschreitet der Druckgradient zwischen PAPd und PCW 5 mmHg nicht. Ist er höher, so ist ein erhöhter pulmonaler Gefäßwiderstand anzunehmen.

Jedoch können auch andere Umstände den Wert dieses Gradienten erhöhen (1):

— eine verzögerte Angleichung zwischen diastolischem Pulmonalarteriendruck (PAPd) und linkem Vorhofdruck (LAP) im Falle einer Tachykardie (Herzfrequenz > 120 Schläge/min) oder einer Erhöhung der Druckamplitude in der Pulmonalarterie (high output);

— eine fehlende Angleichung von PAPd und RAP, wenn die Katheterspitze in der Zone II nach West liegt (s. S. 169).

Bevor man auf einen erhöhten PAPd-PCW-Druckgradienten schließt, ist es angebracht, die Messungen angesichts der relativen Ungenauigkeit der Technik zu wiederholen.

1. Falicov, 1970; Bouchard, 1971; O'Quin, 1983; Benhamou, 1986

Rechter Vorhofdruck (RAP)

Ursachen für einen niedrigen Wert:

- absolute Hypovolämie (z. B.: Blutung)
- relative Hypovolämie durch Verringerung des zentralen Blutvolumens (z. B.: Gabe von Nitro-Derivaten)
- negativer intrathorakaler Druck *

Ursachen für einen hohen Wert:

- absolute Hypervolämie
- relative Hypervolämie durch periphere Vasokonstriktion (z. B.: Gabe von Vasopressin)
- systolische oder diastolische Dysfunktion des rechten Ventrikels (z. B.: Rechtsherzinfarkt)
- Behinderung der Entleerung des rechten Vorhofs (z. B.: Tricuspidalklappenstenose, Myxom)
- Tricuspidalinsuffizienz
- Herztamponade *
- Pericarditis constrictiva
- positiver intrathorakaler Druck *

Pulmonaler Verschlußdruck (PCW)

Ursachen für einen niedrigen Wert:

identisch mit den für den RAP aufgeführten Gründen

Ursachen für einen hohen Wert:

- absolute oder relative Hypervolämie
- systolische oder diastolische linksventrikuläre Dysfunktion (z. B.: hypertensive Kardiopathie)
- Entleerungsbehinderung des linken Vorhofs (z. B.: Mitralstenose, Myxom)
- Mitralinsuffizienz
- Herztamponade *
- Pericarditis constrictiva
- positiver intrathorakaler Druck *
- venöse Verschlußkrankheit

* Unter diesen Bedingungen kann sich der relativ zur Atmosphäre gemessene Druck (nur dieser wird hier berücksichtigt) entgegengesetzt zum Transmuraldruck verhalten.

Herzminutenvolumen ($\dot{Q}$) (1)

Für das Herzminutenvolumen gibt es keinen Normalwert. Es hängt vor allem von Gewicht, Größe, Alter, Geschlecht und von der Stoffwechsellage ab.

Um den Einfluß der ersten beiden Faktoren zu eliminieren, verwendet man den Wert des Herzindex, der das Verhältnis von Herzminutenvolumen zur Körperoberfläche (KO), angegeben in $l.min^{-1}.m^{-2}$, angibt. Die KO läßt sich nach der Dubois-Formel berechnen:

$$KO = (0{,}007184)\cdot(m^{0{,}425})\cdot(H^{0{,}725})$$

wobei KO = Körperoberfläche in m^2
m = Masse in kg
H = Größe in cm

Um den so erhaltenen Wert interpretieren zu können, müßte man über einen Parameter verfügen, der jedoch nur abgeschätzt werden kann: den Sauerstoffbedarf, der von allen die Stoffwechsellage regulierenden Faktoren abhängt, wie zum Beispiel Alter, Geschlecht, Temperatur, Muskelaktivität, Ausmaß sympatho-adrenerger Stimulation, usw.
In der Praxis beschränkt man sich hier oft auf Annahmen. So geht man davon aus, daß ein Anstieg der Temperatur um 2 °C eine Erhöhung des Herzindex von ungefähr 1 $l\cdot min^{-1}\cdot m^{-2}$ rechtfertigt, welche dazu dient, den erhöhten Bedarf zu decken. Die arteriovenöse Sauerstoffdifferenz (AVD_{O2}), der Sauerstoffextraktions-Koeffizient (EC_{O2}) und ebenso die arteriovenöse PCO_2-Differenz (2) (s. S. 228) lassen in gewissem Maße die Anpassung des Herzminutenvolumens an den Stoffwechselbedarf beurteilen; dies umso besser, wenn die aufgrund von Alter und Geschlecht bestehenden physiologischen Unterschiede berücksichtigt werden, was durch das unten angegebene Diagramm geschehen kann.

Dieses Diagramm gibt auf der Ordinate den für ein gegebenes Alter erwarteten Herzindex an, basierend auf Daten, die von Guyton zusammengetragen wurden und ausgehend von einem 10% igen Unterschied zwischen den Geschlechtern (3).
Die Abszisse gibt die erwartete arteriovenöse Sauerstoffdifferenz an, wobei man als Berechnungsgrundlage von einem Sauerstoffverbrauch ausgeht, der dem nach Harris-Benedict berechneten Wert entspricht (4).

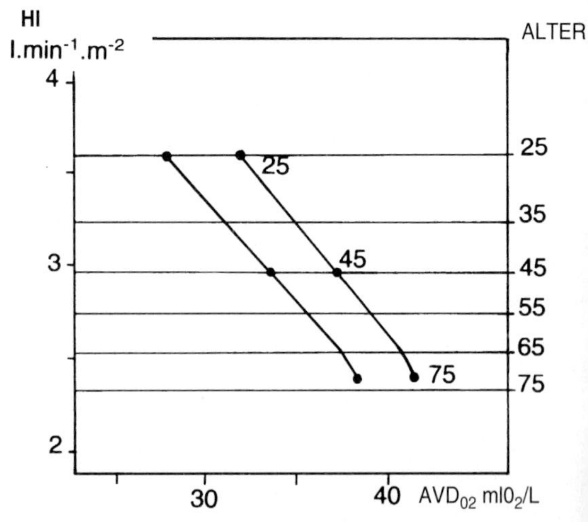

Angelehnt an Squara, 1989

1. Reeves, 1961; Astrand, 1964; George, 1985; Pinski, 1990
2. Adrogué, 1989
3. Guyton, 1973
4. Harris, 1919

BEISPIELE:

Ein HI von 3 $l \cdot min^{-1} \cdot m^{-2}$ bei einer AVD_{O2} von 32 ml O_2/l kann Ausdruck eines hyperdynamischen Syndroms sein, wenn es bei einer hypothermen (34 °C) Frau von 75 Jahren gemessen wird. Dieser gleiche Wert von 3 $l \cdot min^{-1} \cdot m^{-2}$ kann aber auch einer unzureichenden Reaktion des Herzminutenvolumens entsprechen und zeigt eine ventrikuläre Dysfunktion an, wenn er bei einem Mann von 40 Jahren mit 40 °C Fieber auftritt; dies umso mehr, wenn die arteriovenöse Differenz gleich oder höher als 45 ml O_2/l ist.

Gründe für ein niedriges HMV

- akute oder chronische, diastolische und/ oder systolische ventrikuläre Dysfunktion
- akute oder chronische pulmonale Hypertonie
- Klappenvitien mit Behinderung der Füllung oder Entleerung des Ventrikels
- Rhythmusstörungen, die eine ungenügende Füllung bewirken
- außerhalb des Herzens liegende Behinderung der Füllung (Tamponade)
- absolute oder relative Hypovolämie
- Hypothermie
- Hypothyreose

Gründe für ein hohes HMV (1)

- akute oder chronische Hypervolämie
- chronische Anämie
- Fieber, Schüttelfrost
- Delirium tremens
- septischer Schock
- Hyperthyreose
- periphere arteriovenöse Fistel
- akuter (Shoshin) oder chronischer Beri-Beri
- Morbus Paget
- Osteodystrophia fibrosa unilateralis (Albright-Syndrom)
- Schwangerschaft
- Leberzirrhose
- Polycythaemia rubra vera (M. Vaquez-Osler)
- Hyperdynamisches Syndrom im Rahmen eines Myokardinfarkts
- Intoxikationen (CO, Blausäure)
- Inotrope Medikamente

1. Grossman, 1988

Schlagvolumen und Schlagvolumenindex

Ebenso wie das Herzminutenvolumen wird auch das Schlagvolumen (SV) auf die Körperoberfläche bezogen, gemäß der Formel:

$$\text{SV Index} = \text{SVI} = \frac{\text{HI}}{\text{HF}} = \frac{\text{SV}}{\text{KO}}$$

Die Berechnung des SV ermöglicht es, die Rolle der Herzfrequenz von den anderen Einflußgrößen des Herminutenvolumens (Vorlast, Kontraktilität, Nachlast) getrennt zu sehen.

Der Schlagvolumenindex erlaubt zudem, Patienten unterschiedlichen Gewichts und Größe zu vergleichen.

Totaler peripherer Widerstand (1)

Als totaler peripherer Widerstand wird eine Größe bezeichnet, die sich nach untenstehender Formel berechnet und die den Widerstand widergegeben soll, der dem Blutfluß im peripheren Kreislauf entgegensteht:

$$TPR = \frac{Pm - RAP}{\dot{Q}}$$

Er wird entweder in internationalen Einheiten (IU) ($mmHg \cdot sek \cdot l^{-1}$) oder in CGS-Einheiten ($Dyn \cdot sek \cdot cm^{-5}$) angegeben, nach der Formel:

$$TPR \text{ (in CGS-Einheiten)} = TPR \text{ (in IU)} \times 80$$

Dieses auf das Herzkreislaufsystem bezogene, vereinfachte Widerstandsmodell ist aus zwei Gründen kritisch zu betrachten: Erstens berücksichtigt es nicht den pulsierenden Charakter des Blutstroms und stellt aus diesem Grund nur eine unvollständige Analogie der Widerstände dar, die dem Kammerauswurf entgegenstehen (siehe Impedanz der Aorta, S. 127).

Zweitens setzt es eine lineare Druck-Flow-Beziehung voraus, die bei weitem nicht in allen Fällen erreicht wird (2).

Es ist wichtig, den TPR nicht fälschlicherweise mit der linksventrikulären Nachlast gleichzusetzen (3).

Erhöhung des TPR

Die Erhöhung des TPR kann eine Antwort auf einen Abfall des Herzminutenvolumens darstellen (Bsp. kardiogener Schock, Tamponade) oder einen primären Anstieg des peripheren arteriolären Tonus widerspiegeln (z. B. Phäochromozytom).

Verminderung des TPR

Umgekehrt kann ein verminderter TPR die Folge einer Erhöhung des Herzminutenvolumens sein (z. B. akute Hypervolämie) oder eine akute Verringerung des arteriolären Tonus anzeigen (z. B. septischer Schock, anaphylaktischer Schock).

1. Yang, 1978; Grossman, 1986a
2. Nelson, 1987a
3. Lang, 1986

Pulmonaler Gefässwiderstand (1)

Die Berechnung des pulmonalen Gefäßwiderstands:

$$PVR = \frac{PAPm - PCW}{\dot{Q}}$$

stützt sich auf die gleichen Grundlagen wie die des TPR. Die Einheiten sind identisch. Man muß die gleichen Vorbehalte geltend machen, was die Bedeutung der erhaltenen Werte anbelangt. Es konnte insbesondere gezeigt werden, daß bei zahlreichen experimentell hervorgerufenen Lungenerkrankungen (Embolie durch frische Blutgerinnsel, Schädigung durch Fettsäuren...) die Beziehung zwischen PAPm und $\dot{Q}$ nicht linear (Gerade 1 auf untenstehender Graphik), sondern im Gegenteil kurvig verläuft (Kurve 2). Es ist wahrscheinlich, aber nicht bewiesen, daß dies auch für die Klinik gilt. Die gemeinhin am häufigsten gegebene Erklärung hierfür ist die anormale Verteilung der kritischen Öffnungsdrucke in der pulmonalen Mikrozirkulation, die ungleichmäßig über den LAP ansteigen. Unter solchen Bedingungen stellt der berechnete PVR eine abfallende Bogensehne der Druck-Volumen-Beziehung dar (Segment a), und kann sich allein schon durch eine Änderung des Herzminutenvolumens verändern (Segment b) (2). So verleitet diese Art der Darstellung dazu, die berechneten Widerstände bei einem »low output failure« -Syndrom zu überschätzen, und sie umgekehrt im Falle eines »high output failure« zu unterschätzen. Des weiteren führen relativ niedrige Drucke, wie sie im allgemeinen in der Lungenstrombahn vorherrschen, dazu, daß die PVR-Werte sehr leicht Meßfehlern unterliegen.

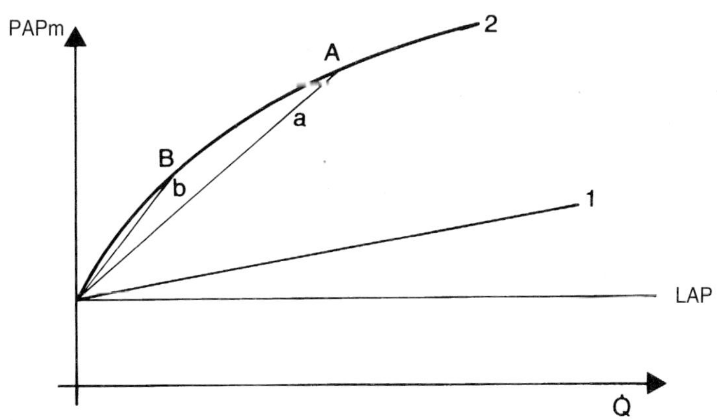

1. Fishman, 1985; Hervé, 1990; Hasinoff, 1990; Leeman, 1991
2. Ducas, 1992

Schlagarbeit des linken Ventrikels (1)

Die genaue Berechnung der durch den linken Ventrikel erbrachten Arbeit erfordert die Bestimmung der Fläche, die von der Druck-Volumen-Kurve im Verlauf des Herzzyklus umschrieben wird. Folglich ist es notwendig, gleichzeitig das momentane linksventrikuläre Volumen und den Druck zu kennen, was am Krankenbett nicht ohne weiteres möglich ist.

In der Praxis begnügt man sich daher mit einer Annäherung durch folgende Formel:

$$SAI_L = HI \cdot (Pm - PCW) \cdot 0{,}0136 \text{ g}\cdot\text{m}\cdot\text{m}^{-2}$$

Damit wird die Arbeit bezeichnet, die aufgewendet werden muß, um das Schlagvolumen jeder Systole von einem dem PCW entsprechenden mittleren Druck auf einen Druck gleich dem Pm zu bringen. Die Arbeit wird auf die Körperoberfläche bezogen.

0,0136 stellt einen Faktor dar, um ein Ergebnis in $g \cdot m \cdot m^{-2}$ umzurechnen.

Schlagarbeit des rechten Ventrikels

Die gleichen Prinzipien gelten für die Berechnung der rechtsventrikulären Schlagarbeit, gemäß der Formel:

$$SAI_R = HI \cdot (PAPm - RAP)\ 0{,}0136 \cdot \text{g}\cdot\text{m}\cdot\text{m}^{-2}$$

1. Yang, 1978

BLUTGASSE

Gemessene Variablen

		Normalwerte in Ruhe	
SaO_2	O_2 – Sättigung im arteriellen Blut	92-96 % unter Luftsauerstoff	(1)
$S\bar{v}O_2$	O_2 – Sättigung des gemischt-venösen Bluts	68-78 %	(1)
Hb	Hämoglobin – Konzentration	(Frauen) 120-160g/l	(1)
		(Männer) 140-180 g/l	(1)

Berechnete Variablen

		Normalwerte in Ruhe	
$C\bar{v}O_2$	O_2 – Gehalt im gemischt-venösen Blut	120-180 ml/l*	
CaO_2	O_2 – Gehalt im arteriellen Blut	160-220 ml/l*	(2)
AVD_{O2}	arteriovenöse O_2 – Differenz	30-55 ml/l*	(2)
ECO_2	O_2 – Extraktionskoeffizient	22-33 % *	(2)
$\dot{D}O_2$	O_2 – Transport (Index)	500-650 $ml \cdot min^{-1} \cdot m^{-2}$ *	
$\dot{V}O_2$	O_2 – Verbrauch (Index)	110-150 $ml \cdot min^{-1} \cdot m^{-2}$ *	
$\dot{Q}s/\dot{Q}t$	intrapulmonaler Shunt	< 6 %	

* Diese Referenzbereiche sollen nur als Anhalt dienen.

1. Diem, 1972
2. Nelson, 1987a

Sauerstoffsättigung des Bluts

Die Sättigung ist definiert als das Verhältnis zwischen:

$$\frac{HbO_2}{HbO_2 + Hb}$$

dabei sind: HbO_2 = Konzentration an Oxyhämoglobin
Hb = Konzentration an Desoxyhämoglobin

Unter bestimmten Bedingungen, wie einer CO-Vergiftung oder einer Methämoglobinämie, läßt die so definierte Sättigung keine genaue Berechnung des O_2-Gehalts zu. Man muß stattdessen die Beziehung

$$\frac{HbO_2}{Hb\ tot}$$

verwenden.

wobeil Hb tot die Gesamthämoglobinkonzentration angibt, die auch dasjenige Hämoglobin einschließt, das nicht für den Sauerstofftransport zur Verfügung steht.

O_2-Sättigung im gemischt-venösen Blut

Determinanten der $S\bar{v}O_2$ (1)

Ausgehend von der Fick'schen Gleichung kann man schreiben (wobei man den dissoziierten Sauerstoff vernachlässigt) :

$$\dot{V}O_2 = (CaO_2 - C\bar{v}O_2) \cdot \dot{Q} \quad (1)$$
$$\dot{V}O_2 = (SaO_2 - S\bar{v}O_2) \cdot (Hb \cdot 1{,}34 \cdot \dot{Q}) \quad (2)$$
$$SaO_2 - S\bar{v}O_2 = \dot{V}O_2 / (Hb \cdot 1{,}34 \cdot \dot{Q}) \quad (3)$$
$$S\bar{v}O_2 = SaO_2 - \dot{V}O_2 / (Hb \cdot 1{,}34 \cdot \dot{Q}) \quad (4)$$

Es ist einleuchtend, daß ein Abfall der $S\bar{v}O_2$ auf folgenden Mechanismen beruhen kann:

1. einer arteriellen Hypoxämie, deren Auswirkungen durch eine Rechtsverschiebung der HbO_2-Dissoziationskurve noch verschlimmert werden können (↑P50)
2. einem Anstieg des O_2-Verbrauchs ($\dot{V}O_2$)
3. einem Abfall des Herzminutenvolumens
4. einem Abfall der Hämoglobin-Konzentration

Normalerweise bewirkt das Eintreten eines dieser Mechanismen kompensatorische Regulationen, um den $\dot{D}O_2$ aufrechtzuerhalten. So wird eine arterielle Hypoxämie oder eine Verringerung der Hb-Konzentration normalerweise von einem Anstieg des Herzminutenvolumens begleitet. Der $S\bar{v}O_2$ läßt sich folglich ohne Berücksichtigung des Zusammenhangs nur schwierig interpretieren.

In der Regel weist ein $S\bar{v}O_2$-Wert unter 60 % auf eine erhöhte Sauerstoffextraktion; ein $S\bar{v}O_2$ unter 40 % zeigt eine akute Gewebshypoxie oder eine Anpassung an ein chronisch vermindertes Herzminutenvolumen an.

Die kontinuierliche Messung des $S\bar{v}O_2$ wird in einem gesonderten Kapitel behandelt (s. S. 167).

1. Tenney, 1982; Nelson, 1987b; Rouby, 1989

Sauerstoffgehalt (1)

Der Sauerstoffgehalt im Blut (C_O_2) ist gleich der Gesamtmenge an O_2, die an Hämoglobin gebunden ist, plus der Menge, die dissoziiert im Plasma vorliegt, angegeben in ml O_2/l. Er wird im arteriellen (CaO_2) und im gemischt-venösen Blut ($C\bar{v}O_2$) gemessen und für das endkapilläre Pulmonalblut ($Cc'O_2$) berechnet.

$$C\_O_2 = \underbrace{(Hb \cdot S\_O_2 \cdot 1{,}34)}_{\text{an Hb gebundener Sauerstoff}} + \underbrace{P\_O_2 \cdot 0{,}031}_{\text{dissoziierter Sauerstoff}}$$

Hb	=	Hämoglobin-Konzentration in g/l
1,34	=	in ml angegebene Sauerstoffmenge, die 1 g 100 % ig gesättigtes Hb bindet
SaO_2	=	O_2-Sättigung im arteriellen Blut in %
$S\bar{v}O_2$	=	O_2-Sättigung im gemischt-venösen Blut in %
PaO_2	=	O_2-Partialdruck im arteriellen Blut in mmHg
$P\bar{v}O_2$	=	O_2-Partialdruck im gemischt-venösen Blut in mmHg
$Pc'O_2$	=	O_2-Partialdruck im endkapillären Pulmonalblut in mmHg
0,031	=	O_2-Löslichkeitskoeffizient im Plasma, angegeben in ml dissoziiertem O_2 pro mmHg PO_2 und pro Liter Blut

Der Sauerstoffgehalt im endkapillären Pulmonalblut ($Cc'O_2$) läßt sich berechnen, wenn man von einer vollständigen Äquilibrierung zwischen Alveolarluft und endkapillärem Pulmonalblut und von einer Sättigung von 100 % ausgeht. Der $Pc'O_2$ wird deshalb nach der Näherungsformel berechnet (2):

$$Pc'O_2 = (P_B - 47) \cdot F_IO_2 - \frac{PaCO_2}{R}$$

P_B = Luftdruck in mmHg

47 = Wasserdampfsättigungsdruck in mmHg bei einer Temperatur von 37° C

RQ = respiratorischer Quotient, der mit 0,8 veranschlagt wird

Anmerkung: Wir haben uns dafür entschieden, den O_2-Gehalt pro Liter und nicht pro 100 ml anzugeben, um zu vermeiden, bei der Berechnung von $\dot{D}O_2$ und $\dot{V}O_2$ einen Faktor 10 einführen zu müssen.

1. Nunn, 1977; Nelson, 1987a
2. Nunn, 1977

Sauerstofftransport

Der Sauerstofftransport ($\dot{D}O_2$) bezeichnet die Sauerstoffmenge, die den linken Ventrikel pro Zeiteinheit verläßt. Er wird im allgemeinen auf die Körperoberfläche bezogen und in ml $O_2 \cdot min^{-1} \cdot m^{-2}$ angegeben

$$\dot{D}O_2 = CaO_2 \cdot \dot{Q}$$

Die Größe des $\dot{D}O_2$ hängt von 4 Faktoren ab (1):

1. der Anpassung der alveolären Ventilation an den Stoffwechselbedarf
2. der Kapazität der Lunge, das Blut zu oxygenieren.
3. der O_2-Affinität des Bluts, welche selbst eine Funktion der Hb-Konzentration und deren O_2-Affinität (P50) ist
4. der Fähigkeit des Herzens, seine Leistung den Erfordernissen der Stoffwechsellage anzupassen.

1. Snyder, 1987a

Arteriovenöse Sauerstoffdifferenz

Sie ist die Differenz aus arteriellem und gemischt-venösem O_2-Gehalt, und wird in ml O_2/l angegeben.

$$AVD_{O2} = CaO_2 - C\bar{v}O_2$$

Beim Gesunden steigt die $AVDO_2$ bei Muskelarbeit parallel zum Herzminutenvolumen, um dem gesteigerten Sauerstoffbedarf Rechnung zu tragen (1).

Beim septischen Schock wird, im Unterschied zur Muskelarbeit, eine Erhöhung des Stoffwechselbedarfs nur von einem Anstieg des Herzminutenvolumens begleitet, während die periphere Sauerstoffextraktion und die AVD_{O2} normalerweise erniedrigt sind (2).

Bei einer Herzinsuffizienz mit niedrigem HMV ist die Situation umgekehrt: der Sauerstoffbedarf wird durch eine erhöhte periphere O_2-Extraktion gedeckt, was zwangsläufig die AVD_{O2} anhebt (3).

Sauerstoffextraktion

Sie läßt sich berechnen, indem man die arteriovenöse Sauerstoffdifferenz in Beziehung zum arteriellen Sauerstoffgehalt setzt; sie wird in % angegeben.

$$EC_{O2} = \frac{CaO_2 - C\bar{v}O_2}{CaO_2}$$

1. Astrand, 1964
2. Siegel, 1983; Rackow, 1988; Dhainaut, 1989b
3. Mohnsenifar, 1987

Sauerstoffverbrauch

Der Sauerstoffverbrauch ($\dot{V}O_2$) bezeichnet die Differenz aus eingeatmetem und ausgeatmetem Sauerstoffvolumen pro Zeiteinheit. Er wird in ml/min angegeben und im allgemeinen auf die Körperoberfläche bezogen.

$$\dot{V}O_2 = \dot{V}_I \cdot F_IO_2 - \dot{V}_E \cdot F_{\bar{E}}O_2$$

$\dot{V}_I$ = Inspirationsvolumen pro Minute
$\dot{V}_E$ = Expirationsvolumen pro Minute
F_IO_2 = O_2-Fraktion in der eingeatmeten Luft
$F_{\bar{E}}O_2$ = mittlere O_2-Fraktion in der ausgeatmeten Luft

Im Prinzip ist das so berechnete $\dot{V}O_2$ strenggenommen nicht identisch mit dem mittels des Fick'schen Verfahrens erhaltenen Sauerstoffverbrauch:

$$\dot{V}O_2 = AVD_{O2} \cdot \dot{Q}$$

da dieses den von der Lunge aufgenommenen Sauerstoff nicht berücksichtigt (1).

In der Praxis können diese beiden Größen aus anderen Gründen differieren:

- Es ist leichter, Gasvolumina und Sauerstofffraktionen genau zu messen, als Sauerstoffgehalt und Blutvolumina; es ist darüber hinaus schwierig, zeitgleich entnommene Blutproben, welche das Fick'sche Prinzip voraussetzt, zu erhalten; dieses Verfahren ist folglich weniger zuverlässig.
- Ein anderer Vorteil der auf der Messung von Gasaustausch beruhenden Methode liegt darin, daß sie eine gewisse Stabilität garantiert, indem sie eine ausreichend lange Dauer der Probenentnahme vorsieht.

Unter Normalbedingungen und bei stabilem Zustand ist der O_2-Verbrauch gleich dem O_2-Bedarf der Gewebe. Unter bestimmten, instabilen Bedingungen (intensive Muskelarbeit, Schockzustand, schwere CO-Vergiftung, usw.) wird der O_2-Verbrauch geringer als der periphere Bedarf, was folglich zum Zustand einer Anoxie führt.

1. Takala, 1989; Chopin, 1990

3. INTERPRETATION DES PCW-DRUCKS UND IHRE GRENZEN (1)

- **UMSTÄNDE, UNTER DENEN DER PCW DIE VORLAST DES LINKEN VENTRIKELS NICHT MEHR WIDERSPIEGELT**
- **PCW UND PULMONAL-KAPILLÄRER FILTRATIONSDRUCK**
- **BEURTEILUNG DES PCW IN GEGENWART EINER v-WELLE**

Der PCW gibt den stromabwärts des aufgeblasenen Ballons herrschenden Druck an und ist, im Gegensatz zu einer weit verbreiteten Ansicht, nicht immer gleich dem Druck im linken Vorhof. Tatsächlich wird nach Äquilibrierung der Druck am Punkt J gemessen, der einen venösen Gefäßabschnitt bei Blutfluß = 0 mit einem anderen Abschnitt verbindet, der Blut aus einem nicht-verschlossenen Teil des Gefäßsystems abführt (2).
Dieser Druck liegt zwischen dem pulmonalem Kapillardruck und dem Druck im linken Vorhof. Beide Drucke liegen unter Normalbedingungen sehr nahe beieinander (etwa 2 mmHg Differenz).

Der Unterschied zwischen PCW und pulmonalem Kapillardruck hängt vom Volumen und vom Widerstand des Abschnitts ab, der die Kapillaren mit dem Punkt J verbindet.
Der Unterschied zwischen PCW und LAP ist vom Widerstand des venösen Gefäßabschnitts abhängig, der den Punkt J mit dem linken Vorhof verbindet.

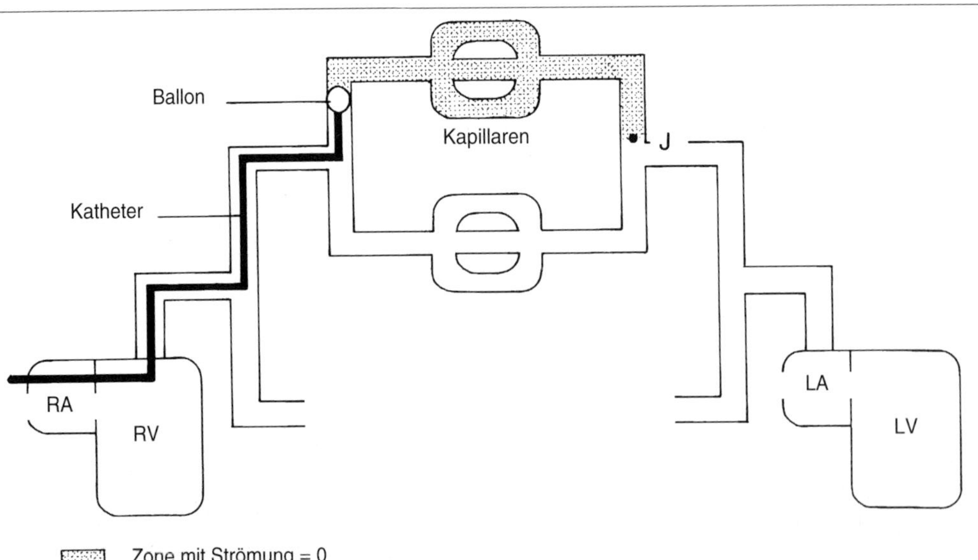

1. O'Quin, 1983; Marini, 1986
2. Parker, 1987

In der Klinik verwendet man den pulmonalen Verschlußdruck zu zwei Zwecken:

1. als Index der **Vorlast des linken Ventrikels**
2. als Index des **pulmonal-kapillären Filtrationsdrucks**

UMSTÄNDE, UNTER DENEN DER PCW DIE VORLAST DES LINKEN VENTRIKELS NICHT MEHR WIDERSPIEGELT (1)

- Mangelnde Kontinuität zwischen Katheterspitze und linkem Vorhof. Eine solche Situation tritt ein, wenn im Bereich des Katheters durch Hypovolämie oder PEEP die Bedingungen einer Zone II oder gar I nach West eintreten (s. S. 159) (2).
- Verstopfung des pulmonal-venösen Gefäßabschnitts, der stromabwärts des durch den Ballon geblockten Gefäßabschnitts liegt (venöse Verschlußfrankheit) (3).
- Hindernis zwischen linkem Vorhof und Ventrikel (Mitralstenose, Myxom in linken Vorhof) (4)
- Klappeninsuffizienzen
  - bei einer Mitralinsuffizienz kann der Mitteldruck des linken Vorhofs (LAP) aufgrund eines systolischen Reflux höher sein als der linksventrikuläre enddiastolische Druck (LVEDP) (5);
  - bei einer akuten Aorteninsuffizienz kann die diastolische Regurgitation zu einem verfrühten Schließen der Mitralklappe führen mit der Folge eines LVEDP, der den LAP übersteigen kann.
- Änderungen der linksventrikulären Compliance. Bei gleichem Füllungsdruck ändert sich das linksventrikuläre enddiastlische Volumen (LVEDV) in Abhängigkeit seiner Dehnbarkeit (s. S. 128). Bestimmte Bedingungen erhöhen es (Kardiomyopathie, septischer Schock in bestimmten Fällen (6)), andere vermindern es (akute Ischämie, Hypertrophie, Fibrose, usw.)

Unter diesen letztgenannten Bedingungen kann der LVEDP den Mitteldruck des linken Vorhofs übersteigen aufgrund des Drucks, den die Vorhofkontraktion direkt vor der Ventrikelkontraktion hervorruft (7).

1. Bouchard, 1971; Walston, 1973; Meister, 1976; Calvin, 1981; Benhamou, 1986; Raper, 1986
2. Berryhill, 1979
3. Wiedemann, 1986
4. Epps, 1953; Grossman, 1986b
5. Stewart, 1989
6. Parker, 1984
7. Rahimtoola, 1975

Einige beispielhafte Situationen, in denen der PCW-Druck die Vorlast des linken Ventrikels nicht mehr widerspiegelt

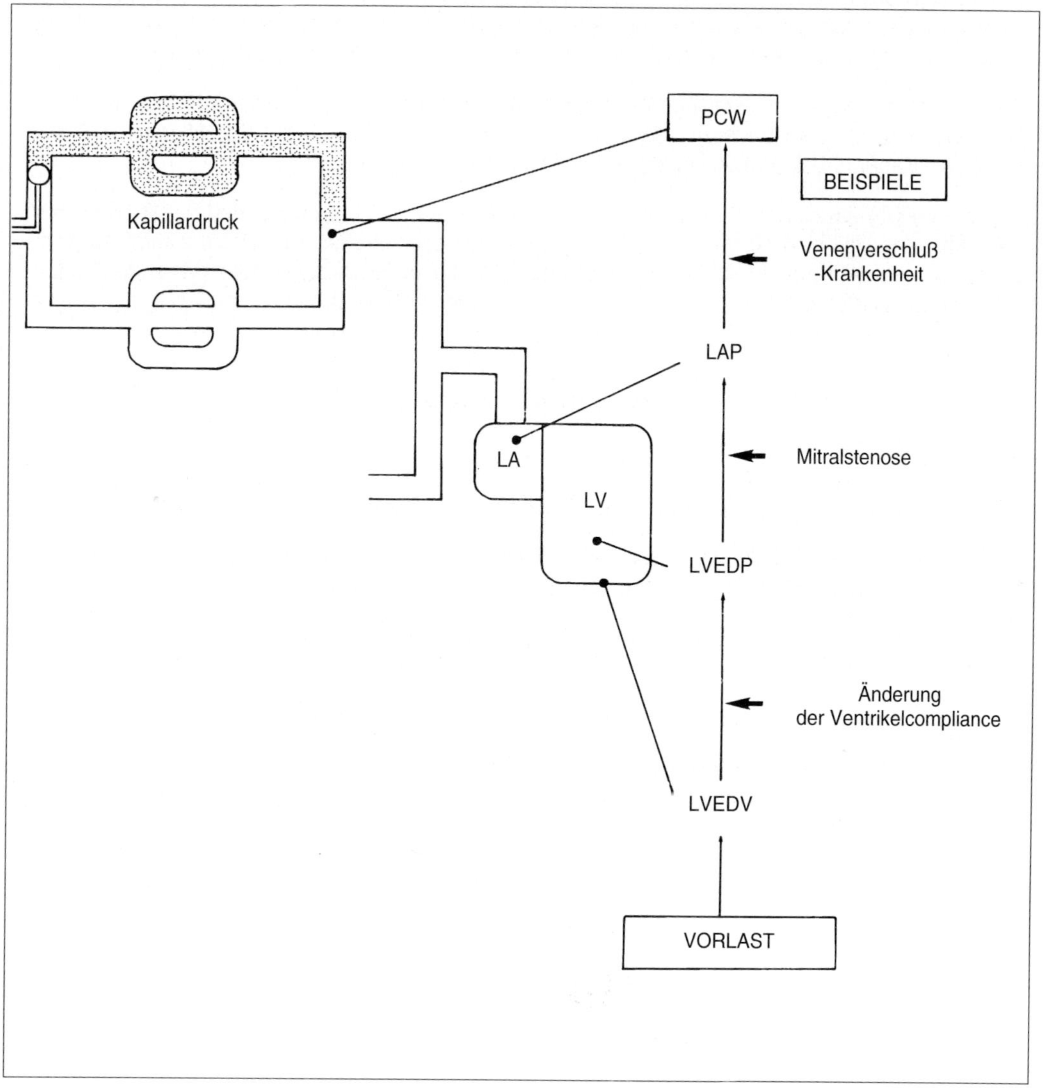

PCW UND PULMONAL-KAPILLÄRER FILTRATIONSDRUCK

Der PCW-Druck gibt den Druck in den großen Lungenvenen an (s. S. 148). Dieser Druck ist notwendigerweise niedriger als der in den Lungenkapillaren herrschende effektive hydrostatische Druck, und dies umso mehr, wenn der Widerstand des venösen Stromnetzes erhöht ist.

Wie die unten angegebene Starling-Gleichung zeigt, wird der Flüssigkeitsaustausch durch die Kapillarwände hindurch unter anderem reguliert vom Transmuraldruck (P_{tm}), der die Differenz zwischen effektivem Kapillardruck (Pc) und interstitiellem Druck (Pi) bezeichnet.

Damit der PCW-Druck den Ptm widerspiegelt, müßte dieser gleich dem Pc, und der Pi gleich Null sein. Im Normalfall sind diese Bedingungen nahezu gegeben (Fehler kleiner als 2 mmHg), wahrscheinlich aber trifft dies in zahlreichen klinischen Situationen nicht zu, in denen man die Einflußgrößen des Flüssigkeitsaustausches gern exakt bestimmen würde (2).

$$\dot{Q}_F = K_F (P_{tm} - \sigma_d \, \Delta\pi)$$

dabei gilt:

$\dot{Q}_F$ bezeichnet den filtrierten transkapillären Flüssigkeitsstrom

K_F stellt den Kapillarfiltrationskoeffizienten dar, der gleich dem Produkt aus hydraulischer Leitfähigkeit der Gefäßwand und der Austauschfläche ist

P_{tm} bezeichnet den hydrostatischen Druckgradienten zwischen Kapillarlumen und Lungeninterstitium

$\sigma_d \, \Delta\pi$ steht für den onkotischen Druckgradienten durch die mikrovaskuläre Gefäßwand, wobei

σ_d gibt den Reflexionskoeffizienten der Gefäßwand an; er ist 1, wenn die Gefäßwand vollkommen undurchlässig für die gelösten Stoffe ist, und Null, wenn sie völlig durchlässig ist.

$\Delta\pi$ bezeichnet die Differenz aus onkotischem Druck des Plasmas und der interstitiellen Flüssigkeit.

1. Marini, 1986; Cope, 1992
2. Allen, 1987; Collee, 1987

Die Kurvenanalyse des pulmonalen Verschlußdrucks läßt, theoretisch gesehen, die Schätzung des Pc zu (1). Ihr Profil (A) weist grundsätzlich einen initialen Abschnitt auf, in dessen Verlauf der Druck schnell abfällt, einen Wendepunkt und einen Endabschnitt, in dem die Abnahme langsam und annähernd asymptotisch erfolgt. Der initiale Abschnitt entspricht dabei einer schnellen Äquilibrierung mit dem im Kapillarbett herrschenden Druck. Der Endabschnitt steht für den Blutabfluß aus dem dehnbaren Kapillarbett gegen den in den Pulmonalvenen herrschenden Widerstand (B). Der Pc kann berechnet werden, indem der langsam abfallende Kurventeil zum Zeitpunkt des Verschlusses (t0) extrapoliert wird. Die Gültigkeit dieser Kurveninterpretation nach Verschluß wurde im Tierversuch bewiesen (2).

Diese Methode ist nicht leicht anzuwenden. Zum einen erfordert sie die Aufzeichnung der Druckkurven während Apnoe, was nur bei maschinell kontrolliert beatmeten Patienten leicht zu bewerkstelligen ist. Zum anderen ist, selbst unter diesen Bedingungen, der Wendepunkt auf der Kurve oft nur schwer zu ermitteln.

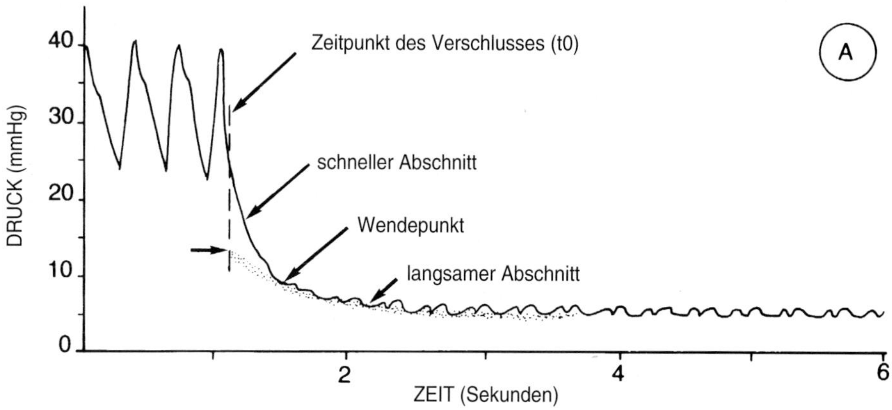

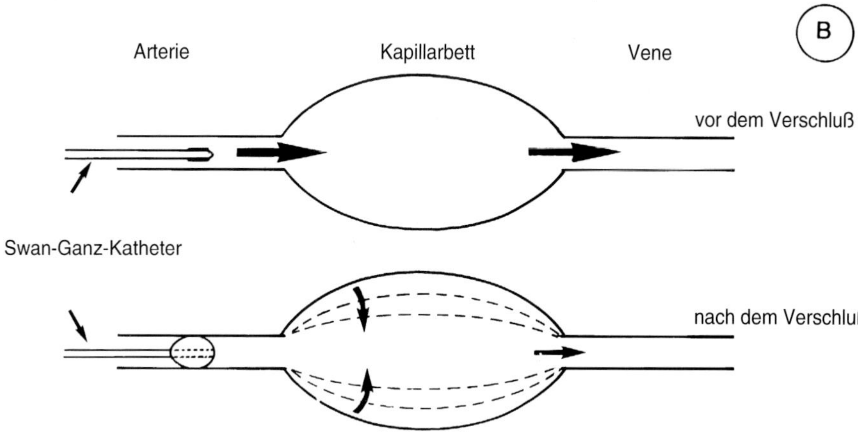

1. Collee, 1987; Radermacher, 1990; Cope, 1992
2. Hakim, 1989

BEURTEILUNG DES PCW-DRUCKS IN GEGENWART EINER V-WELLE (1)

Die pathologische v-Welle (s. S. 186), Folge einer Regurgitation durch die Mitralklappe während der Systole, erhöht den mittleren PCW-Druck.

Unter dieser Bedingung spiegelt der Mitteldruck den linksventrikulären diastolischen Füllungsdruck nicht wider, sondern gibt Aufschluß über den **mittleren hydrostatischen Kapillardruck.**

Eine Möglichkeit, den wirklichen linksventrikulären **Füllungsdruck** zu erhalten, besteht darin, den Druck an der Basis der v-Welle zu messen.

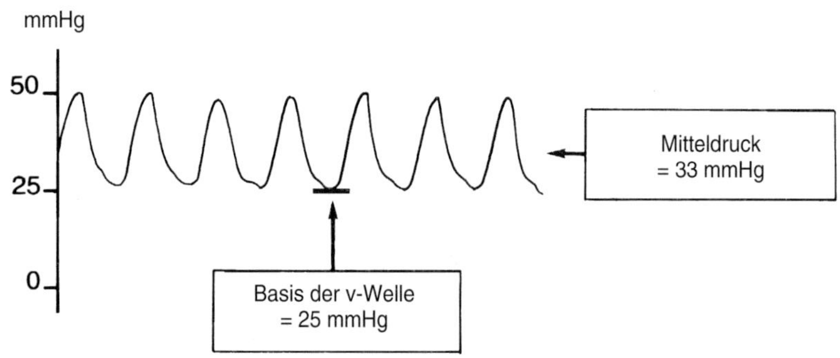

1. Berry, 1987

4. PROBLEME BEI MASCHINELLER BEATMUNG

- **HÄMODYNAMISCHE AUSWIRKUNGEN MASCHINELLER BEATMUNG**
- **SPEZIALFALL PEEP**
  - **PEEP und Transmuraldrücke**
  - **PEEP und Zonen nach West**
  - **PEEP und Ventrikelfunktion**

HÄMODYNAMISCHE AUSWIRKUNGEN MASCHINELLER BEATMUNG (1)

Maschinelle Beatmung modifiziert die hämodynamischen Bedingungen, durch Änderung des intrathorakalen Drucks und der Lungenvolumina, Auslösung vor Reflexabläufen oder Freisetzung neurohumoraler Faktoren.

Der intrathorakale Druck stellt den Extramuraldruck der Lungengefäße und der Herzkammern dar. Er kann idealerweise (dies ist aber selten der Fall) mittels eines in den Pleuraspalt eingeführten Katheters gemessen werden oder, bequemer, über eine schon liegende Pleuradrainage. Häufiger wird er geschätzt, ausgehend von Druckänderungen im Ösophagus - wobei man weiß, daß diese die wirklichen Werte zu niedrig angeben - oder indem der zentralvenöse Druck aufgezeichnet wird, dessen Schwankungen Änderungen des intrapleuralen Drucks hinweisen.

Die Transmuraldrücke können geschätzt werden, indem man den intrathorakalen Druck berücksichtigt. Ist dies nicht möglich, so muß man vorsichtshalber die Drucke am Ende der Exspiration messen und auf Werte vom Monitor verzichten, die bei großen Schwankungen des Beatmungsdrucks oft falsch sind. Das übliche Verfahren, den Patienten von der Beatmungsmaschine abzukoppeln, um die Auswirkungen der maschinellen Beatmung zu unterdrücken, ist nicht empfehlenswert: sie kann zu einem instabilen hämodynamischen Zustand führen, der nicht ohne Risiko ist, besonders dann, wenn der Patient plötzlich von einem positiven endexspiratorischen Druck abgekoppelt wird (2).

Maschinelle Beatmung beeinflußt die Ventrikelfunktion - und folglich auch das Herzminutenvolumen - indem sie vor allem auf die Herzlast einwirkt; aber sie kann auch die Herzfrequenz und die Kontraktilität verändern - vorteilhaft in dem Sinn, daß die Oxygenierung verbessert und der Sauerstoffbedarf begrenzt wird, und nachteilig, weil die Koronardurchblutung vermindert oder der rechte Ventrikel überlastet wird.

Die auf maschinelle Beatmung zurückzuführenden Veränderungen der Vorlast stehen in direktem Zusammenhang mit der Variationsamplitude des intrathorakalen Drucks. Bei Inspiration verringert der Druckanstieg in den Vv. cavae und im rechten Vorhof den transthorakalen Druckgradienten und vermindert den venösen Rückfluß zum rechten Ventrikel. Bei Exspiration dreht sich der Gradient um, und das Herzminutenvolumen steigt an. Am linken Herz vergrößert sich die Vorlast bei Inspiration (Kompression des pulmonal-venösen Gefäßsystems) und verkleinert sich während der Exspiration als Antwort auf die inspiratorische Verringerung des rechtsventrikulären Schlagvolumens.

1. Cournand, 1948; Prewitt, 1983b; Robotham, 1983a; Biondi, 1988; Marini, 1989a; Biondi, 1990; Pinski, 1991b; Jardin, 1991; West, 1992
2. Davison, 1978; Marini, 1986; Benhamou, 1986

Daraus folgt:

a) Maschinelle Beatmung verstärkt die Diskrepanz zwischen den Ventrikeln und die phasischen Veränderungen des HMV.

b) Diese Schwankungen fallen umso mehr auf, je höher der mittlere intrathorakale Druck und je niedriger das zirkulierende Blutvolumen ist. Bei Hypovolämie kann maschinelle Überdruckbeatmung einen dramatischen Abfall des Herzminutenvolumens nach sich ziehen, während eine Hypervolämie diese Auswirkungen gänzlich unterdrückt.

c) Bei gleichem, vom Beatmungsgerät gelieferten Atemvolumen fallen die Auswirkungen maschineller Beatmung umso mehr ins Gewicht, je besser der positive Druck in den Luftwegen auf die Pleura übertragen wird (erhöhte Lungen-Compliance oder / und erniedrigte Thorax-Compliance).

Die Auswirkungen maschineller Beatmung auf die Nachlast hängen sehr von den elastischen Eigenschaften des Systems Thorax / Lunge ab, besonders bezüglich des rechten Ventrikels. Unter Normalbedingungen wird die Erhöhung des Widerstands in den kleinen alveolären Gefäßen, verursacht durch die inspiratorische Ausdehnung des Lungenvolumens, nahezu kompensiert durch die Durchmesserzunahme großer intraparenchymatöser Gefäße, die dem Zug des Lungengewebes unterliegen. Dies ist dann nicht mehr der Fall, wenn es zu einer pulmonalen Hyperinflation kommt, die entweder auf eine bronchopulmonale Ursache (Asthma, Emphysem) oder einen (zu) hoch eingestellten PEEP zurückzuführen ist. Man kann unter diesen Umständen eine Erhöhung des Pulmonalarteriendrucks mit Ansteigen des intrathorakalen Drucks beobachten, welche die Insuffizienz des rechten Ventrikels beschleunigen oder sogar festschreiben kann (1).

1. Jardin, 1981; Pinski, 1991b

SPEZIALFALL PEEP

PEEP und Transmuraldrücke (1)

Der Anstieg des Alveolardruckes am Ende der Exspiration wirkt sich teilweise auf den intrathorakalen Druck (Ppleu) aus, der um die Herzhöhlen herum herrscht. Dieser wird folglich über den Luftdruck, der als Referenzwert benutzt wird, hinaus ansteigen; dann werden die Transmuraldrucke durch die intraluminalen Drucke überschätzt (s. S. 88).

In der Praxis ist der Fehler umso größer, je höher die Lungencompliance und je niedriger die Thoraxcompliance sind (2). Verfügt man über keine genaueren Angaben über den Ppleu, so geht man von einem vernachlässigbaren Fehler aus, wenn bei niedriger Lungencompliance ein PEEP kleiner 10 cm H_2O angewandt wird (3). Bei höherem PEEP zieht man von den gemessenen Gefäßdrucken willkürlich 2 mmHg für jeden weiteren PEEP-Anstieg um 5 cm H_2O ab (4). Eine Alternativmethode, die erst vor kurzem vorgeschlagen wurde, aber noch nicht allgemein anerkannt ist, besteht darin, den PCW-Druck aufzuzeichnen, während die Beatmungsmaschine kurzzeitig (< 15 Sekunden) abgeschaltet wird und dann davon auszugehen, daß der Fußpunkt der erhaltenen Kurve den Transmuraldruck wiedergibt (5).

Liegt eine Krankheit vor, in deren Verlauf bekanntermaßen ein Anstieg der Lungencompliance auftritt, ist die Anwendung eines PEEP ungewöhnlich, es kann jedoch ein intrinsischer PEEP (Auto-PEEP) vorliegen, der die gleichen Auswirkungen wie ein externer PEEP aufweist und der die gleichen Korrekturmaßnahmen bedarf (6).

1. Geer, 1977; Downs, 1980; Marini, 1982; Jardin, 1985a
2. O'Quin, 1983; Jardin, 1985a
3. Matthay, 1983a; Pinski, 1991
4. Matthay, 1983a
5. Pinski, 1991
6. Pepe, 1982

PEEP und die Zonen nach West

Während der Alveolardruck in der Regel überall gleich hoch ist, werden die intravaskulären Drucke in der Lunge lokal durch einen nach unten gerichteten hydrostatischen Druckgradienten beeinflußt (kranio-kaudal oder ventro-dorsal, je nachdem, ob der Patient steht oder auf dem Rücken liegt).

Aus diesem Grund hat man gemäß den Relativwerten von Pulmonalarteriendruck, Alveolardruck und venösem Druck drei Zonen definiert (1).

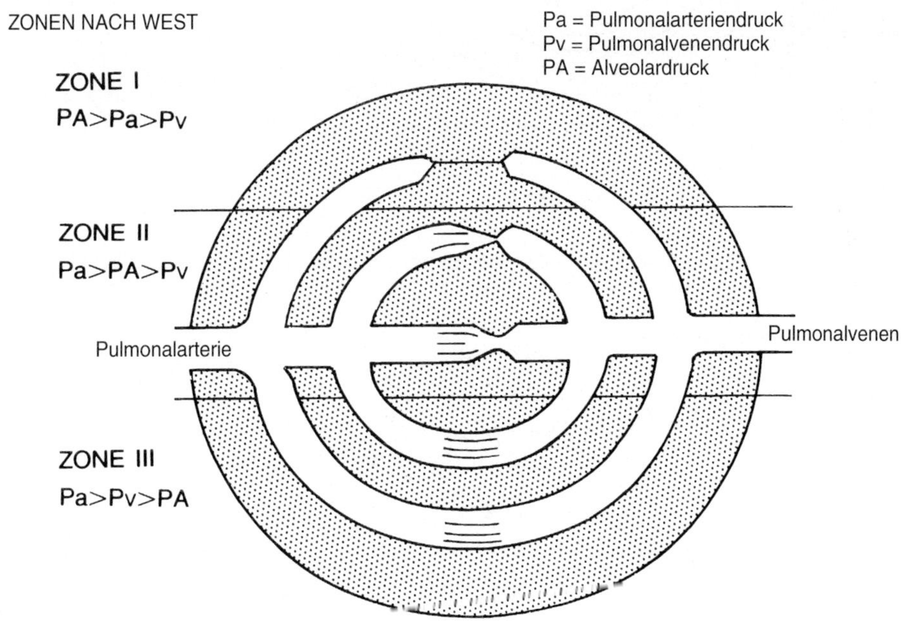

Mit freundlicher Genehmigung nachgezeichnet nach Culver, 1988

Befindet sich die Spitze eines Swan-Ganz-Katheters in Zone I oder II nach West, gibt der PCW den Alveolar- und nicht mehr den linken Vorhofdruck wider. Es empfiehlt sich, diese Situation bei einer Hypovolämie oder einem Anstieg des endexspiratorischen Alveolardrucks (externer oder intrinsischer PEEP) anzunehmen - zwei Bedingungen, unter denen die Zonen I und II zu Lasten der Zone III zunehmen können (2).

1. West, 1991
2. Berryhill, 1979; Shasby, 1981; Culver, 1988

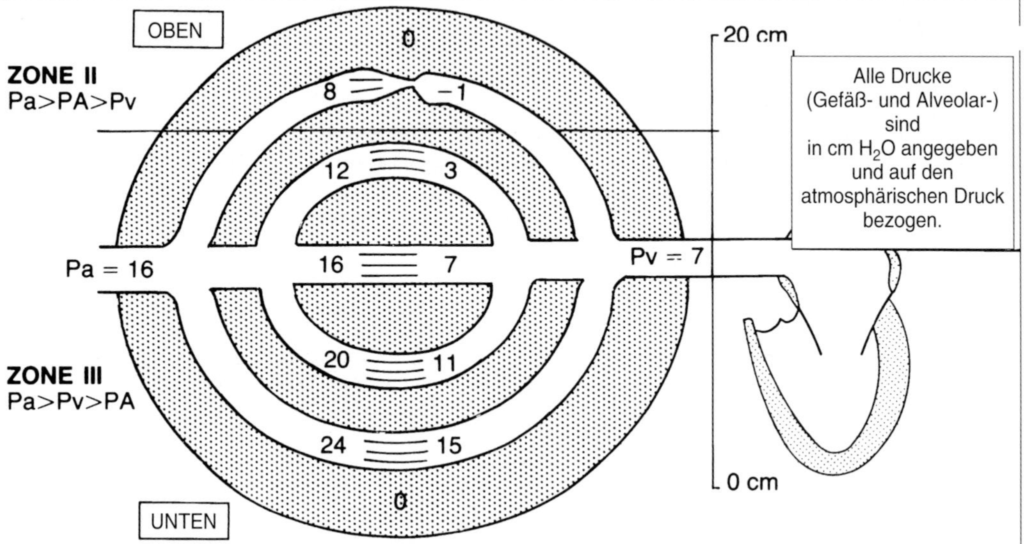

In Rückenlage und bei Spontanatmung befindet sich der Hauptteil des Gefäßsystems in Zone III.

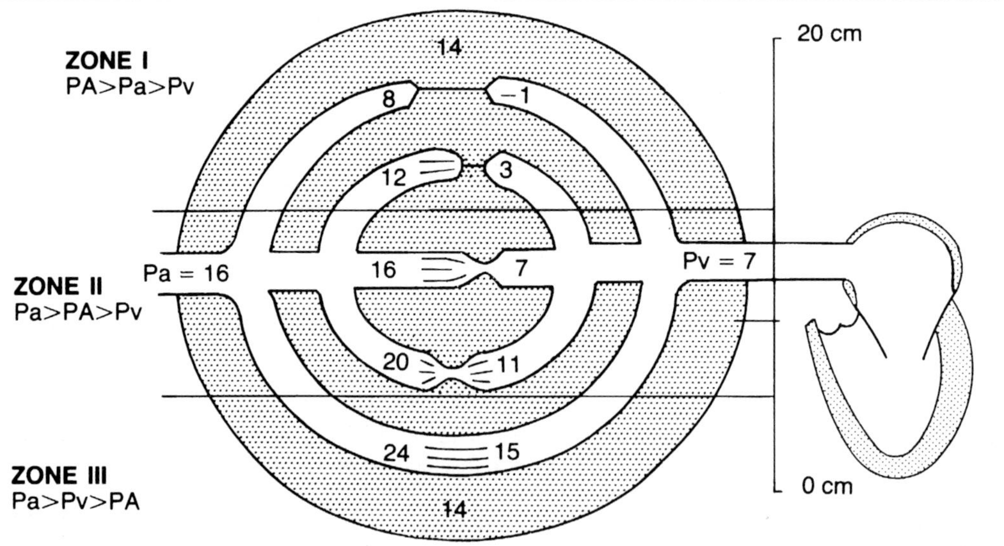

Das Vorliegen eines PEEP (im Beispiel 14 cm H_2O) ändert Zone III in Zone II und Zone II in Zone I. Je nach Katheterposition wird man einen PCW von 7 cm H_2O in Zone III oder von 14 cm H_2O in Zone I messen.

Mit freundlicher Genehmigung nachgezeichnet nach Culver, 1988

Wie kann festgestellt werden, ob sich der Katheter korrekt in Zone III befindet ?

Es gibt drei Kriterien, um diese Frage abzuklären:

1. Die Katheterspitze muß sich in einem unten liegenden Lungenbereich befinden.
In der Praxis wartet man, bis die Spitze (A) auf einer seitlichen Thoraxaufnahme bei einem Patienten in Rückenlage unterhalb des hinteren Rands des linken Vorhofs erscheint. Die Magensonde (B) stellt einen Anhaltspunkt dar, weil der Ösophagus dem Perikard des linken Vorhofs anliegt (1).

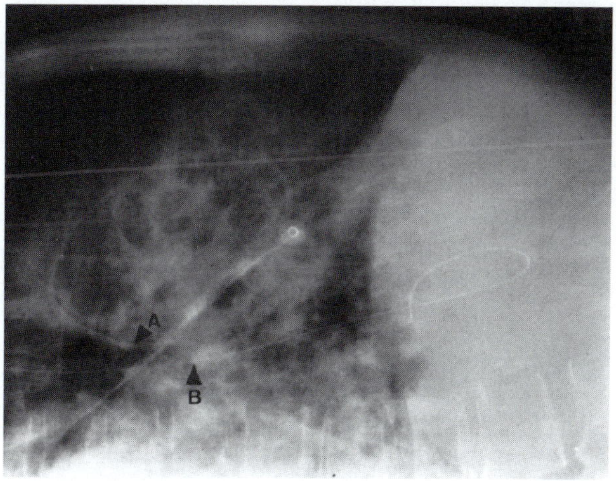

2. Die Druckänderungen in den Luftwegen durch maschinelle Überdruckbeatmung dürfen sich nicht vollständig auf den PCW-Druck übertragen (2).
   — die PCW-Druckänderungen dürfen 50 % der gemessenen Druckänderungen in den Luftwegen nicht überschreiten
   — ein Heraufsetzen des externen PEEP darf sich um höchstens 50 % auf den PCW-Druck übertragen
3. Ein kontinuierlicher Fluß der Blutsäule zwischen Katheterspitze und Pulmonalvenen muß gewährleistet werden können.
   — Die a- und v-Welle (s. S. 182) sind auf der PCW-Druckkurve zu erkennen (2)
   — Es ist möglich, 20 - 40 ml Blut über die distale Katheteraustrittsöffnung (bei aufgeblasenem Ballon) leicht abzuziehen. Es empfiehlt sich noch zu überprüfen, ob dies nicht auf einen unvollständigen Verschluß zurückzuführen ist, indem mittels Blutgasanalyse untersucht wird, ob der letzte Milliliter aufgezogenen Bluts noch kapillären Ursprungs ist (s. S. 86) (3).

1. Shasby, 1981; Hasan, 1985; Marini, 1986
2. Marini, 1986
3. O'Quin, 1983; Morris, 1985

Keines der oben angeführten Kriterien ist absolut verläßlich. Treffen jedoch mindestens zwei von ihnen zusammen, kann man zu Recht davon ausgehen, daß sich die Katheterspitze in Zone III befindet.

Es wurde vorgeschlagen, andernfalls die für Zone III erforderlichen Bedingungen dadurch herzustellen, daß der Patient in Seitenlage gebracht wird (1).

1. Hasan, 1984

PEEP und Ventrikelfunktion (1)

Die Auswirkungen des PEEP auf das Herzminutenvolumen sind von der Höhe des PEEP und von der zugrundeliegenden Herzkreislauferkrankung abhängig.

Bei **PEEP-Werten zwischen 5 und 15 cm H_2O** kann man einen Abfall des Herzminutenvolumens als Folge eines verminderten venösen Rückstroms beobachten. Dieser Effekt fällt umso mehr ins Gewicht, je geringer das Kreislaufvolumen ist und je besser der positive Druck auf die Vv. cavae in ihrem intrathorakalen Verlauf übertragen wird (normale oder erhöhte Lungen-Compliance, erniedrigte Thorax-Compliance). Unter diesen Umständen genügt eine Volumenzufuhr, um das Herzminutenvolumen wiederherzustellen.

Bei **höheren PEEP-Werten** führt der PEEP zu einer Überlastung des rechten Ventrikels, indem er den Gefäßwiderstand in der Lunge (durch Kompression des Kapillarbetts) erhöht. Die daraus resultierende Dilatation des rechten Ventrikels bewirkt eine Linksverschiebung des Kammerseptums mit sekundärer Verminderung von linksventrikulärem Volumen und Compliance (s. S. 129).

Unter diesen Bedingungen kann eine Volumenzufuhr zu einem zusätzlichen Abfall des Herzminutenvolumens führen, da sie die Konkurrenz der Ventrikel um genügend Platz im Perikard verschärft. Bei Lungen geringer Compliance, wie beispielsweise beim akuten Lungenversagen, lassen sich diese Auswirkungen begrenzen, wenn durch PEEP alveolärer Bezirke wiedereröffnet werden.

Bei **Herzinsuffizienz** mit schwerer linksventrikulärer Dysfunktion kann die Anwendung eines PEEP die Herzleistung verbessern, indem der Füllungsdruck des linken Ventrikels abgesenkt (direkte Folge der Verringerung des rechtsventrikulären Volumens) und die Druckgradienten vermindert werden, die dieser während der Systole erzeugen muß (Sinken des linksventrikulären Transmuraldrucks) (2). Unter diesen Bedingungen kommt eine Erhöhung des intrathorakalen Drucks den Wirkungen eines arteriellen Vasodilatators sehr nahe; sie hat aber auch dieselben Nachteile, nämlich die Möglichkeit, daß die Koronardurchblutung absinkt mit der Folge einer sekundären Myokardischämie (3).

1. Quist, 1975; Walkinshaw, 1980; Marini, 1981; Jardin, 1981; Cassidy, 1989; Takata, 1991
2. Buda, 1979; Grace, 1982; Robotham, 1983b; Räsanen, 1985
3. Schulman, 1989; Schulman, 1990

5. SAUERSTOFFTRANSPORT UND SAUERSTOFFVERBRAUCH

Unter Normalbedingungen wird der O_2-Verbrauch durch den Bedarf geregelt und hängt nicht vom Transport in die Peripherie ab.

Bei bestimmten Formen experimentell erzeugter Gewebsanoxie, besonders beim hämorrhagischen Schock des Hundes, wurde gezeigt, daß der Sauerstoffverbrauch vom Sauerstofftransport dann abhängig wird, wenn dieser unter eine kritische Schwelle abfällt (1).

Es ist möglich, aber nicht bewiesen, daß ein solches Phänomen auch beim Mensch unter bestimmten Umständen auftritt, wenn die Gewebsoxygenierung gefährdet erscheint (2). Für manche Autoren weist eine gleichzeitige Erhöhung von $\dot{D}O_2$ und $\dot{V}O_2$ auf eine Sauerstoffschuld hin und besitzt prognostischen Wert (3).

Tatsächlich werden die theoretischen Grundlagen dieser Zusammenhänge noch diskutiert (4). Außerdem stößt ihre praktische Anwendung noch auf zahlreiche methodische Hindernisse, besonders die Akkumulation von Meßfehlern und die Unbrauchbarkeit bei labilen Herzkreislaufzuständen (s. S. 147) (5).

Nach dem derzeitigen Kenntnisstand ist ein klinisches Interesse an einer gleichzeitigen Überwachung von $\dot{V}O_2$ und $\dot{D}O_2$ nicht zu erkennen.

1. Cain, 1977
2. Shibutani, 1983; Cain, 1984; Schumacker, 1987; Schumacker, 1990
3. Bihari, 1987; Vincent, 1990
4. Dantzker, 1991
5. Nightingale, 1990

6. SAUERSTOFF-BINDUNGSKURVE (1)

Die Lage der Dissoziationskurve wird vom P50 beschrieben; das ist der Sauerstoffdruck, der erforderlich ist, um eine Sauerstoffsättigung von 50 % zu erhalten.

Der Wert des P50 wird grundsätzlich von 4 Faktoren beeinflußt:

- H^+-Ionenkonzentration
- PCO_2
- Temperatur
- Konzentration an organischen Phosphaten und hier besonders die des intraerythozytären 2,3 Diphosphoglycerats (2,3 DPG)

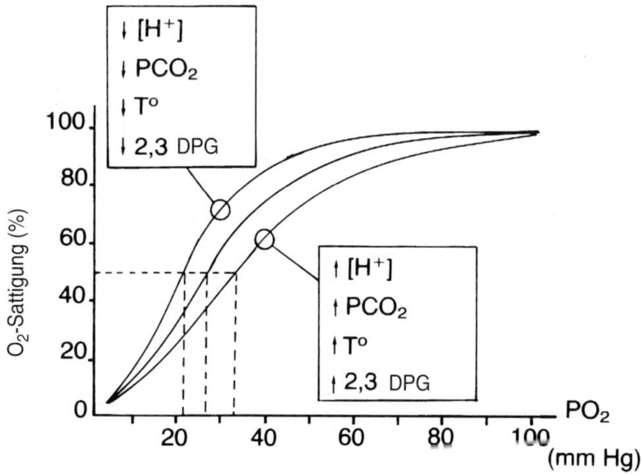

Zum Beispiel führt eine akute respiratorische Alkalose zu einer Verminderung von P50, was einer Links-Verschiebung der Oxyhämoglobin-Dissoziationskurve entspricht. Bleibt die Alkalose bestehen, führt dies im Erythrozyten zu einem Anstieg der 2,3 DPG-Konzentration, die dazu tendiert, die Kurve in ihre Ausgangsposition zurückzuverlagern.

1. Bellingham, 1971; Thomas, 1974; Harken, 1977

Bei einer gleichbleibenden arteriovenösen Sauerstoffdifferenz bewirkt eine Linksverschiebung der Hb-Dissoziationskurve (Verminderung von P50) einen erniedrigten Sauerstoffpartialdruck im gemischt-venösen Blut. Dies entspricht unter diesen Bedingungen einer erhöhten Sauerstoffaffinität des Hämoglobins.

Oxyhämoglobin-Dissoziationskurve

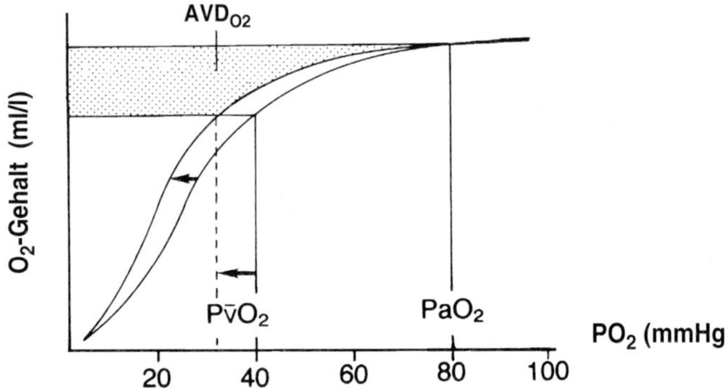

Im physiologischen Bereich besitzen die Verschiebungen der Dissoziationskurve keine offenkundigen Auswirkungen auf die O_2-Ausschöpfung im Gewebe. Dagegen kann eine Linksverschiebung der Dissoziationskurve bei stark erhöhter O2-Extraktion infolge eines verminderten Herzminutenvolumens, eines übermäßig gesteigerten Stoffwechsels oder eines Abfalls des arteriellen O_2-Gehalts zu einem kritischen Abfall des venösen PO_2 mit Gewebshypoxie führen. Das gleiche gilt, wenn Verteilungsstörungen in der Mikrozirkulation die Diffusionsstrecke erhöhen (1).

Um eine Vorstellung von der Bedeutung dieses Sachverhalts zu vermitteln: ein Abfall des P50 um 2 mmHg bei maximaler peripherer O_2-Ausschöpfung erfordert eine Erhöhung des Herzminutenvolumens um 1,1 l/min um den Bedarf des peripheren Sauerstoffverbrauchs zu decken (2).

1. Watkins, 1974; McConn, 1975; Snyder, 1987a; Myburgh, 1991
2. Clemmer, 1988

7. KONTINUIERLICHE MESSUNG DER GEMISCHT-VENÖSEN O_2-SÄTTIGUNG ($S\bar{v}O_2$) (1)

Zur Überwachung:

Die $S\bar{v}O_2$ ist ein Indikator für kardio-respiratorische Störungen aller Art (s. S. 143). Ihre kontinuierliche Messung ermöglicht es, Zustände zu registrieren, die bei intermittierenden Kontrollen, wie beispielsweise der Messung des HMV, nicht auffallen würden.

Zur Diagnostik:

Der Abfall der $S\bar{v}O_2$ ist ein nicht-spezifisches Phänomen, das durch zahlreiche Faktoren ausgelöst werden kann: Veränderung des Gasaustauschs, Steigerung des Stoffwechsels, Abfall des Herzminutenvolumens, Verteilungsstörungen bei der Gewebsdurchblutung, Störungen der Mikrozirkulation, Abfall der verfügbaren Hämoglobinkonzentration. Das diagnostische Interesse beschränkt sich darauf, die Aufmerksamkeit zu wecken; anschließend muß mit anderen Mitteln danach gesucht werden, welcher dieser Faktoren verantwortlich ist.

Zur Therapie:

Das kontinuierliche Mitverfolgen der $S\bar{v}O_2$ kann sich als sehr nützlich erweisen für:

- die Wahl eines optimalen PEEP (2)
- die Kontrolle kreislaufunterstützender Maßnahmen
- die Dosierung inotroper oder vasoaktiver Substanzen
- den schwierig festzulegenden Zeitpunkt des Abschaltens maschineller Beatmung

1. Divertie, 1984; Boutros, 1986; Nelson, 1987b; Snyder, 1987b; Rouby, 1991
2. Räsanen, 1987
3. Gore, 1984
4. Hassan, 1989
5. Armaganidis, 1989

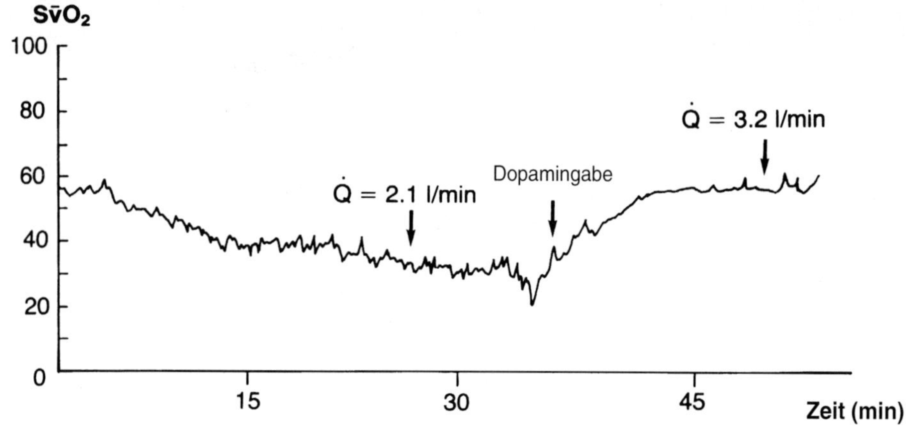

Durch die kontinuierliche Messung der $S\bar{v}O_2$ kann die Wirksamkeit einer vasoaktiven Behandlung beurteilt und gleichzeitig die Häufigkeit der HMV-Messungen reduziert werden.

Nach Oximetrix

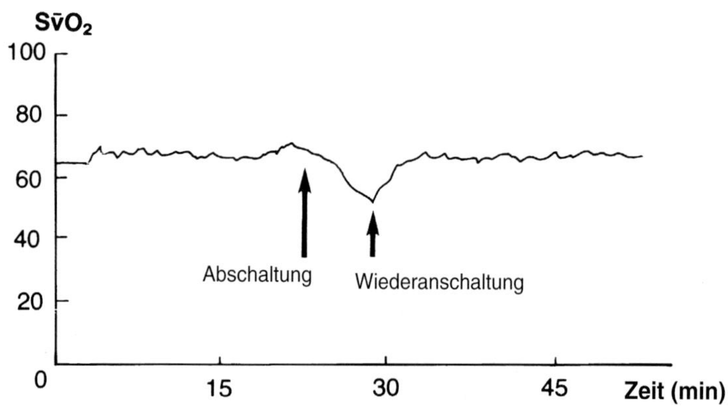

Die versehentliche Unterbrechung einer Dobutamin-Infusion wird durch den Abfall der $S\bar{v}O_2$ sichtbar.

Nach Baxter

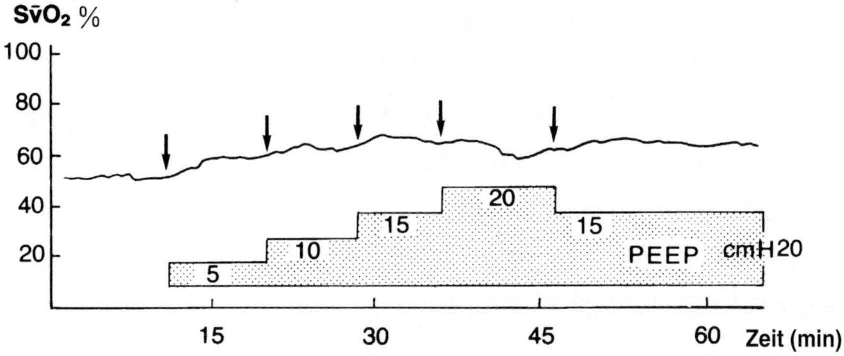

Durch die kontinuierliche Messung der $S\bar{v}O_2$ kann man leicht die optimale PEEP-Einstellung finden, die im vorliegenden Fall 15 cm H_2O entspricht.

Nach Baxter

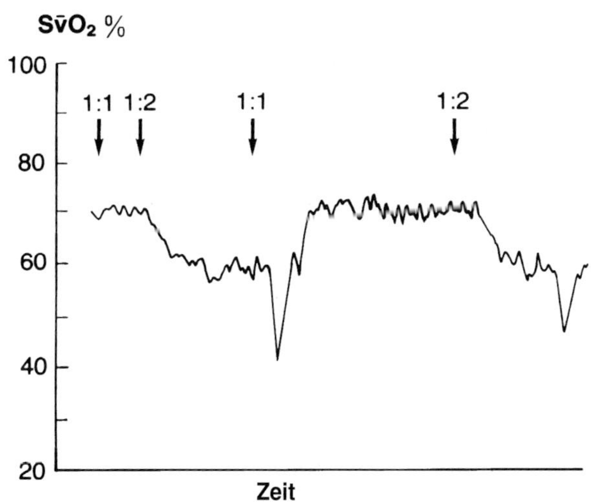

$S\bar{v}O_2$-Überwachung bei Kreislaufunterstützung durch aortale Gegenpulsion. Die zweimalige Verminderung der Gegenpulsions-Frequenz von 1 : 1 auf 1 : 2 bewirkt einen $S\bar{v}O_2$-Abfall.

Mit freundlicher Genehmigung nachgezeichnet nach Gore, 1984

8. SHUNT

- **RECHTS-LINKS-SHUNT**
  - Funktioneller intrapulmonaler Shunt und venöse Beimischung
  - Intrakardialer Rechts-Links-Shunt
  - Funktioneller Shunt und arterieller PO_2
  - Funktioneller Shunt, venöse Beimischung und Sauerstoff-Fraktion in der Inspirationsluft
- **LINKS-RECHTS-SHUNT**

RECHTS-LINKS-SHUNT

Der Rechts-Links-Shunt ist eine häufige Ursache arterieller Hypoxämie bei Intensiv-Patienten.

Der anatomische Shunt, durch O_2-Blutgasanalyse bei einem F_IO_2 von 1,0 (s. S. 172) bestimmt, beträgt normalerweise 4 - 6 %. Er erklärt sich vor allem durch den Abfluß bronchialvenösen Bluts in die Pulmonalvenen und koronarvenösen Bluts in den linken Ventrikel (Thebesische Venen) (1).

Unter bestimmten Bedingungen kann der Rechts-Links-Shunt sehr viel größere Werte annehmen; der Mechanismus besteht entweder in einer ungenügenden Oxygenierung des gemischt-venösen Blutes (funktioneller intrapulmonaler Shunt bei schweren Pneumonien, akutes Lungenversagen, Atelektasen), oder in einer Verbindung zwischen rechter und linker Herzhöhle, die eine Umkehrung der Druckverhältnisse begünstigt (intrakardialer Shunt). Ein Beispiel hierfür stellt eine massive Lungenembolie dar, die zu einer akuten Rechtsherzdekompensation mit deutlichem Anstieg des rechten Vorhofdrucks führt, was wiederum einen Blutfluß durch ein permeables Foramen ovale nach sich zieht (2).

funktioneller
Echter Shunt = $\dot{V}/\dot{Q} = 0$

venöse Beimischung = $\dot{V}/\dot{Q} < 1$

1. Wagner, 1974; Nunn, 1977
2. Hervé, 1983

Funktioneller intrapulmonaler Shunt und venöse Beimischung (1)

Ein funktioneller intrapulmonaler Shunt wird grundsätzlich bei einem F_IO_2 von 1,0 bestimmt und gibt das Verhältnis des Blutvolumens, das nicht-belüftete Lungenbezirke durchströmt ($\dot{V}_A/\dot{Q} = 0$), zum Herzminutenvolumen an.

Die venöse Beimischung, die bei einem F_IO_2 kleiner 1,0 gemessen wird, umfaßt gleichzeitig den funktionellen Shunt und den Shunteffekt, der von Lungenbezirken herrührt, die ein unter der Norm liegendes Ventilations-Perfusions-Verhältnis aufweisen.

Die Formeln für die Berechnung des funktionellen Shunts oder einer venösen Beimischung sind identisch, nur der F_IO_2 variiert.

$$\frac{\dot{Q}s}{\dot{Q}t} = \frac{Cc'O_2 - CaO_2}{Cc'O_2 - C\bar{v}O_2}$$

Man kann sich von der Gültigkeit der Formel überzeugen, indem man folgendermaßen ableitet:

O_2-Transport bei Ausfluß aus linkem Ventrikel	=	O_2-Transport (Anteil aus ventilierter Lunge)	+	O_2-Transport (Anteil aus Shuntdurchblutung)

$$\dot{Q}t \cdot CaO_2 = (\dot{Q}t - \dot{Q}s) \cdot Cc'O_2 + \dot{Q}s \cdot C\bar{v}O_2 \quad (1)$$

$$\dot{Q}t \cdot CaO_2 = (\dot{Q}t - \dot{Q}s) \cdot Cc'O_2 + \dot{Q}s \cdot C\bar{v}O_2 \quad (2)$$

$$\dot{Q}t \cdot CaO_2 = \dot{Q}t \cdot Cc'O_2 + \dot{Q}s \cdot (C\bar{v}O_2 - Cc'O_2) \quad (3)$$

$$\dot{Q}t \cdot (CaO_2 - Cc'O_2) = \dot{Q}s \cdot (C\bar{v}O_2 - Cc'O_2) \quad (4)$$

$$\dot{Q}s/\dot{Q}t = (Ca'O_2 - Cc'O_2)/(C\bar{v}O_2 - Cc'O_2) \quad (5)$$

$$\dot{Q}s/\dot{Q}t = (Cc'O_2 - CaO_2)/(Cc'O_2 - C\bar{v}O_2) \quad (6)$$

Das erhaltene Ergebnis ist ungenau, aufgrund der Anhäufung von Meßfehlern, notwendiger Annäherungen für die Berechnung von $Cc'O_2$ (s. S. 114) und schließlich wegen des häufig nicht stabilen Kreislaufzustandes, der für die Methode gefordert wird (2).

Eine präzisere Methode, um Verteilungsstörungen des Ventilations-Perfusions-Verhältnisses zu studieren, stellt die Messung mit verschiedenen inerten Gasen dar (3). Sie eignet sich nicht zum Routinegebrauch; es wurde jedoch eine vereinfachte Version vorgeschlagen, die lediglich die Größe des Shunts bestimmt (4).

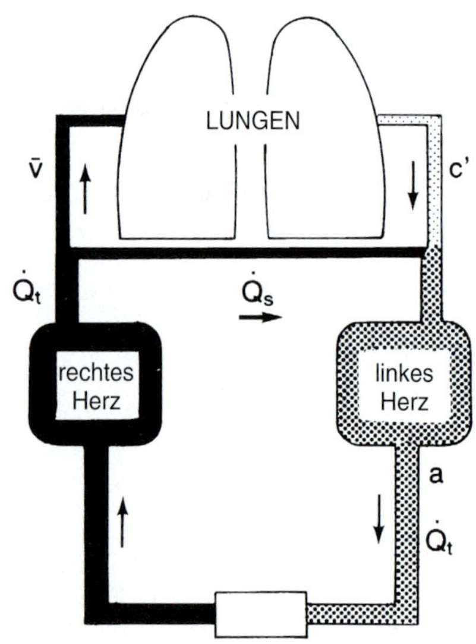

$\dot{Q}_t$ = pulmonaler Flow = linksventrikulärer Flow

1. West, 1979; Nunn, 1977; D'Alonzo, 1983; West, 1992
2. Nunn, 1977
3. Wagner, 1974; West, 1977
4. Pesenti, 1982

Intrakardialer Rechts-Links-Shunt

Die Analyse des Sauerstoffgehalts im Blut unter einem F_IO_2 von 1,0 ermöglicht es, einen Rechts-Links-Shunt im Herz aufzudecken. Die Formel, die hierzu verwendet wird, ähnelt derjenigen für die intrapulmonalen Shunts; aber es sollte darauf hingewiesen werden, daß die Shuntperfusion ($\dot{Q}_S$) als Prozentsatz am aortalen Flow ($\dot{Q}_{AO}$) ausgedrückt wird, der unter diesen Bedingungen vom Flow in der Pulmonalarterie - durch Thermodilution bestimmt - verschieden ist.

$$\frac{\dot{Q}s}{\dot{Q}_{AO}} = \frac{Cc'O_2 - CaO_2}{Cc'O_2 - C\bar{v}O_2}$$

Ableitung:

$$\dot{Q}_{AO} \cdot CaO_2 = \dot{Q}_{AP} \cdot Cc'O_2 + \dot{Q}s \cdot C\bar{v}O_2 \quad (1)$$

$$\dot{Q}_{AO} \cdot CaO_2 = (\dot{Q}_{AO} - \dot{Q}s) \cdot Cc'O_2 + \dot{Q}s \cdot C\bar{v}O_2 \quad (2)$$

$$\dot{Q}_{AO} \cdot (CaO_2 - Cc'O_2) = \dot{Q}s \cdot (C\bar{v}O_2 - Cc'O_2) \quad (3)$$

$$\dot{Q}s/\dot{Q}_{AO} = (CaO_2 - Cc'O_2)/(C\bar{v}O_2 - Cc'O_2) \quad (4)$$

$$= (Cc'O_2 - Ca'O_2)/(Cc'O_2 - C\bar{v}O_2) \quad (5)$$

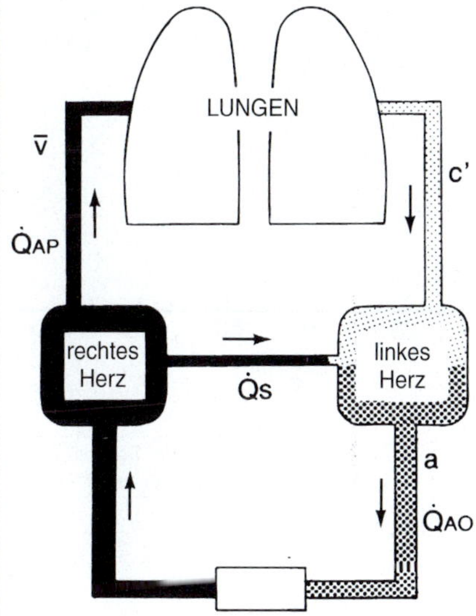

Bei gleichzeitigem Vorliegen von intrakardialem und intrapulmonalem Shunt liefert die oben angegebene Formel, für Messungen unter einem F_IO_2 von 1,0 den Wert für den Gesamtshunt, und zwar wiederum als Anteil am aortalen Flow.

Funktioneller Shunt und PO_2

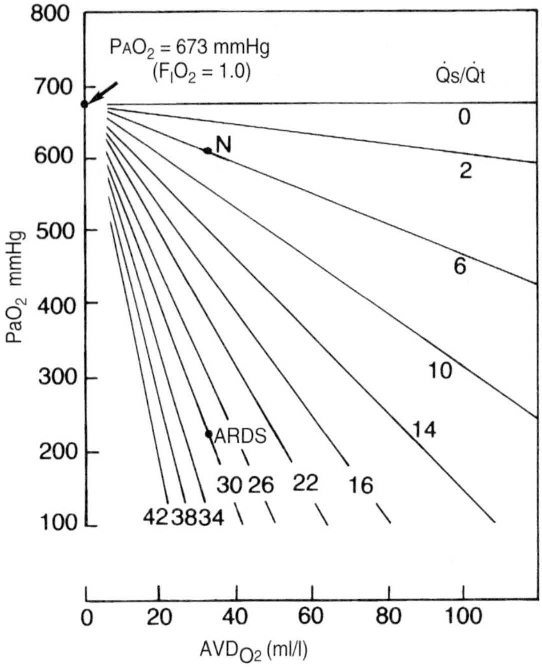

Mit freundlicher Genehmigung, nachgezeichnet nach Laver, 1964

Dieses Diagramm stellt die Beziehung zwischen arteriellem PO2, der arteriovenösen Sauerstoffdifferenz und dem bei einem F_IO_2 von 1,0 gemessenen Shunt her. Unter Normalbedingungen (N) ist der PaO_2 aufgrund des anatomischen Shunts geringer als der P_AO_2. Bei einem großem Shunt (akutes Lungenversagen beispielsweise) reicht eine reine Sauerstoffinhalation kaum aus, um einen akzeptablen PaO_2 aufrechtzuerhalten. Bei gegebenem Shuntvolumen ist der PaO_2 umso niedriger, je größer die AVD_{O2} ist.

Es ist leicht einzusehen, daß bei Vorliegen eines Rechts-Links-Shunts der PaO_2 nicht nur vom pulmonalen Gasaustausch abhängt, sondern auch von allen anderen Faktoren, die den O_2-Gehalt im gemischt-venösen Blut variieren können. Zum Beispiel beweist unter solchen Bedingungen eine Verschlimmerung der Hypoxämie nicht unbedingt eine Verschlechterung der Lungenfunktion, sie kann auch auf das alleinige Abfallen des Herzminutenvolumens mit Erhöhung der peripheren O_2-Extraktion zurückzuführen sein (1).

1. Dantzker, 1983

Funktioneller Shunt, venöse Beimischung und Sauerstofffraktion in der Inspirationsluft

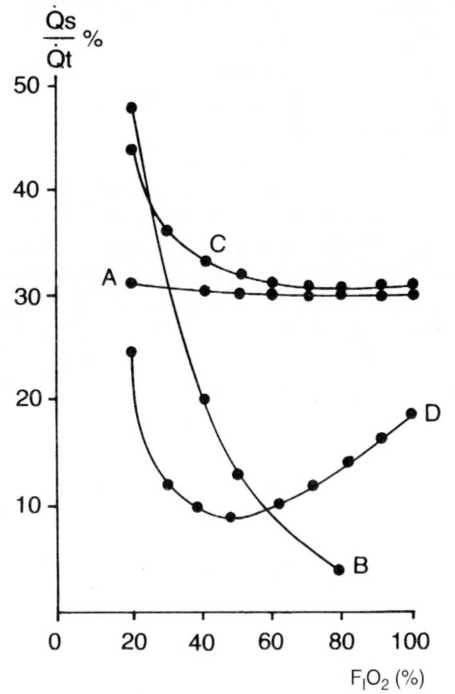

Modifiziert nach D'Alonzo, 1983

A. Im Fall **eines ausschließlich funktionellen Shunts** hat die Erhöhung der F_IO_2 wenig Auswirkung auf den errechneten Wert von $\dot{Q}s/\dot{Q}t$. Die sehr diskrete Erhöhung von $\dot{Q}s/\dot{Q}t$ bei verminderter F_IO_2 läßt sich durch die Tatsache erklären, daß schon unter Normalbedingungen die Verteilung des $\dot{V}_A/\dot{Q}$-Verhältnisses nicht ganz homogen ist.

B. Herrscht **regional in ein deutlich unterschiedliches $\dot{V}A/\dot{Q}$-Verhältnis,** ohne daß ein funktioneller Shunt vorliegt, nimmt der errechnete Wert für $\dot{Q}s/\dot{Q}t$ mit der Erhöhung von F_IO_2 stark ab.

C. In der überwiegenden Zahl der Fälle **treten ein funktioneller Shunt und eine inhomogene Ventilations Perfusions-Verteilung kombiniert auf.**

D. Die Inhalation eines hyperoxischen Sauerstoffgemischs kann den berechneten Wert für $\dot{Q}s/\dot{Q}t$ dadurch ein wenig anheben (1), daß sie Resorptionsatelektasen in hypoventilierten Bezirken hervorruft (2); gleichzeitig verändert sie die Perfusionsverteilung, indem sie auf eine hypoxisch bedingte pulmonale Vasokonstriktion einwirkt (3). Aufgrund dieser Einflüsse raten manche Autoren von der Bestimmung eines funktionellen intrapulmonalen Shunts unter einem F_IO_2 von 1,0 in der Klinik ab (4).

1. Shapiro, 1980; Quan, 1980
2. Wagner, 1974
3. Suter, 1975
4. Shapiro, 1980; Douglas, 1980

LINKS-RECHTS-SHUNT (1)

In der Intensivmedizin ist die **Hauptursache** eines Links-Rechts-Shunts die Ruptur des Septum interventrikulare, als Komplikation eines Myokardinfarkts (s. S. 214).

Die **Diagnose** wird normalerweise durch Echokardiographie gestellt: gegebenenfalls kann sie mittels einer etagenweise durchgeführten Oxymetrie erhärtet werden, die zeigt, daß die Sauerstoffsättigung im Blut der Pulmonalarterie um mindestens 10% höher liegt als im rechten Vorhof (2).

Unter diesen Umständen läßt sich das durch Thermodilution ermittelte **Herzminutenvolumen** nicht mehr interpretieren: die Rezirkulation des Markers durch das perforierte Septum ergibt dann zu niedrige Werte für den pulmonalen Flow ($\dot{Q}_{AP}$), wenn dieser größer als der aortale Flow ($\dot{Q}_{AO}$) ist. Um den wirklichen Wert für $\dot{Q}_{AP}$ zu erhalten, muß man entweder auf eine andere Methode zurückgreifen (Fick'sches Prinzip) oder eine mathematische Analyse der Dilutionskurve durchführen (s. S. 179). Man kann $\dot{Q}_{AO}$ dann erhalten, indem man $\dot{Q}_{AP}$ mit dem Anteil des Shuntvolumens $\dot{Q}_{AO}$ / $\dot{Q}_{AP}$ multipliziert, der, ausgehend von O_2-Sättigungsmessungen in der Pulmonalarterie, dem rechten Vorhof und dem peripherem arteriellen Blut, nach untenstehender Formel bestimmt wird:

$$\frac{\dot{Q}_{AO}}{\dot{Q}_{AP}} = \frac{CaO_2 - C\bar{v}O_2}{CaO_2 - C_{RA}O_2}$$

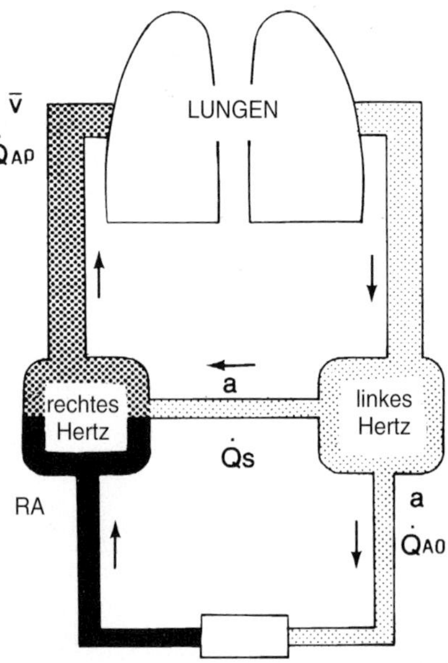

$\dot{Q}_{AP}$ = pulmonaler Flow
$\dot{Q}_{AO}$ = Flow in der Aorta

1. Meister, 1972; Bush, 1988; Boehrer, 1992
2. Bush, 1988; Barratt-Boyes, 1957

Die Formel, die die Bezieh $\dot{Q}_{AO}/\dot{Q}_{AP}$ in Abhängigkeit vom O_2-Gehalt angibt, wird folgendermaßen erhalten:

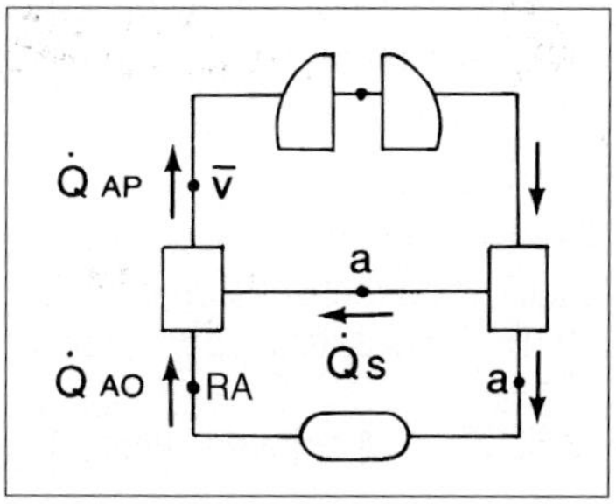

O_2-Transport bei Ausfluß aus linkem Ventrikel	=	O_2-Transport (Anteil aus ventilierter Lunge)	+	O_2-Transport (Anteil aus Shuntdurchblutung)

$$\dot{Q}_{AP} \cdot C\bar{v}O_2 = \dot{Q}_{AO} \cdot C_{RA}O_2 + \dot{Q}_s \cdot CaO_2 \qquad (1)$$

$$\text{mit } \dot{Q}_s = \dot{Q}_{AP} - \dot{Q}_{AO} \qquad (2)$$

daraus folgt:

$$\dot{Q}_{AP} \cdot C\bar{v}O_2 = \dot{Q}_{AO} \cdot C_{RA}O_2 + (\dot{Q}_{AP} - \dot{Q}_{AO}) \cdot CaO_2 \qquad (3)$$

$$\dot{Q}_{AP} \cdot C\bar{v}O_2 = \dot{Q}_{AO} \cdot C_{RA}O_2 + \dot{Q}_{AP} \cdot CaO_2 - Q_{AO} \cdot CaO_2 \qquad (4)$$

$$\dot{Q}_{AP} \cdot (C\bar{v}O_2 - CaO_2) = \dot{Q}_{AO} \cdot (C_{RA}O_2 - CaO_2) \qquad (5)$$

$$\dot{Q}_{AO}/\dot{Q}_{AP} = (CaO_2 - C\bar{v}O_2) / (CaO_2 - C_{RA}O_2) \qquad (6)$$

Es gibt zwei andere Möglichkeiten, um die Bedeutung eines Links-Rechts-Shunts anzugeben. Die entsprechenden Formeln können analog abgeleitet werden:

$$\dot{Q}_s/\dot{Q}_{AP} = (C\bar{v}O_2 - C_{RA}O_2) \;/\; (CaO_2 - C_{RA}O_2) \qquad (7)$$

$$\dot{Q}_s/\dot{Q}_{AO} = (C\bar{v}O_2 - C_{RA}O_2) \;/\; (CaO_2 - C\bar{v}O_2) \qquad (8)$$

Grenzen der etagenweise durchgeführten Oxymetrie

1. Mangel an Sensitivität

   Shunts geringeren Ausmaßes ($\dot{Q}_{AO}/\dot{Q}_{AP}$) $\geq 0{,}7$) auf Kammerebene sind aufgrund der normalen Variabilität der Sauerstoffsättigung im rechten Vorhof schwierig auszumachen (1).

2. Mangel an Genauigkeit

   Liegt die Katheteröffnung für die Probenentnahme im Vorhof nahe dem Sinus coronarius, erhält man für den mittleren Sauerstoffgehalt im rechten Vorhof einen zu niedrigen Wert; umgekehrt ist der Wert bei Regurgitation durch die Tricuspidaklappe zu hoch.

Gegenwärtig ist das Mittel der Wahl zum Nachweis eines Links-Rechts-Shunts die Doppler-Echokardiographie (2).

1. Barratt-Boyes, 1957
2. Sanfilippo, 1988

Auswirkungen eines Links-Rechts-Shunts auf die Thermodilutionskurve

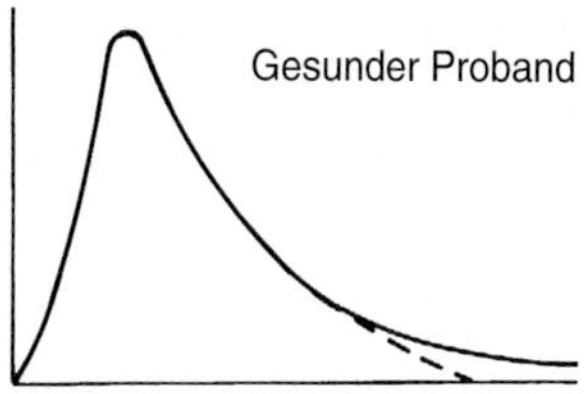

Thermodilutionskurve eines gesunden Probanden. Liegt kein Links-Rechts-Shunt vor, so ist die Abweichung zwischen der theoretischen (gestrichelt) und der tatsächlichen Kurve im wesentlichen auf die Rezirkulation des Markers über das Gefäßsystem zurückzuführen, eine Rezirkulation, deren Bedeutung beim Gesunden jedoch gering ist.

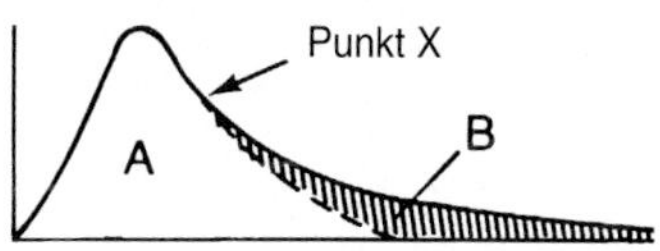

Bei einem Links-Rechts-Shunt erfolgt die Rezirkulation früher, was sich in einer frühzeitigeren (Punkt X) und größeren (schraffierte Fläche B) Abweichung zwischen der beobachteten Kurve und der gestrichelten Musterkurve niederschlägt.

Das Verhältnis zwischen Gesamtfläche (A + B) und der Fläche, die der ersten Indikatorpassage entspricht (A), ist theoretisch gleich dem Shuntanteil $\dot{Q}_{AP}/\dot{Q}_{AO}$ (1).

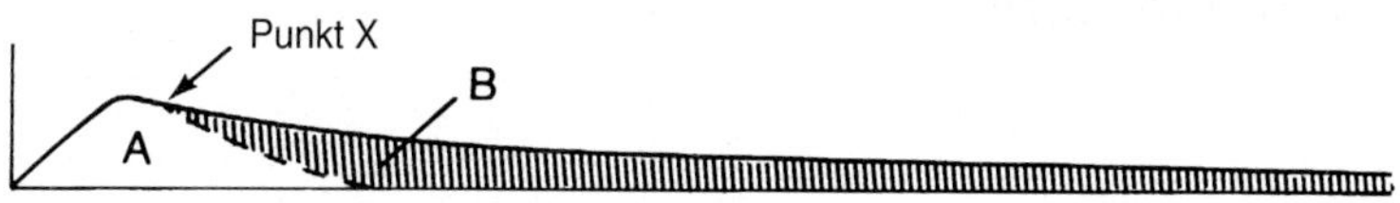

Angesichts der Schwierigkeit, die jeweiligen Kurvensegmente der ersten Passage und der Rezirkulation zu unterscheiden, wird diese Methode in der Praxis kaum angewandt.

1. Morady, 1983

9. INFORMATIONSGEHALT DER DRUCKKURVEN

- **VORBEMERKUNG**
- **NORMALE KURVENFORMEN**
  - — rechter Vorhofdruck und PCW-Druck
  - — rechter Ventrikeldruck und Pulmonalarteriendruck
- **ABWEICHENDE KURVENFORMEN**
  - — Rhythmusstörungen
  - — Regurgitation bei Mitralinsuffizienz
  - — PCW-Druck und Myokardischämie
  - — Tricuspidalinsuffizienz
  - — Perikardtamponade
  - — Restriktion der diastolischen Kammerfüllung
  - — Schwere Lungenembolie

VORBEMERKUNG

Die Beurteilung der über einen Swan-Ganz-Katheter aufgezeichneten Druckkurven muß mit besonderer Behutsamkeit vorgenommen werden, zunächst vor allem wegen der Artefakte, die vom Meßsystem herrühren können (Dämpfung, Resonanz). Darüber hinaus können die typischen Kurvenformen durch Einflüsse einer Herzfrequenzbeschleunigung maskiert werden. Und schließlich sind die erhaltenen Informationen sowohl wenig spezifisch als auch wenig sensitiv.

Beispiele:

- eine Mitralinsuffizienz wird klassischerweise von einer v-Welle auf der PCW-Druckkurve begleitet. Ein Drittel der Patienten mit einer schweren Mitralinsuffizienz jedoch weisen keine signifikante v-Welle (> 5 mmHg) auf (1);
- eine Pericarditis constrictiva kann zu einer Kurvenform führen, die derjenigen einer Kardiomyopathie oder eines Rechtsherzinfarkts sehr ähnelt (2).

Trotz dieser Vorbehalte ist die Beurteilung der Druckkurvenverläufe oft zweckmäßig, um eine Diagnose zu erhärten oder eine andere zu vermuten.

1. Fuchs, 1982
2. Lorell, 1979

NORMALE KURVENFORMEN (1)

Rechter Vorhofdruck und PCW-Druck

- **a-Welle** : Druckanstieg aufgrund der Vorhofkontraktion
- **x-Senke** : Druckabfall aufgrund der Vorhofrelaxierung
- **c-Welle** : (inkonstant) entspricht dem Schluß der Atrioventrikularklappe
- **x'-Senke** : folgt der c-Welle, falls diese sichtbar ist
- **v-Welle** : Druckanstieg aufgrund der passiven venösen Vorhoffüllung
- **y-Senke** : Druckabfall, der der Vorhofentleerung nach Öffnung der Atrioventrikularklappe entspricht

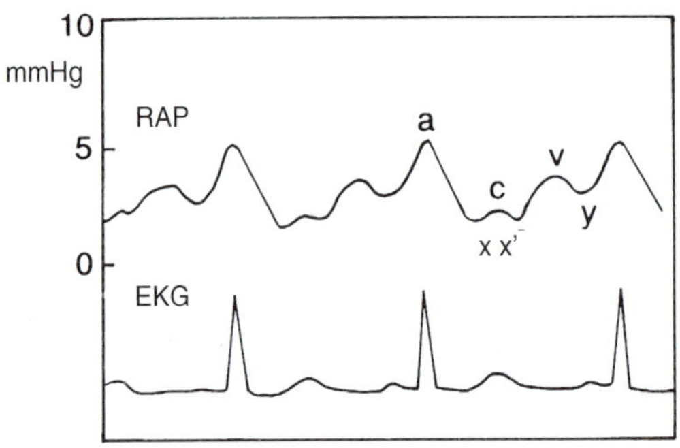

Die Form der Druckkurve des linken Vorhofs ist ähnlich, aber ihre Aufzeichnung »aus der Entfernung« mittels des PCW-Drucks sorgt für eine gewisse Dämpfung und Zeitverzögerung.

1. Grossman, 1992a

Auffinden der a- und der v-Welle (1)

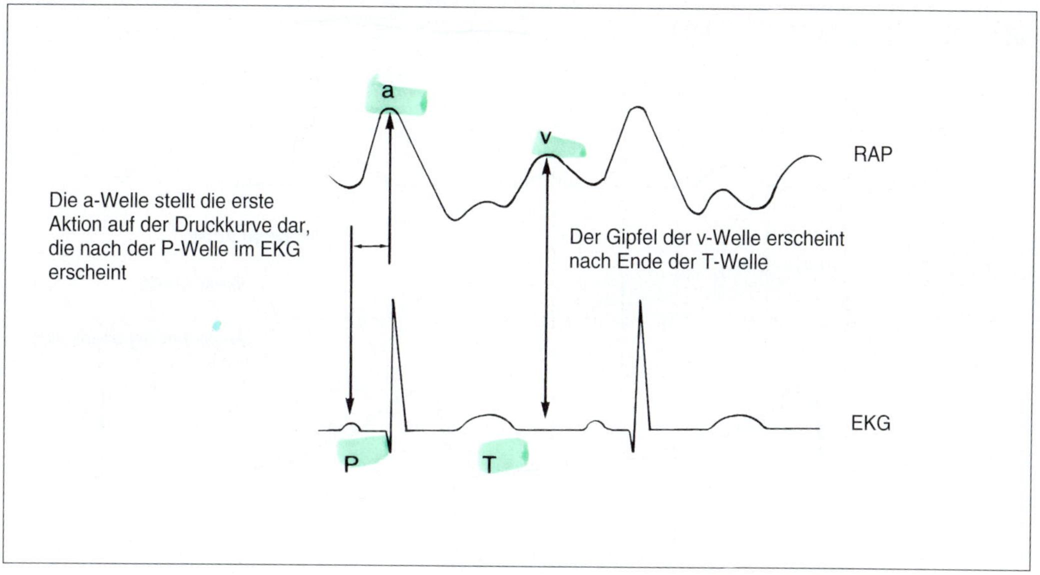

P-a-Intervall für den RAP = etwa 80 msek

P-a-Intervall für den PCW = etwa 160 msek

Diese zeitliche Differenz läßt sich erklären durch die Zeitspanne, die für die retrograde Ausbreitung der Druckwellen des linken Vorhofs durch den Lungenkreislauf erforderlich ist.

Das auf der PCW-Kurve beobachtete P-a-Intervall variiert in Abhängigkeit der Compliance des Systems proximal der Mitralklappe (Lungenvenen, -mikrozirkulation und -arterien), wobei sich die Ausbreitungsgeschwindigkeit der Welle umgekehrt proportional zu dieser Dehnbarkeit verhält.

Merke: a.p.
TV

zwischen X und Y
liegt V

1. Sharkey, 1987; Grossman, 1992a

Rechtsventrikulärer Druck und Pulmonalarteriendruck

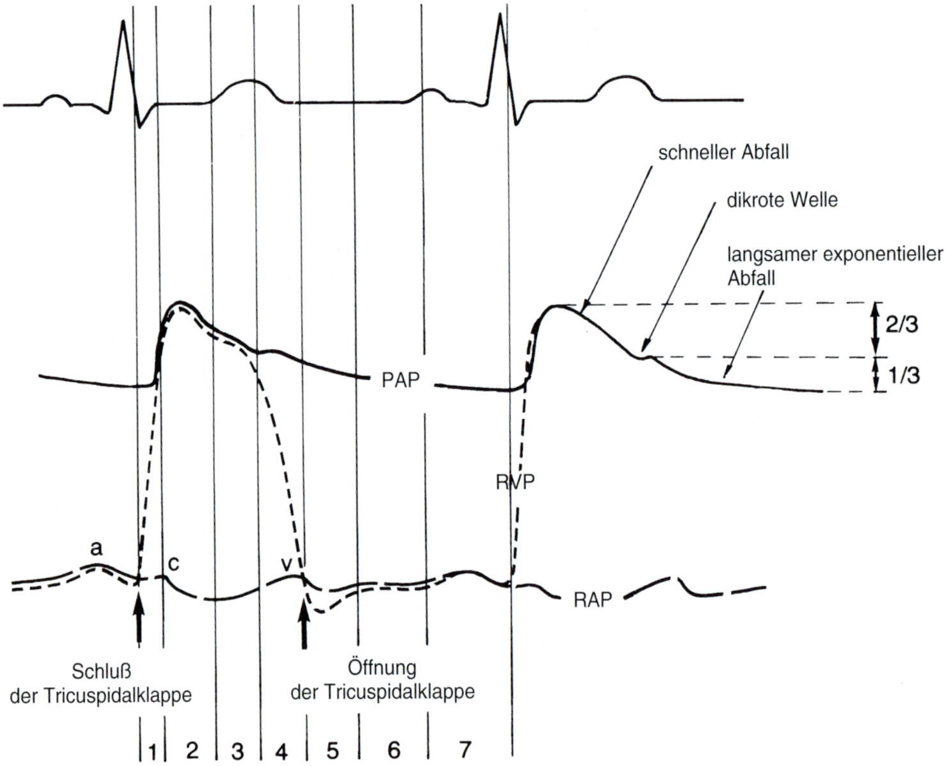

Systole *
1. Isovolumetrische Kontraktion **
2. Schneller Kammerauswurf
3. Ende des Kammerauswurfs

Diastole *
4. Isovolumetrische Relaxierung
5. Schnelle diastolische Füllung
6. Langsame diastolische Füllung (Diastase)
7. Vorhofkontraktion

** Im kardiologischen Sinne reicht die Systole vom Schluß der Tricuspidalklappe bis zum Schluß der Pulmonalklappe.

* Die Kontraktion des rechten Ventrikels beginnt ein wenig später (abfallender Teil der R-Zacke im EKG) als die des linken Ventrikels (Spitze der R-Zacke) (1).

1. Yang, 1978

ABWEICHENDE KURVENFORMEN

Rhythmusstörungen (1)

Die Aufzeichnung des rechten Vorhofdrucks kann zur Differentialdiagnose von Tachykardien beitragen:

- **Vorhofflattern** äußert sich in einer Frequenz von über 300 Schlägen pro Minute.
- in der Differentialdiagnose von **Tachykardien mit verbreitertem Kammerkomplex** (unten) spiegelt das Auftreten von »Canon« -Wellen (Pfeile) - Ausdruck der Vorhofkontraktion gegen eine geschlossene Tricuspidalklappe - eine atrio-ventrikuläre Dissoziation wider und stellt ein wertvolles Argument für das Vorliegen einer Kammertachykardie dar.

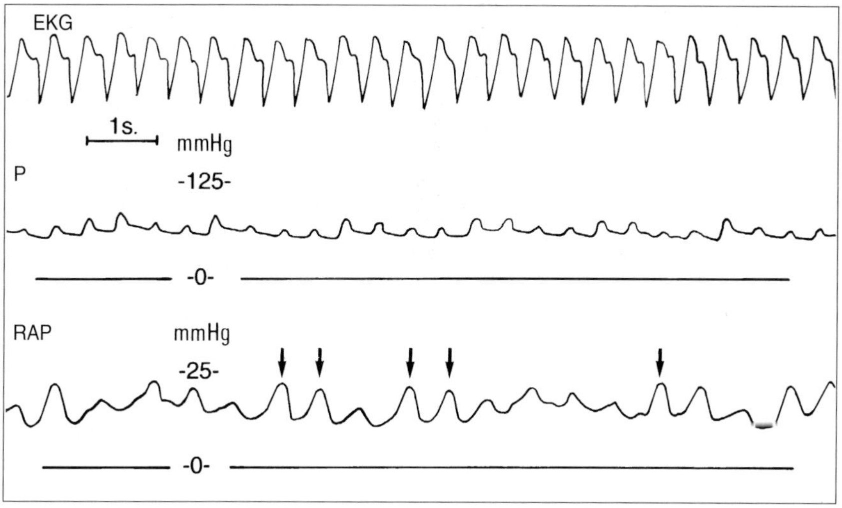

Mit freundlicher Genehmigung nachgezeichnet nach Sharkey, 1987

1. Sharkey, 1987

Regurgitation bei Mitralinsuffizienz (1)

Wird die Mitralklappe plötzlich insuffizient (Dysfunktion oder Ruptur eines Papillarmuskels), so wird der linke Vorhof einem erhöhten systolischen Druck ausgesetzt. Die Regurgitation führt zu einem plötzlichen Druckanstieg im linken Vorhof, welcher sich auf der PCW-Druckkurve in Form einer v-Welle großer Amplitude zeigt, deren Maximum gleich nach der Spitze der T-Zacke im EKG einfällt. Es gibt kein festgelegtes Kriterium, das erlauben würde, den pathologischen Charakter der v-Welle zu beweisen. Manche sehen sie als pathologisch an, wenn sich ihr Maximum mehr als 10 mmHg über der Grundlinie befindet (2). Andere erwarten hier ein Maximum, das mindestens doppelt so hoch wie der mittlere PCW-Druck liegen sollte (3).
Bei der Mitralinsuffizienz hängt die Amplitude der v-Welle nicht nur vom zurückpendelnden Blutvolumen ab, sondern auch von der Compliance des Vorhofs. So kann bei einer schweren chronischen Mitralinsuffizienz die v-Welle gering ausfallen. Umgekehrt kann eine v-Welle großer Amplitude bei akuten Formen beobachtet werden, wenn die Regurgitation - selbst bei geringem Ausmaß - in einen kaum dehnbaren Vorhof trifft.

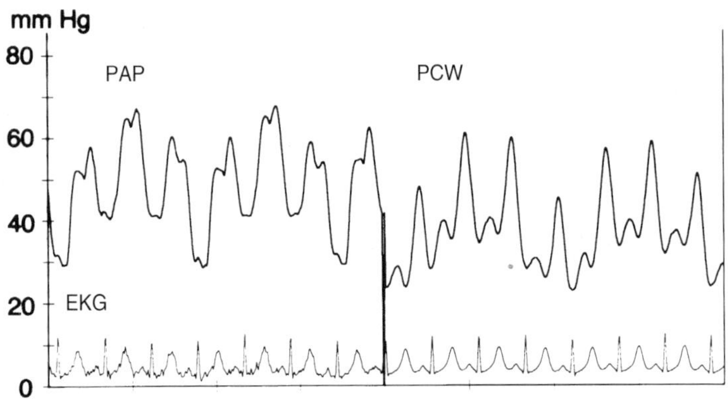

Bei einer massiven akuten Mitralinsuffizienz kann die PCW-Druckkurve mit der PAP-Kurve verwechselt werden.

In obiger Zeichnung unterscheiden sich die PCW-und PAP-Kurvenformen durch das Auftreten einer dikroten Welle in letzterer. Die besondere Lage der dikroten Welle, nämlich hoch gelegen, resultiert aus der Überlagerung der normalen Kurve durch die v-Welle und kann für sich allein genommen auf eine Mitralinsuffizienz hinweisen.

Manchmal ist der Reflux so stark, daß er sich in den Lungenkreislauf fortsetzt und so zu einer abnorm hohen Sauerstoffsättigung in einer oberhalb des Pulmonalarterienstamms entnommenen Blutprobe führt (4).

1. Roberts, 1966; Moore, 1978; Friedman, 1980; Fuchs, 1982; Grose, 1984
2. Fuchs, 1982
3. Grossman, 1986b
4. Tatooles, 1968

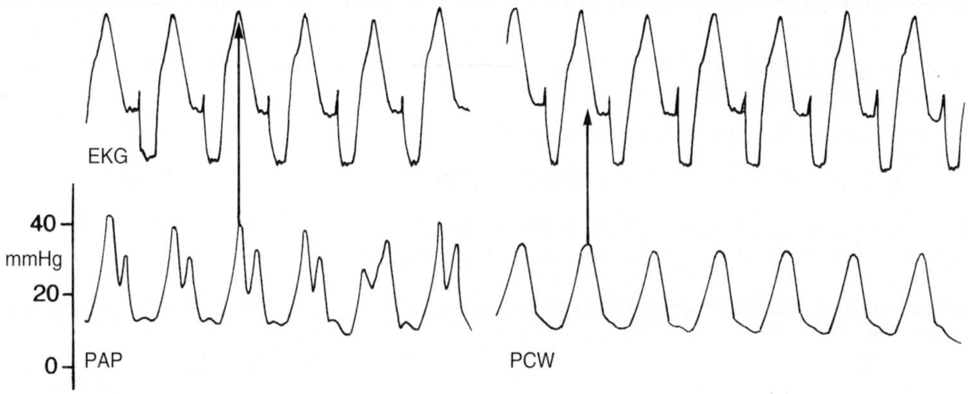

Ein anderes Kurvenbeispiel: wird das EKG als Bezugsgrundlage genommen, merkt man, daß das systolische Maximum des PA-Drucks frühzeitiger einfällt als das Maximum der v-Welle auf der PCW-Kurve.

Große v-Wellen können auch ohne Mitralinsuffizienz vorkommen, und zwar immer dann, wenn ein linker Vorhof geringer Compliance besteht (1). Zum Beispiel können große v-Wellen, die bei akuten Perforationen des Herzkammerseptums zu beobachten sind, durch den Abfall der Compliance des linken Vorhofs erklärt werden, der durch den extrem erhöhten pulmonal-venösen Rückstroms über die Grenzen seiner Dehnbarkeit hinaus belastet wird (2).

1. Pichard, 1982 ; Fuchs, 1982 ; Kern, 1991a
2. Drobac, 1979

PCW-Druck und Myokard-Ischämie (1)

Eine Ischämie des linken Ventrikels kann zu einem Anstieg des PCW-Drucks über zwei unterschiedliche Mechanismen führen:

- eine Verringerung der ventrikulären Compliance
- eine vorübergehende Dysfunktion der Papillarmuskeln

Das gleichzeitige Vorliegen einer a-Welle großer Amplitude läßt eher auf den ersten Mechanismus schließen, während eine große v-Welle eher auf letzteren hindeutet.

Es ist anzumerken, daß die Erhöhung des PCW-Drucks einem pectanginösen Schmerz vorausgehen kann.

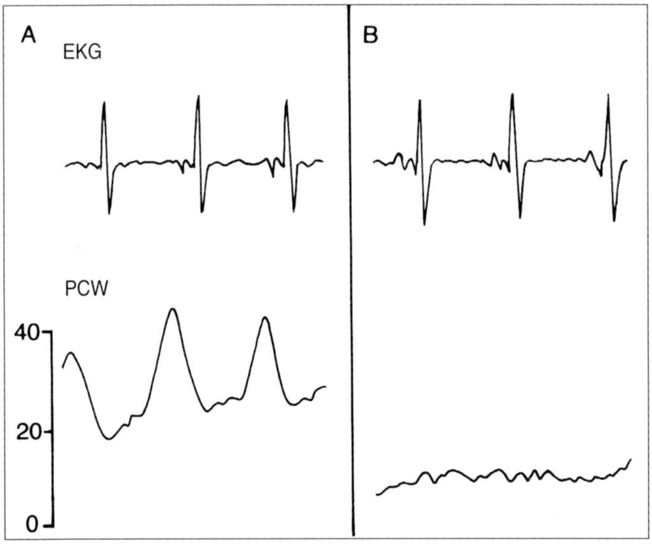

PCW-Druckkurve eines Koronarkranken. Der Angina-pectoris-Anfall äußert sich in einer v-Welle großer Amplitude (A), die 10 min nach Verabreichung von Nitratderivaten (B) verschwindet. Der mittlere Druck fällt von 30 mmHg während der Schmerzphase auf 10 mmHg danach.

Mit freundlicher Genehmigung nachgezeichnet nach Messineo, 1989

1. Mangano, 1980; Kaplan, 1981a; Messineo, 1989; Haggmark, 1989

Tricuspidalinsuffizienz (1)

In der Intensivmedizin ist eine Regurgitation durch die Tricuspidalklappe (RT) sehr oft die funktionelle Folge einer rechtsventrikulären Dilatation.

Sie zeigt sich auf der RAP-Kurve als eine positive systolische Welle. Besteht eine Regurgitation größeren Ausmaßes, nimmt die RAP-Kurve regelrecht die Form eines ventrikulären Verlaufs an. Der absteigende Teil der Regurgitationswelle stellt also einen tiefen und ungewöhnlich schnellen Abfall dar, der durch eine gleichzeitige Störung der rechtsventrikulären Compliance noch verstärkt werden kann (s. S. 211).

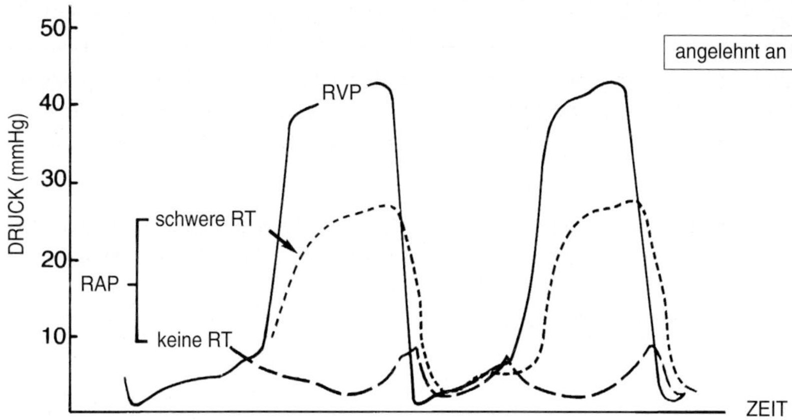

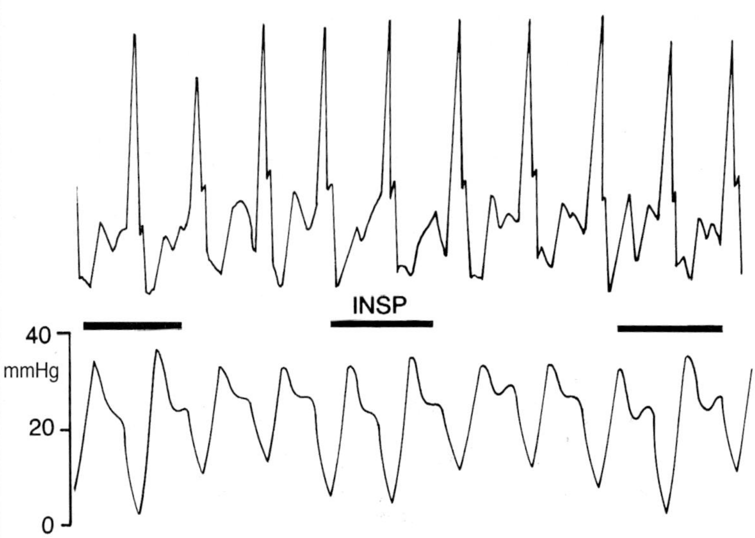

Auswirkungen der Atmung auf RAP-Kurve in einem Fall schwerer Tricuspidalinsuffizienz. Während der Inspiration (INSP) weisen die Regurgitationswelle und der abfallende Anteil beide eine vergrößerte Amplitude auf, so daß, anders als unter Normalbedingungen, der Mittelwert des RAP nicht sinkt (2).

1. Lingamneni, 1979; Grossman, 1986b; Kern, 1990
2. Sharkey, 1987

Perikardtamponade (1)

Die Perikardtamponade ist hinsichtlich der Drucke gekennzeichnet durch eine Angleichung zwischen RA- und PCW-Druck, die beide selbst mit dem Druck im Perikard im Gleichgewicht stehen (s. S. 216).

Die RAP-Kurve zeigt eine x-Senke großer Amplitude, die einem vorübergehend verminderten Herzvolumen im Perikardinnern im Verlauf der Kammersystole entspricht. Die y-Senke fehlt im allgemeinen. Die PCW-Kurve eignet sich weniger zur Interpretation aufgrund der Dämpfung, die die retrograde Ausbreitung der Druckwellen im Lungenkreislauf bewirkt.

A. Druckkurven einer Patientin, die eine Perikardtamponade infolge Perforation der freien Myokardwand durch eine Herzschrittmacher-Sonde entwickelte. Zu beachten sind die Angleichung der Vorhofdrucke, das Verschwinden der y-Senke und das Fortbestehen der x-Senke auf der RAP-Kurve.

B. Nach entlastender Perikardpunktion kann man eine Erhöhung des systolischen pulmonalarteriellen Drucks und seiner Druckamplitude, das Auftreten einer Druckdifferenz zwischen RAP und PCW und das Wiederauftreten der y-Senke beobachten.

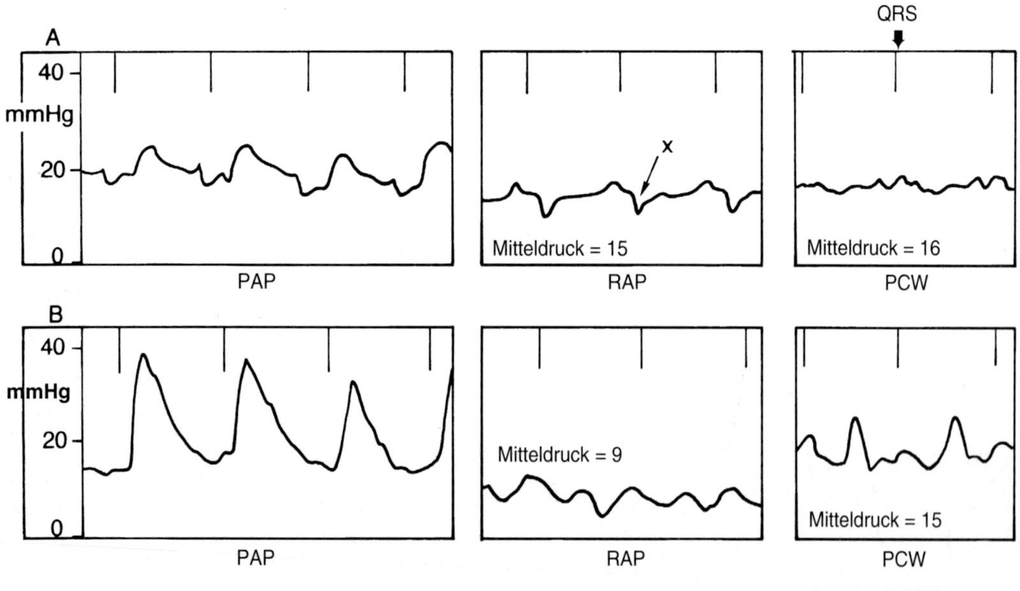

1. Shabetai, 1970; Spodick, 1989a; Cohen, 1990; Reddy, 1990; Ameli, 1991

Restriktion der diastolischen Kammerfüllung (1)

Bei der **Pericarditis constrictiva** (S. 218) äußert sich die Einschränkung der diastolischen Ausdehnung, verursacht durch die Verdickung des Perikards, in einem besonderen rechtsventikulären Druckkurvenverlauf, der meist mit dem Begriff »dip and plateau« bezeichnet wird.

Das Plateau des Ventrikeldrucks ab Mitte der Diastole steht für den Füllungsstopp, während der protodiastolische »dip« einem verminderten protodiastolischen Ventrikelvolumen entspricht, welches wahrscheinlich von einem protodiastolischen ventrikulären Saugeffekt begleitet wird (2). Diese Saugwirkung ist auf die Freisetzung angestauter Energie am Ende der Kontraktion zurückzuführen.

Bei der **restriktiven Kardiomyopathie** (S. 219), dem **Rechtsherzinfarkt** (S. 211) und der **schweren Lungenembolie** (S. 225) läßt sich das Plateau auf denselben Mechanismus der Ausdehnungseinschränkung zurückführen, die durch eine kaum dehnbare Ventrikelmuskulatur verursacht wird, und zwar entweder aufgrund einer Gewebsanomalie oder aber einer akuten Dilatation, in deren Verlauf der Ventrikel die Grenzen seiner Dehnbarkeit erreicht. Der Ursprung des »dip« ist noch nicht vollständig geklärt, obwohl klar ist, daß er in Verbindung mit der verringerten ventrikulären Compliance gesehen werden muß.

Auf dieser Kurve, die die gleichzeitige Aufzeichnung von RAP und RVP wiedergibt, ist festzustellen, daß der ventrikuläre »dip« auch im Vorhof durch eine y-Senke zu Beginn der Diastole auftritt.

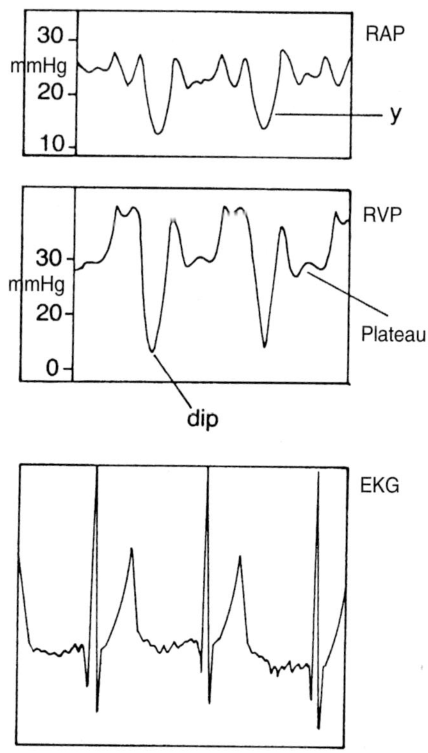

1. Lorell, 1979; Coma-Canella, 1980; Hancok, 1980; Schoenfeld, 1990; Wilenski, 1991
2. Shabetai, 1981

Steht der Elastizitätsverlust in Verbindung mit einer rechtsventrikulären Dilatation, beobachtet man nicht selten eine gleichzeitig vorliegende Tricuspidalinsuffizienz, die sich in den typischen Kurvenanomalien äußert, wie beispielsweise Verschwinden der x-Senke und das Auftreten eines systolischen Piks auf der Druckkurve des rechten Vorhofs (s. S. 189) (1).

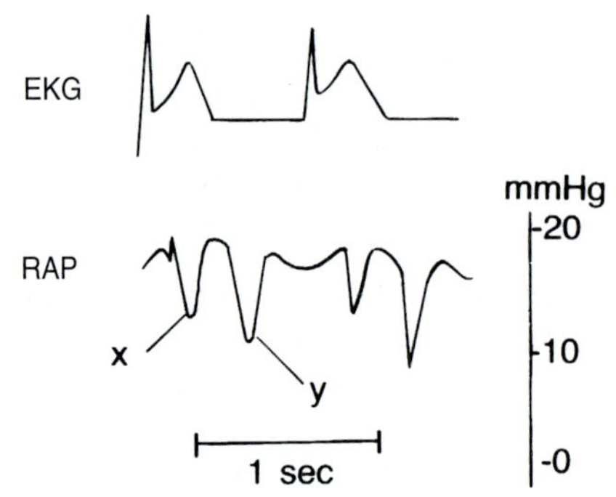

rechtsventrikulärer Infarkt ohne Tricuspidalinsuffizienz

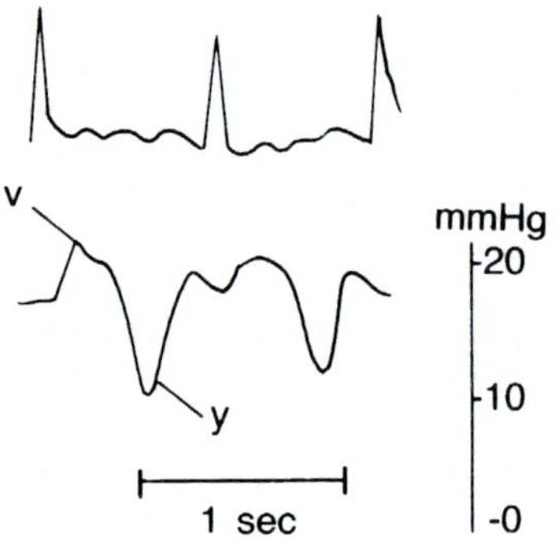

rechtsventrikulärer Infarkt mit gleichzeitig vorliegender Tricuspidalinsuffizienz

1. Daubert, 1977

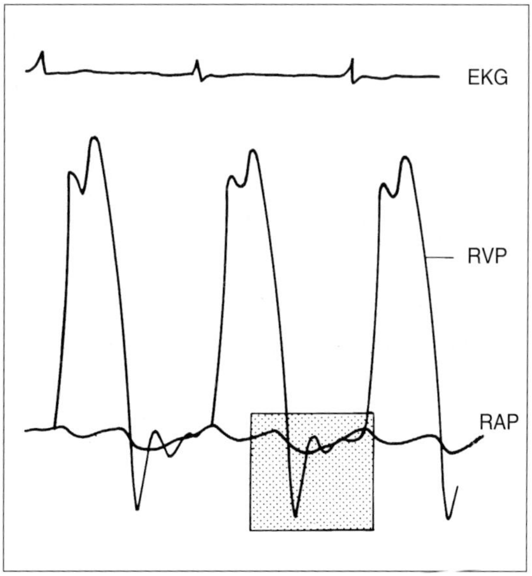

Eine Pseudo-dip-Kurvenform kann als Resonanzerscheinung beobachtet werden. So könnte dies der Fall im gegenüberliegenden Beispiel sein, in dem der »dip« von einer abprallenden Welle gefolgt wird, ohne daß eine Vorhof-y-Senke auftritt.

Im Fall einer wirklichen Einschränkung der späten Kammerfüllung mit der typischen »dip and plateau«-Form gibt es normalerweise keinen großen Unterschied zwischen der RAP- und der RVP-Kurve zu Beginn der Diastole (1).

Mit freundlicher Genehmigung nachgezeichnet nach Kern, 1990

1. Kern, 1990

Schwere Lungenembolie (1)

Bei schweren Lungenembolien kann häufig eine PAP-Kurvenform beobachtet werden, die eine ventrikuläre Kurve mit schnellem endsystolischem Abfall und einer kaum sichtbaren oder nicht vorhandenen dikroten Welle vermuten lassen könnte. Diese fast pathognomonische Morphologie bei proximaler Behinderung in den Pulmonalarterien läßt sich durch den Elastizitätsverlust des Pulmonalarterienbaumes infolgender pulmonalen Hypertonie, und durch eine Akzentuierung der reflektierten Druckwellen erklären (s. S. 127) (2).

Zu beachten ist die »dip and plateau« -Form auf der unten gezeigten rechtsventrikulären Druckkurve und die nach Thrombusauflösung veränderte PAP-Form.

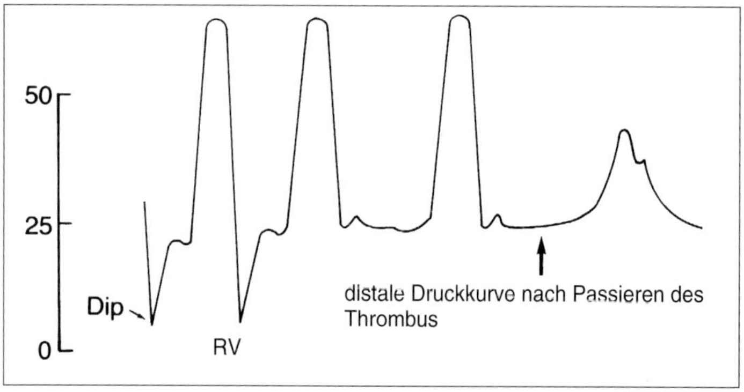

Mit freundlicher Genehmigung nachgezeichnet nach Hervé, 1990

1. Duroux, 1984; Hervé, 1990; Feihl, 1991
2. Fitzpatrick, 1990

IV. INDIKATIONEN

EINLEITUNG

Die Indikationen zur invasiven Überwachung der Hämodynamik variieren je nach Klinik oder Land.

So ist der jeweils auf die betreffende Bevölkerung bezogene Verbrauch von Swan-Ganz-Kathetern in den Vereinigten Staaten zehn mal größer als in Großbritannien (1). Da es hier also keine Übereinstimmung gibt, kann jegliche Liste mit Indikationen nur einen Anhalt darstellen.

Bevor man sich zur Einführung eines Pulmonalarterienkatheters entschließt, sollte man versuchen, das Risiko-/Nutzen-Verhältnis dieser Vorgehensweise abzuschätzen, indem man sich insbesondere folgende Fragen stellt (2):

1. **Werden die Informationen über die Hämodynamik die Diagnose präzisieren oder die Therapie beeinflussen?**

   Beispiel: Ein Lungenödem klarer kardiogener Genese stellt für sich genommen keine Indikation zur Einführung eines Swan-Ganz-Katheters dar, es sei denn, die Therapie spricht nicht an, es liegt gleichzeitig ein arterieller Hypotonus vor oder man befindet sich gerade in der Akutphase eines Myokardinfarkts (3).

2. Setzt das Einführen des Katheters den Patienten **besonderen Risiken** aus?

   Beispiel: Das Vorliegen von Überleitungsstörungen, schweren Gerinnungsstörungen oder einer Bakteriämie muß dazu führen, die Indikationen einzuschränken (s. S. 48, 49, 57)

3. Kann eine **nicht-invasive Technik** die gleichen Informationen liefern?

   Beispiel: Bei Verdacht auf Ruptur des Ventrikelseptums im Akutstadium eines Myokardinfarkts ist das Legen eines Katheters in die Pulmonalarterie insofern nicht gerechtfertigt, als ein einfaches Elektrokardiogramm die Diagnose ebenfalls zu stellen vermag. Dagegen ist es gerechtfertigt, wenn der hämodynamische Zustand des Patienten instabil ist.

4. Ist davon auszugehen, daß sich die hämodynamischen Angaben nur **schwierig interpretieren** lassen?

Beispiele:
- Die Messung der Füllungsdrucke kann aufgrund der Variationsbreite des intrathorakalen Drucks schwierig sein (4).
- Die Bestimmung des Herzminutenvolumens ist bei Vorliegen einer Tricuspidalinsuffizienz wenig zuverlässig.

1. Singer, 1989
2. Matthay, 1988
3. Shaver, 1983; Fein, 1984
4. Rice, 1974; Matthay, 1983a; Berry, 1987

INDIKATIONEN (1)

1. MYOKARDINFARKT IM AKUTSTADIUM (2)

Hauptindikationen:

- arterieller Hypotonus oder Schock
- Zeichen einer schweren oder refraktären akuten Linksherzinsuffizienz
- Zeichen einer schweren Rechtsherzinsuffizienz

Nebenindikationen:

- Verdacht auf akute Mitralinsuffizienz oder Septumperforation, wenn kein Echokardiogramm zur Verfügung steht
- unerklärliche, persistierende Sinustachykardie

2. AKUTE LINKSHERZINSUFFIZIENZ (3)

Hauptindikationen:

- Zweifel am kardiogenen Ursprung eines Lungenödems
- Nichtansprechen auf die Therapie

Nebenindikation:

- Entwicklung einer Niereninsuffizienz oder einer Oligurie (Überwachung der Vorlast-/ Nachlast-Bedingungen)

3. SCHOCKZUSTÄNDE (4)

- Differentialdiagnostik
- Überwachung eines kardiogenen Schocks
- Überwachung eines septischen Schocks
- Überwachung eines hypovolämischen Schocks bei gleichzeitiger linksventrikulärer Dysfunktion (Füllung unter hämodynamischer Kontrolle)
- Überwachung eines refraktären anaphylaktischen Schocks
- Überwachung einer aortalen Gegenpulsion

1. European Society of Intensive Care Medicine, 1991
2. Forrester, 1976a; Forrester, 1976b; Shaver, 1983; Rackley, 1986; Dalen, 1990; Zion, 1990
3. Fein, 1984
4. Schuster, 1988; Booth, 1992

4. VERDACHT AUF HERZTAMPONADE (1)

Die Echokardiographie ist das Untersuchungsmittel der Wahl, um eine Herztamponade zu diagnostizieren oder die Wirksamkeit einer Perikarddrainage zu dokumentieren.

Eine Indikation für den Swan-Ganz-Katheter ist dann gegeben, wenn eine Echokardiographie nicht verfügbar ist oder für die Fälle, in denen ein frühzeitiges Rezidiv befürchtet wird.

5. LUNGENEMBOLIE (2)

Bei Verdacht auf eine schwere Lungenembolie mit Schockzustand kann das Rechtsherzkatheterisieren nützlich sein, um die Diagnose abzustützen, sofern der Fortgang der Untersuchungen nicht verzögert und die Verabreichung von thrombolytischen Medikamenten nicht gefährdet wird (dann bevorzugte Nutzung eines peripheren Zugangs).

Liegt kein Schockzustand vor, ist es allgemein möglich, die Wirkungen der Therapie auf nichtinvasive Weise zu überwachen.

6. AKUTE ATEMINSUFFIZIENZ (3)

Hauptindikationen:

- gleichzeitig vorliegende linksventrikuläre Dysfunktion
- ansgeprägte Herzkreislaufinstabilität
- Überwachung des PCW-Drucks bei nicht-kardiogen bedingtem Lungenödem (akutes Lungenversagen)

Nebenindikationen:

- schwieriges Entwöhnen von der maschinellen Beatmung (akute Dekompensation bei einer chronisch-obstruktiven Bronchopneumopathie) (4)
- schwere Verlaufsformen des akuten Lungenversagens, die sich unter Behandlung nicht verbessern

1. Huyghebaert, 1986; European Society of Intensive Care Medicine, 1991
2. Hervé, 1990; Prewitt, 1990
3. Prewitt, 1983b; Lazar, 1986; European Society of Intensive Care Medicine, 1991
4. Lemaire, 1988

7. IN DER HERZCHIRURGIE (1)

- aorto-koronarer Bypass bei schlechter linksventrikulärer Funktion (EF < 40 %, und/oder LVEDP > 18 mmHg)
- schwerwiegende Anomalien im Kontraktionsablauf von Muskelsegmenten
- Stenose des gemeinsamen Stamms > 75 %
- instabile Angina pectoris, die sich auch einer maximalen Therapie gegenüber refraktär verhält
- Resektion eines Ventrikelaneurysmas
- Mitral- oder Aortenklappenersatz (besonders bei Ventrikeldilatation oder gleichzeitiger Angina pectoris)
- bekannter Pulmonalhypertonus
- low output failure-Syndrom, kardiogener Schock

8. BEI SONSTIGEN OPERATIONEN (1)

- Operation an der Aorta mit Abklemmung
- Phäochromozytom
- schwere Herzinsuffizienz, Stadium III - IV (NYHA-Klassifikation)
- schwere Lungenerkrankung *
- größerer Eingriff, wenn große Blutverluste zu erwarten und die kardiovaskulären Reserven vermindert sind *
- Eingriff an der Leber *
- kontrollierte Hypotonie *

* die Indikation wird normalerweise vom Anaesthesisten in Abhängigkeit der besonderen Umstände gestellt.

1. Stanley, 1990; European Society of Intensive Care Medicine, 1991

V. DIE WICHTIGSTEN HÄMODYNAMISCHEN KONSTELLATIONEN

1. SCHOCKZUSTÄNDE
- HYPOVOLÄMISCHER SCHOCK
- KARDIOGENER SCHOCK
- SEPTISCHER SCHOCK
- ANAPHYLAKTISCHER SCHOCK

2. AKUTE LINKSHERZINSUFFIZIENZ
- ALLGEMEINES
- LINKSHERZINSUFFIZIENZ NACH MYOKARDINFARKT

3. AKUTE RECHTSHERZINSUFFIZIENZ
- ALLGEMEINES
- RECHTSHERZINFARKT

4. MECHANISCHE KOMPLIKATIONEN DES MYOKARDINFARKTS
- DYSFUNKTION UND RUPTUR EINES PAPILLARMUSKELS DER MITRALKLAPPE
- RUPTUR DER FREIEN MYOKARDWAND
- SEPTUMPERFORATION
- KONSTELLATIONEN DES MYOKARDINFARKTS UND SEINER HAUPTKOMPLIKATIONEN

5. PERIKARDTAMPONADE

6. RESTRIKTIVE ERKRANKUNGEN MIT AUSWIRKUNG AUF DIE DIASTOLISCHE VENTRIKELFÜLLUNG
- PERICARDITIS CONSTRICTIVA
- RESTRIKTIVE KARDIOMYOPATHIEN
- DIFFERENTIALDIAGNOSTIK VON ERKRANKUNGEN MIT BEHINDERUNG DER VENTRIKELFÜLLUNG

7. PULMONALE HYPERTONIE
- ALLGEMEINES
- AKUTE PULMONALE HYPERTONIE
  - ALLGEMEINES
  - LUNGENEMBOLIE
- CHRONISCHE PULMONALE HYPERTONIE
  - ALLGEMEINES
  - SPEZIALFALL MITRALSTENOSE

8. HERZSTILLSTAND

1. SCHOCKZUSTÄNDE

Der Schock ist ein klinisches Bild, das auf einer insuffizienten Gewebsdurchblutung beruht, die wiederum einen mangelhaften Sauerstofftransport zu den Geweben zur Folge hat (Gewebsanoxie) (1).

Man unterscheidet **4 Hautgruppen von Schockzuständen:**

- hypovolämisch
- kardiogen
- septisch
- anaphylaktisch

Hierzu muß auch der traumatische Schock, der neurogene Schock und der toxische Schock gerechnet werden, deren Charakteristika jedoch den oben genannten Gruppen zuzuordnen sind.

Das Rechtsherzkatheterisieren am Krankenbett besitzt in diesen Situationen sowohl diagnostisches wie auch therapeutisches Interesse.

TYPISCHE HÄMODYNAMISCHE SITUATIONEN

SCHOCK	HI	TPR	RAP	PCW	AVD_{O2}	EC_{O2}
Hypovolämisch	↘	↗	↘	↘	↗	↗
Kardiogen	↘	↗	↗	↗	↗	↗
Septisch	↗	↘	↘	↘	↘	↘

1. Wilson, 1980; King, 1985; Bilhardt, 1986; Peitzman, 1987a; Shoemaker, 1990b

HYPOVOLÄMISCHER SCHOCK (1)

Der hypovolämische Schock steht im Zusammenhang mit einem schwerwiegenden Abfall der Kammervorlast, der entweder durch eine tatsächliche Verminderung des Kreislaufvolumens (Blutung, Dehydratation) verursacht wird oder durch eine Verringerung des venösen Rückstroms infolge einer Verschiebung des zentralen Blutvolumens in die Peripherie (Vasoplegie im venösen Schenkel, extremer Überdruck).

Diese Störungen äußern sich hämodynamisch in einem Abfallen der Füllungsdrucke und in einer Verminderung des systolischen Schlagvolumens, die normalerweise mit einem Anstieg der Herzfrequenz, einem Abfall des mittleren Blutdrucks und der Blutdruckamplitude und einer Erhöhung des totalen peripheren Widerstands einhergehen.

In bestimmten Fällen bleibt die kompensatorische Anpassung der Herzfrequenz aufgrund einer vorherigen Behandlung (Beta-Blocker, Amiodaron) oder Überleitungsstörungen aus.

Der Vorteil des Rechtsherzkatheterisierens besteht darin, die Reaktionen auf die Füllung des Ventrikels verfolgen zu können. In der Regel wird durch Volumenzufuhr das Herzminutenvolumen schnell verbessert, manchmal sogar noch, bevor sich die Füllungsdrucke normalisiert haben, und zwar aufgrund einer intensiven Sympathicus-Stimulation.

Ein Ausbleiben einer Reaktion auf die Volumenzufuhr kann auf eine der folgenden Ursachen zurückzuführen sein:

- Fortbestehen einer Ursache für die Hypovolämie (Blutung besteht weiterhin)
- Gleichzeitiges Vorliegen einer Herzinsuffizienz. Unter diesen Bedingungen bleibt das Herzminutenvolumen trotz Wiederherstellung physiologischer Füllungsdrucke unzureichend.
- Irreversibles Stadium des Schocks, in dem eine Volumenzufuhr nur eine Verschlimmerung des peripheren Poolings bewirkt.

Das Fortbestehen eines Schocks trotz Wiederherstellung des Herzminutenvolumens muß an einen septischen Schock denken lassen.

Bei einem hypovolämischen Schock ist das Legen eines Pulmonalarterienkatheters gerechtfertigt, wenn es sich um einen besonders instabilen Patienten handelt, oder wenn es zu einer unerwarteten Reaktion auf die Initialbehandlung kommt.

1. Bilhardt, 1986; Peitzman, 1987a; Seely, 1987 ; Vigouroux, 1990; Falk, 1992; Booth, 1992

KARDIOGENER SCHOCK (1)

Ein kardiogener Schock ist ein akutes Pumpversagen des Herzens, das zu einem Abfall des Herzminutenvolumens mit zunehmender Gewebsanoxie führt.

Der Schockzustand kann herrühren von einer Verschlechterung a) der (Vor-, bzw Nach-) lastbedingungen, b) der Kontraktilität und c) des Herzrhythmus. Die Leistungsverminderung kann dabei einen oder beide Ventrikel betreffen.

Die häufigste Ursache eines kardiogenen Schocks ist ein schwerwiegender Untergang von Herzmuskelgewebe in Verbindung mit einer ausgedehnten Myokardnekrose, welche meist von einem unkoordinierten Zusammenwirken der Muskelfasern bei der Kontraktion (Hypo-, A- oder Dyskinesie) begleitet wird.

Seltener liegt der Grund in einer extremen Bradykardie oder Tachykardie (beispielsweise kompletter atrioventrikulärer Block, Kammertachykardie).

Unter anderen Umständen handelt es sich um eine kritische Verminderung der Vorlast und der damit verbundenen Störungen der diastolischen Kammerausdehnung (Tamponade) oder umgekehrt um eine übermäßige Vorlast (Septumperforation mit akuter Volumenüberlastung des rechten Ventrikels).

Schließlich kann ein plötzlicher Anstieg der Nachlast für eine Versagen des rechten Ventrikels verantwortlich sein (schwere Lungenembolie).

Hämodynamisch ist der kardiogene Schock, welcher Ursache auch immer, durch einen Abfall des Herzminutenvolumens (HI < 2 $l \cdot min^{-1} \cdot m^{-2}$) und eine gleichzeitige, über nervale und humorale Sympathikusstimulation bewirkte periphere Vasokonstriktion gekennzeichnet. Daraus kann ein übermäßiger Anstieg der Nachlast resultieren, der dazu beiträgt, die linksventrikuläre Leistung noch mehr zu verschlechtern.

Die Anpasssung der Herzfrequenz ist unterschiedlich, in der Regel wird dadurch versucht, den Abfall des Schlagvolumens zu kompensieren.

Die Werte der Füllungsdrucke variieren in Abhängigkeit der Ursache der Herzschwäche:

- vorherrschend Anhebung des RAP bei Rechtsherzschwäche
- Anstieg nur des PCW-Drucks bei Linksherzschwäche.

1. Swan, 1972; Forrester, 1976a; Forrester, 1976b; Dole, 1983; Bilhardt, 1986; Perret, 1989

SEPTISCHER SCHOCK (1)

Im Verlauf eines septischen Schocks führt die kaskadenartige Freisetzung von Mediatoren zu einer peripheren arteriolären und venösen Kreislaufdysregulation, die sich in einem Tonusverlust der Arteriolen und Störungen der Gewebsmikrozirkulation äußert. Daraus resultiert eine verschlechterte Sauerstoffextraktion im Gewebe, die zu einer zunehmenden Anoxie und einem Anstieg der $S\bar{v}O_2$ führt (2).

Das charakteristische hämodynamische Bild ist das hyperdynamische Syndrom mit erhöhtem Herzminutenvolumen, abgefallenem totalen peripheren Widerstand und einem nicht dem Bedarf angepaßten Sauerstoffverbrauch mit erniedrigtem Extraktionskoeffizient ($\dot{D}O_2$ / $\dot{V}O_2$).

Eine Hypovolämie tritt fast immer auf und kann, wenn kein Volumen zugeführt wird, zum Bild eines hypovolämischen Schocks führen (3).

Die Radioisotopen-Diagnostik hat gezeigt, daß regelmäßig eine frühzeitige Funktionseinschränkung des Myokards vorliegt, die jedoch lange Zeit durch die günstigen Wirkungen der verminderten Nachlast auf die linksventrikuläre Leistung maskiert wird (4).

Die hämodynamische Überwachung ist von großem Nutzen, um die Diagnose zu erhärten und die Marschroute für die Behandlung festzulegen.

1. Baumgartner, 1984; Peitzman, 1987b; Dhainaut, 1989a; Parrillo, 1990; Rackow, 1991
2. Siegel, 1983; Rackow, 1988 ; Dhaunaut, 1989b
3. Caroll, 1982
4. Parker, 1984; Ognibene, 1988; Dhainaut, 1988; Parker, 1990; Pagani, 1992

ANAPHYLAKTISCHER SCHOCK (1)

Von allen Zuständen akuten Kreislaufversagens ist der anaphylaktische Schock derjenige, dessen hämodynamisches Profil am wenigsten bekannt ist, und zwar wegen seines plötzlichen Auftretens und der Schnelligkeit seiner Entwicklung, die vor jeglicher Untersuchung einen sofortigen Behandlungsbeginn erfordert.

Die seltenen klinischen Beobachtungen am Mensch lassen annehmen, daß der anaphylaktische Schock in zwei Phasen abläuft:

- eine hyperkinetische Phase, die einer akuten Vasodilatation entspricht, welche sich in einem Abfall des totalen peripheren Widerstands, einer Zunahme des Herzminutenvolumens und einer Verminderung der Füllungsdrucke äußert.
- eine hypokinetische Phase, die durch sehr niedrige Füllungsdrucke, einen erhöhten totalen peripheren Widerstand und eine Abnahme des Herzminutenvolumens charakterisiert ist.

1. Moss, 1981; Sauder, 1982; Silverman, 1984

2. AKUTE LINKSHERZINSUFFIZIENZ (1)

ALLGEMEINES

Die Linksherzinsuffizienz oder -dysfunktion wird definiert als die Unfähigkeit des linken Ventrikels, das aus dem Lungenkreislauf stammende Blut in den peripheren Kreislauf auszuwerfen, obwohl der (transmurale) Füllungsdruck normal oder erhöht ist.

Bei einer akuten Linksherzinsuffizienz wird der Anstieg des linksventrikulären enddiastolischen Drucks retrograd übertragen und bewirkt durch die Erhöhung des hydrostatischen Druckgradienten einen gesteigerten transkapillären Filtrationsfluß. Dies kann zu einem Lungenödem führen, wenn die Kompensationsmechanismen (lymphatischer Abfluß, onkotischer Druckgradient, Austauschfläche) überbeansprucht werden (2).

Das charakteristische hämodynamische Zeichen besteht in einer ausschließlichen oder vorherrschenden PCW-Druckerhöhung mit einem Anstieg der PCW-RAP-Differenz. Das Herzminutenvolumen ist meist erniedrigt, es kann jedoch auch normal oder gar erhöht sein..

Eine Linksherzinsuffizienz kann Folge sein von

— einem Anstieg der Nachlast (beispielsweise in einer hypertensiven Krise)

— einem Anstieg der Vorlast (akute Mitralinsuffizienz),

— Beeinträchtigungen der Kontraktilität oder Dehnbarkeit des Myokards (Myokardischämie, -nekrose)

— einer Asynergie der Kammerkontraktion (Hypo-, A-, Dyskinesie; Herzwandaneurysma)

Bei einer Tamponade liegt das klinische Bild einer Links- oder Rechtsherzinsuffizienz vor; die (transmuralen) Füllungsdrucke lassen allerdings eine Klassifizierung dieser Situation unter die Herzinsuffizienzen nicht zu.

Die Beziehung zwischen klinischer Symptomatik und Hämodynamik verläuft nicht immer linear, insbesondere wenn man die Wirkungen eines erhöhten PCW-Drucks auf die extrazelluläre Flüssigkeit in der Lunge betrachtet. So kann das klinische und radiologisch feststellbare Lungenödem auch nach einer durch Diuretika oder Vasodilatatoren erreichte Normalisierung des PCW-Drucks noch mehrere Stunden oder auch Tage bestehen bleiben, je nach Kapazität des Drainage-Prozesses (3).

Unter diesen Bedingungen wird eine Untersuchung der Hämodynamik wichtig, denn durch sie kann eine unangebrachte Verabreichung von Medikamenten vermieden werden, die zu einer verminderten Vorlast führen und deren Wirkung in einer Herabsetzung des Herzminutenvolumens bestehen würde.

1. Nitenberg, 1986; Aumont, 1989; McElroy, 1989
2. Staub, 1980; Matthay, 1985
3. McHugh, 1972; Forrester, 1976a

LINKSHERZINSUFFIZIENZ BEI AKUTEM MYOKARDINFARKT (1)

In der Regel sind Schweregrad und Prognose dieser Situation von der Ausdehnung der Nekrose abhängig, sei sie nun auf einmal oder durch aufeinanderfolgende Läsionen entstanden. Eine Ausnahme bilden die umschriebenen Formen, die die Klappenfunktion in Mitleidenschaft ziehen; dies ist besonders der Fall bei einer Dysfunktion des Papillarmuskels, welche zu einer Mitralinsuffizienz führt. Eine Klassifikation der Prognose nach hämodynamischen Gegebenheiten unterscheidet 4 Patientengruppen (2):

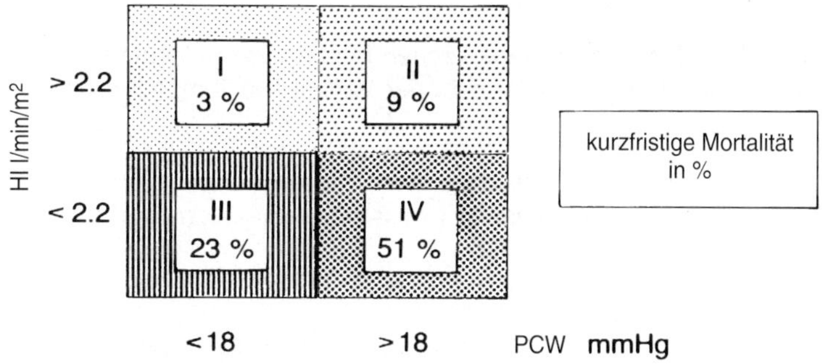

I. Patienten mit oftmals nur einer einzigen und eng umschriebenen Läsion. Sehr gute Prognose.

II. Diese Klasse umfaßt Patienten, die eine Verschlechterung der diastolischen Funktion infolge einer ausgedehnten Myokardischämie aufweisen.

III. Eine nicht homogene Klasse, die Patienten einschließt, denen eine Hypovolämie gemein ist und in denen Volumenzufuhr entweder eine normale Hämodynamik (Klasse I), eine diastolische Insuffizienz (Klasse II) oder eine deutliche Verschlechterung der Ventrikelfunktion (Klasse IV) erkennen läßt.

IV. Eine Klasse, die Patienten vereint, deren Herzminutenvolumen trotz erhöhter Füllungsdrucke niedrig bleibt. Dies entspricht normalerweise einer einmaligen ausgedehnten Nekrose oder mehreren aufeinanderfolgenden Läsionen, seltener einer Komplikation mechanischer Art. Schlechte Prognose, insbesondere beim klinischen Bild eines Schockzustands.

Man beobachtet manchmal ein **hyperdynamisches Herzsyndrom**, das durch eine Erhöhung der Herzfrequenz, des arteriellen Blutdrucks und des Herzindex ohne Anstieg der Füllungsdrucke gekennzeichnet ist. Diese hämodynamische Konstellation, die eine Untergruppe von Klasse I darstellt, resultiert aus einer unangemessenen, nerval oder humoral bedingten Aktivierung des sympathischen Systems. Wenn andere Ursachen eines hyperdynamischen Zustands wie Fieber oder Infektion ausgeschlossen sind, kann eine Behandlung mit Beta-Blockern gerechtfertigt sein. Die Prognose ist günstig.

1. Forrester, 1971; Crexells, 1973; Forrester, 1976a; Forrester, 1976b; Forrester, 1977; Shell, 1982; Perret, 1990; Cercek, 1991
2. Forrester, 1976a

3. AKUTE RECHTSHERZINSUFFIZIENZ (1)

ALLGEMEINES

Die Rechtsherzinsuffizienz ist definiert als Unfähigkeit des rechten Ventrikels, das aus dem peripheren venösen Kreislaufschenkel zuströmende Blut in den Lungenkreislauf auszuwerfen, obwohl der Füllungsdruck normal oder erhöht ist.

Die Ursachen einer Rechtsherzinsuffizienz können in einer Verschlechterung der Nachlast (prä- oder postkapilläre pulmonale Hypertonie) oder der Vorlast (Septumperforation mit Links-Rechts-Shunt) liegen.

Man geht davon aus, daß die isolierte oder vorherrschende Rechtsherzinsuffizienz durch ein ungewöhnlich erhöhtes RAP-PCW-Verhältnis (> 0,8) oder eine ungewöhnlich geringe PCW-RAP-Differenz (< 7 mmHg) gekennzeichnet ist (2).

Der Absolutwert des PCW-Drucks hängt vom Ausmaß einer eventuell gleichzeitig vorliegenden linksventrikulären Insuffizienz ebenso wie vom Blutvolumen ab. Im Fall einer alleinigen Rechtsherzinsuffizienz oder bei Fehlen einer Hypervolämie verhält sich der PCW-Druck meist normal, was aber einen Abfall des LVEDV aufgrund der Wechselwirkungen zwischen den Ventrikeln nicht ausschließt (s. S. 129) (3). Diese Interaktion kann sich bei übermäßiger Füllung verstärken und schlägt sich dann in einem deutlichen PCW-Druckanstieg und paradoxerweise einem gleichzeitigen Abfall des Herzminutenvolumens aufgrund einer kritischen Abnahme der linksventrikulären Vorlast nieder (4).

Bei allen Formen der Rechtsherzinsuffizienz kann das **Kussmaul-Zeichen** beobachtet werden; es besteht in einem paradoxen Anstieg des zentralen Venendrucks und des rechten Vorhofdrucks während der Inspiration.

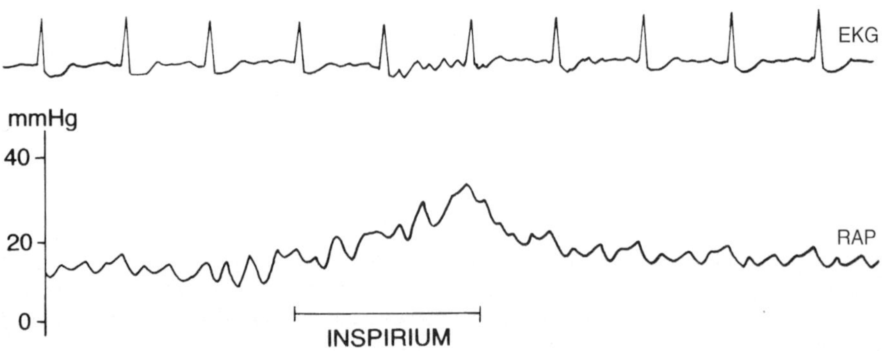

1. Ferlinz, 1982; Weber, 1983b; Sibbald, 1983; Furey, 1984; Brunet, 1988
2. Lopez-Sendon, 1981
3. Jardin, 1987
4. Belenkie, 1989

RECHTSHERZINFARKT (1)

Bei einem ausgedehnten Rechtsherzinfarkt, der einer proximalen Obstruktion der rechten Koronararterie entspricht, wird der rechte Ventrikel zu einem passiven Schlauch, durch welchen das Blut mittels der Kontraktion des rechten Vorhofs und der Wirkung der linksventrikulären Kontraktion auf den rechten Ventrikel (systolische Ventrikelinteraktion) getrieben wird.

Unter diesen Bedingungen hängt der im rechten Ventrikel herrschende Druck von diesen aufeinander abgestimmten Interaktionen ab und kann eine frühzeitige Öffnung der Pulmonalklappe bewirken (2). Die ventrikuläre Druckamplitude ist gering. Die rechtsventrikuläre Dilatation führt zu einer zunehmenden Verminderung der Compliance beider Ventrikel, verursacht durch den mechanischen Druck des Perikards, das an die Grenzen seiner Dehnbarkeit gelangt (s. S. 129). Morphologisch betrachtet ergibt dies ein »dip and plateau« -Bild auf der RVP-Kurve und eine y-Senke auf der RAP-Kurve. Diese Kurvenform unterscheidet sich von der bei einer Perikardtamponade dadurch, daß bei dieser die x-Senke eine ungewöhnlich große Amplitude aufweist, während die y-Senke verschwindet.

In ungefähr 30 % der Fälle sind die Anomalien des RAP anfangs nicht offensichtlich, sondern erscheinen erst im Verlauf der Entwicklung oder nach Volumenzufuhr.

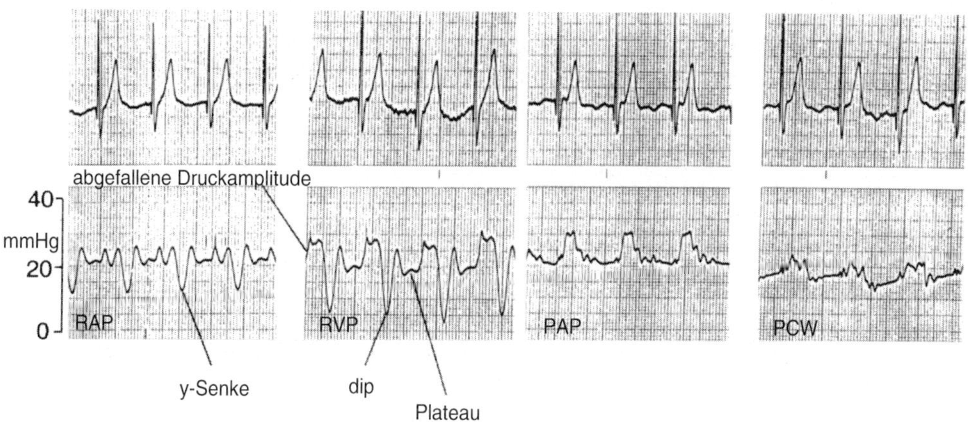

1. Coma-Canella, 1979; Coma-Canella, 1980; Lopez-Sendon, 1981; Isner, 1988; Berisha, 1990; Setaro, 1992; Cresci, 1992
2. Doyle, 1985

Bei **benignen Formen** beschränkt sich die Rechtsherzbeteiligung auf einen mäßigen Anstieg des ZVD, der sich bei tiefer Inspiration noch verstärkt (Kussmaul-Zeichen).

Bei **schweren Formen** kann sich der Rechtsherzinfarkt durch Anzeichen einer akuten Rechtsherzinsuffizienz und eines geringen Schlagvolumens äußern. Dieses kann auf mehrere, oft kombinierte Mechanismen zurückzuführen sein:

- Kontraktilitätsverlust des rechten Ventrikels
- Tricuspidalinsuffizienz (1)
- unzureichende Vorlast des RV, verursacht durch:
  - Abnahme der ventrikulären Compliance
  - Hypovolämie
  - Ausbleiben des Vorhofbeitrags zur diastolischen Füllung (atrioventrikulärer Block, Infarkt des rechten Vorhofs) (2)
- unzureichende Vorlast des LV durch:
  - Hypovolämie
  - Wechselwirkungen zwischen den Ventrikeln (s. S. 129)

Die Angleichung der Füllungsdrucke, Zeichen einer rechtsherzbedingten venösen Hypertonie oder ein niedriges Schlagvolumen können auf eine Herztamponade hinweisen, deren Diagnose jedoch leicht auszuschließen ist mittels eines Echokardiogramms, das ein Fehlen von Flüssigkeit im Perikard bestätigen und eine schwere rechtsventrikuläre Dilatation mit deutlicher Abnahme des LVEDV zeigen wird (3).

Eine der möglichen Folgen eines bedeutsamen RA-Druckanstiegs kann die Bildung eines **Rechts-Links-Shunts** durch ein offenes Foramen ovale sein (4). Daraus resultiert eine schwere und einer Sauerstoffverabreichung gegenüber refraktäre Hypoxämie. An diesen Spezialfall muß immer gedacht werden, wenn keine pulmonale Ursache der Hypoxämie gefunden werden kann (z. B. Lungenstauung, obstruktive Lungenerkrankung). Unter diesen Umständen stellt die Kontrast-Echokardiographie eine elegante Diagnostikmethode dar, da sie den Durchfluß mikroskopisch kleiner Luftblasen vom rechten in den linken Vorhof anschaulich macht.

1. Dhainaut, 1990
2. Topol, 1982 ; Hilton, 1990 ; Goldstein, 1992
3. Jugdutt, 1984
4. Manno, 1983 ; Bansal, 1985 ; Broderick, 1989 ; Sterling, 1990

4. MECHANISCHE KOMPLIKATIONEN DES MYOKARDINFARKTS (1)

DYSFUNKTION UND RUPTUR EINES PAPILLARMUSKELS DER MITRALKLAPPE (2)

Dysfunktion eines Papillarmuskels

Die akute Ischämie eines Papillarmuskels kann durch Muskeldysfunktion während der Systole eine vorübergehende akute Mitralinsuffizienz verursachen. Hieraus resuliert eine Volumenüberlastung des linken Ventrikels und ein Druckanstieg nach proximal, der manchmal ausreicht, um ein Lungenödem zu bewirken. Dieser Vorfall zeigt sich auf der PCW-Kurve als riesige v-Welle (s. S. 186).

Papillarmuskelabriß (3)

Daran muß gedacht werden, wenn ein Patient zwischen dem zweiten und siebten Tag nach einem Infarkt eine sich plötzlich einstellende Linksherzinsuffizienz entwickelt. Die Ruptur betrifft im allgemeinen den M. papillaris posterior, der im Gegensatz zum M. papillaris antero-lateralis keine Kollateralversorgung besitzt. Liegt ein kompletter Abriß vor, ist das klinische Bild geprägt von einer hyperakuten und massiven Mitralinsuffizienz mit Lungenödem, das zur Erstickung und zu einem irreversiblen Schockzustand führt.

RUPTUR DER FREIEN MYOKARDWAND (4)

Die höchste Inzidenz einer Myokardruptur liegt zwischen zweitem und achtem Tag nach dem Infarkt.

Sie führt in der Regel zu einer hyperakuten, tödlichen Perikardtamponade.

Manchmal sind jedoch auch subakute Entwicklungen mit Anzeichen einer Tamponade zu beobachten, die schrittweise erst nach mehreren Stunden oder sogar Tagen sichtbar werden.

1. Messineo, 1989; Lavie, 1990; Cercek, 1991
2. Heikkila, 1967; Rude, 1984
3. Wei, 1979; Rude, 1984
4. Balakumaran, 1984

SEPTUMPERFORATION (1)

Eine Septumperforation tritt meist zwischen dem dritten und siebten Tag nach einem Infarkt auf; sie stellt eine interventrikuläre Verbindung dar, deren hämodynamische Auswirkungen zahlreich sind:

- Verminderung des linksventrikulären Schlagvolumens und des peripheren Kreislaufvolumens
- Erhöhung des totalen peripheren Widerstands
- akute Volumenüberlastung des rechten Ventrikels, die, sollte dieser auch in Mitleidenschaft gezogen sein, einen Schockzustand zur Folge haben kann (2)
- Anstieg des pulmonal-venösen Rückstroms, der für eine Anhebung des linken Vorhofdrucks und manchmal für ein Lungenödem verantwortlich ist. Unter diesen Bedingungen beobachtet man auf der PCW-Druckkurve nicht selten eine riesige v-Welle, die entweder von einer akuten Mitralinsuffizienz infolge Linksherzdilatation, oder einer erniedrigten Compliance des linken, bis zur Grenze seiner Dehnbarkeit dilatierten Vorhofs herrührt (3).

Heutzutage kann die Diagnose mittels zweidimensionaler Echokardiographie und Farbdoppler leicht gestellt werden. Das Rechtsherzkatheterisieren kann zu dieser Diagnose einen Beitrag leisten, indem es eine Sättigungsdifferenz zwischen einer Blutprobe aus dem rechten Vorhof (auf verschiedenen Ebenen entnommen) und dem gemischt-venösen Blut der Pulmonalarterie anzeigt, die größer als 10% ist (4).

O_2-Sättigungen auf verschiedenen Ebenen bei zwei Patienten mit einem im Verlauf eines Myokardinfarkts aufgetretenen systolischen Herzgeräusch (5)

	Funktionsstörung des Papillarmuskels		Septumperforation	
Ebene	SO_2 (%)	$\dot{Q}_{AP}$ * / $\dot{Q}_{AO}$	SO_2 (%)	$\dot{Q}_{AP}$ * / $\dot{Q}_{AO}$
Vena cava superior	64		60	
rechter Vorhof	65		69	
rechter Ventrikel	67	1 : 1	82	3 : 1
Arteria pulmonalis	67		83	
Arteria radialis	93		95	

* Perfusionsverhältnis zwischen Pulmonalarterie und Peripherie (s. S. 176)

1. Antman, 1980 ; Radford, 1981 ; Grant, 1986
2. Cummings, 1988
3. Drobac, 1979
4. Meister, 1972 ; Bush, 1988
5. Cairns, 1979

KONSTELLATIONEN DES MOZYKARDINFARKTS UND SEINER HAUPTKOMPLIKATIONEN

	Ps	PCW	HI	TPR
Absolute oder relative Hypovolämie	↓	<12–15	<2.2	↑
Linksventrikuläre Dysfunktion	N oder ↑	>22	>2.2	N oder ↑
Kardiogener Schock	↓	>22	<2.2	N oder ↑
Ausgedehnter Rechtsherzinfarkt	↓	RAP/PCW >0.8	<2.2	unterschiedlich
Septumruptur	unterschiedlich	15–22	i.a. >2.2*	N oder ↑
Dysfunktion des Papillarmuskels	unterschiedlich	> 22 + v-Welle	unter-schiedlich	N oder ↑
Vaso-vagales Syndrom mit oder ohne atrio-ventrikulä-re(n) Überleitungsstörungen	↓ HF < 60	<12–15	<2.2	↓

* = Index der pulmonalen Perfusion ($\dot{Q}_{AP}$)

PERIKARDTAMPONADE (1)

Eine schnelle Flüssigkeitsansammlung im kaum dehnbaren Perikard führt zu einem Anstieg des Intraperikard-Drucks und zu einer Verminderung des Transmuraldrucks der verschiedenen Herzhöhlen. Es folgt eine Verringerung der enddiastolischen Ventrikelvolumina, die jedoch durch eine gleichzeitige Verringerung des endsystolischen Volumens zeitlich begrenzt kompensiert werden kann. In einem weiter fortgeschrittenen Stadium reicht dieser Mechanismus nicht mehr aus, und das Herzminutenvolumen sinkt trotz einer erhöhten Herzfrequenz.

In hämodynamischer Hinsicht zeigt sich die Behinderung der diastolischen Ausdehnung durch ein charakteristisches Profil:

— die enddiastolischen Ventrikel- bzw. Vorhofdrucke gleichen sich auf linker und rechter Seite an

— die RAP-Kurve weist eine besondere Form mit vertiefter x-Senke auf, die verursacht wird durch eine vorübergehende Abnahme des totalen Herzvolumens zu Beginn des Kammerauswurfs und bisweilen kombiniert ist mit einem Wegfall der y-Senke aufgrund der unterdrückten schnellen Ventrikelfüllung zu Beginn der Diastole (s. S. 190).

— hinzu kommt ein paradoxer Puls, der eine ungewöhnlich verstärkte physiologische Druckvariation beschreibt, die die Auswirkungen der Atmung auf den Kammerauswurf wiedergibt (2). Eine Abnahme des arteriellen Blutdrucks während der Inspiration um mehr als 12 mmHg oder 10% im Vergleich zur Exspiration gilt als abnorm. Der paradoxe Puls ist nicht spezifisch für eine Tamponade. Er ist auch unter zahlreichen anderen Umständen zu beobachten, wie beispielsweise einer Pericarditis constrictiva, restriktiven Kardiomyopathien, einer Mitralstenose mit Rechtsherzinsuffizienz, einer Hypovolämie und bei bedeutsamen intrathorakalen Druckänderungen wie beispielsweise einem schweren Asthma (3).

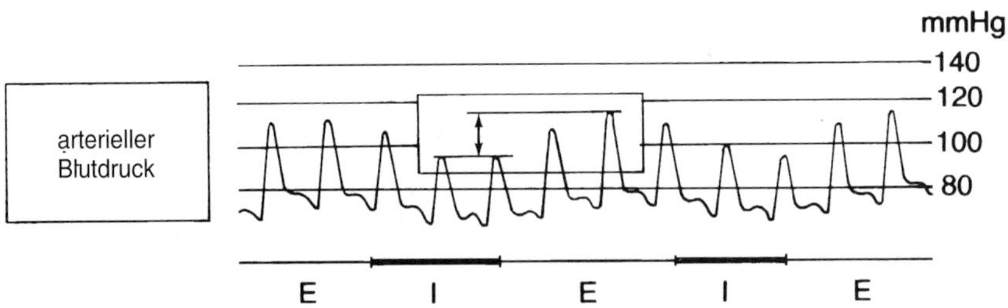

I = **Inspirium** E = **Exspirium**

1. Shabetai, 1970; Shabetai, 1981; Singh, 1984a; Cohen, 1990; Reddy, 1990; Ameli, 1991
2. Shabetai, 1965
3. Jardin, 1982

Der Schweregrad der hämodynamischen Folgen hängt nicht nur vom Volumen des Perikardergusses ab, sondern auch von der Geschwindigkeit seiner Entwicklung. Zum Beispiel kann ein Erguß durch eine traumatisch bedingte Blutung von 100 bis 200 ml eine wesentlich bedeutendere Einschränkung der diastolischen Füllung darstellen, als eine subakute Flüssigkeitsansammlung von 500 bis 1000 ml bei einer urämischen Pericarditis. In diesem letztgenannten Fall nämlich bleibt Zeit für die Anpassung der Druck-Volumen-Beziehung des Perikards an die veränderten Bedingungen.

Im Falle der Herzbeuteltamponade kann jeder Anstieg des intrathorakalen Drucks (maschinelle Beatmung) katastrophale Folgen haben, weil einerseits der venöse Rückstrom vermindert und andererseits die Einschränkung der diastolischen Kammerausdehnung verstärkt wird.

SONDERFORMEN DER PERIKARDTAMPONADE

- Liegt **gleichzeitig eine schwere Linksherzinsuffizienz** vor, können sich die Vorhofdrucke nicht angleichen und der PCW kann größer sein als der RAP (1).
- Bei einer **lokalisierten Tamponade** (beispielsweise ein umschriebenes intraperikardiales Hämatom) kann die ungleiche Kompression der Herzhöhlen zum klinischen Bild einer Links- oder Rechtsherzinsuffizienz ohne Angleichung der Vorhofdrucke führen (siehe klinisches Fallbeispiel 19, S. 275) (2).
- Im **Fall einer gleichzeitigen Hypovolämie** können sich die Vorhofdrucke angleichen, bleiben aber auf niedrigem Niveau (low pressure cardiac tamponade) (3).
- Bei manchen Patienten mit **arterieller Hypertonie in der Anamnese** kann die Abnahme der peripheren Durchblutung bei einer Tamponade von einem übermäßig erhöhten TPR begleitet werden. Das klinische Bild zeigt also eine arterielle Hypertonie, die sich nach entlastender Punktion paradoxerweise teilweise oder vollständig korrigiert, wobei gleichzeitig das Herzminutenvolumen ansteigt (4).

1. Shabetai, 1986; Ameli, 1991
2. Yacoub, 1966; Shabetai, 1986; Fowler, 1988
3. Antman, 1979
4. Brown, 1992

6. RESTRIKTIVE ERKRANKUNGEN MIT AUSWIRKUNG AUF DIE DIASTOLISCHE VENTRIKELFÜLLUNG

PERICARDITIS CONSTRICTIVA (1)

Hier schränkt das fibrosierte und verdickte Perikard die diastolische Füllung der Herzkammern ein. Die gleichseitige Einschränkung führt zu einem Anstieg und einer Angleichung des linken und rechten enddiastolischen Ventrikeldrucks.

Zu Beginn der Diastole, wenn das intrakardiale Volumen kleiner ist als das durch das starre Perikard vorbestimmte, vollzieht sich die Füllung aufgrund des erhöhten zentralen Venendrucks außergewöhnlich schnell. Dieses Phänomen stoppt plötzlich, wenn das intrakardiale Volumen die durch das unelastische Perikard gesetzte Grenze erreicht.

Daraus resultiert die sogenannte »dip and plateau«-Kurvenform des Ventrikeldrucks (s. S. 191). Die Vorhofdrucke sind erhöht und tendieren dazu, sich anzugleichen (PCW-RAP-Differenz < 7 mmHg). Die RAP-Kurve zeigt einen auffälligen Abfall, der dem »dip« des RVP entspricht, mit ausbleibender Verminderung oder sogar einem paradoxen Anstieg des Drucks bei Inspiration (Kussmaul-Zeichen, s. S. 210).

Wie leicht festzustellen ist, ähnelt diese hämodynamische Situation sehr derjenigen beim ausgedehnten Rechtsherzinfarkt.

1. Hancock, 1980; Fowler, 1982; Shabetai, 1986; Brockington, 1990

Restriktive Kardiomyopathien (1)

Ob die Behinderung der diastolischen Ventrikelfüllung extrakardialen (Überdruckbeatmung), perikardialen (Pericarditis constrictiva) oder myokardialen Ursprungs ist (Myokardfibrose, Infiltrationen, Hämochromatose, alle unter dem Begriff restriktive Kardiomyopathie zusammengefaßten Erkrankungen) - das Endergebnis ist das gleiche und zwar eine Verschlechterung der Ventrikelfunktion in der Diastole bei einer üblicherweise aufrechterhaltenen normalen systolischen Funktion.

Die durch das Myokard bedingten restriktiven Erkrankungen unterscheiden sich dadurch, daß die Einschränkung der Ausdehnung in der Regel von Beginn der Diastole an besteht und während der gesamten Diastolendauer eine herabgesetzte Füllungsgeschwindigkeit bewirkt. Daraus resultiert, daß die »dip and plateau« -Form im allgemeinen weniger ausgeprägt ist als bei der Pericarditis constrictiva. Andererseits unterscheiden sie sich, im Gegensatz zu letztgenannter, auch dadurch, daß die Füllungsdrucke des linken Ventrikels offenkundig wesentlich höher liegen als die des rechten Ventrikels, aufgrund der vorherrschenden linksventrikulären Beeinträchtigung. Dies erklärt die Seltenheit des Kussmaulzeichens unter diesen Umständen. Aus nicht vollständig geklärten Gründen sind die systolischen Drucke rechts und links oft abnorm erhöht, während die systolische Herzfunktion dagegen erhalten bleibt.

1. Tyberg, 1981; Hosenpud, 1989; Schoenfeld, 1990

DIFFERENTIALDIAGNOSTIK VON ERKRANKUNGEN MIT BEHINDERUNG DER VENTRIKELF FÜLLUNG (1)

	Pericarditis constrictiva	**Restriktive Kardiomyopathie**	**Infarkt des rechten Ventrikels**	**Perikard-tamponade**
Paradoxer Puls	selten	selten	möglich	häufig
RAP-Kurvenform	xY (1)	xY (1)	xY (1)	X (oder Xy)
Kussmaul-Zeichen	häufig	möglich	häufig	fehlt
Angleichung der diastolischen Drucke	häufig	selten (2)	häufig (3)	häufig
« Dip and plateau «	häufig	häufig (4)	häufig	fehlt

(1) XY manchmal beobachtet.
(2) Der PCW ist gewöhnlich höher als der RAP.
(3) Je nach Ausmaß der ventrikulären Dysfunktion kann der RAP höher, niedriger oder gleich dem PCW sein.
(4) Weniger deutlich bei der restriktiven Kardiomyopathie.

7. PULMONALE HYPERTONIE (1)

ALLGEMEINES

Die pulmonale Hypertonie ist ein gemeinsames hämodynamisches Zeichen zahlreicher Herz- und Lungenerkrankungen. Unter normalen Bedingungen in Ruhe liegt der mittlere pulmonalarterielle Druck zwischen 10 und 22 mmHg. Man spricht von Hypertonie ab einem durchschnittlichen Wert größer als 20 mmHg.

Eine pulmonale Hypertonie kann verursacht werden von:

- einer Erhöhung des Gefäßwiderstands im Lungenkreislauf
- einem Anstieg des linken Vorhofdrucks eventuell in Verbindung mit einem Anstieg des linksventrikulären enddiastolischen Drucks.
- einer gesteigerten pulmonalen Blutperfusion. Unter dieser letztgenannten Bedingung ist die Erhöhung des PAP im wesentlichen systolisch und im allgemeinen wenig ausgeprägt, wenn kein erhöhter pulmonaler Gefäßwiderstand vorliegt; sie wird oft von erhöhten diastolischen Ventrikeldrucken und manchmal von einer erhöhten Blutviskosität begünstigt.

Klassischerweise bezeichnet man die beiden erstgenannten Formen als prä- bzw. postkapilläre arterielle Hypertonie. Diese Unterscheidung ist umstritten, denn sie läßt die mögliche Rolle des Gefäßwiderstands zwischen den Kapillaren und dem linken Vorhof (Venolen und Lungenvenen) außer acht. Neuere Studien lassen eine potentielle Beteiligung dieses Gefäßabschnitts bei bestimmten Formen der pulmonalen Hypertonie vermuten (2). Das Rechtsherzkatheterisieren mißt die Gesamtheit der Widerstände zwischen PA und LA und läßt keine Unterscheidung der Widerstände in jedem dieser Kompartimente (arteriell, kapillar, venös) zu. Der Begriff **arterieller** Lungenwiderstand wird also fälschlicherweise verwendet.

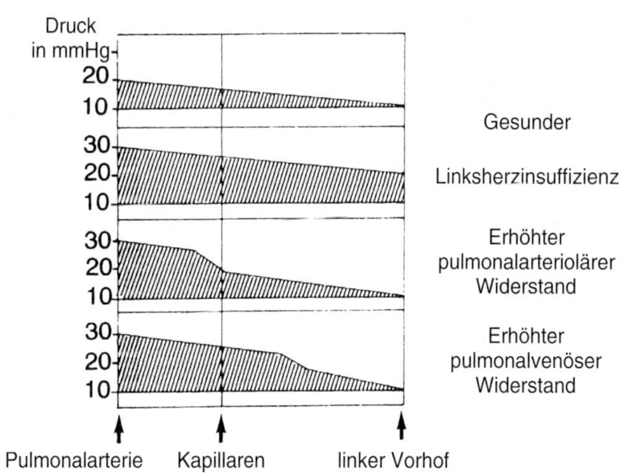

1. Rounds, 1984; Denolin, 1989; Leeman, 1990b; McFadden 1992
2. Parker, 1987; Collee, 1987; Cope, 1992

AKUTE PULMONALE HYPERTONIE

Allgemeines

Neben einer Linksherzinsuffizienz - die für einen postkapillären pulmonalen Hypertonus verantwortlich ist - können auch andere Ursachen zu einer akuten pulmonalen Hypertonie führen. Dies sind vor allem:

- massive Obstruktionen im Gefäßsystem (z. B. Lungenembolie)
- Erkrankungen mit arteriolärer Vasokonstriktion der Lunge (globale oder lokale alveoläre Hypoxie)
- große Blutvolumina im Herz (beispielsweise Septumperforation) bei Patienten mit verminderten pulmonalen Blutreserven

Unter anderen Umständen, wie z. B. beim akuten Lungenversagen, sind mehrere Mechanismen gleichzeitig involviert: Gefäßobstruktion durch Thromben, Gefäßkompression von außen durch ein Ödem, hypoxiebedingte Vasokonstriktion, Gefäßspasmus humoralen Ursprungs (1).

Ein vorher gesunder, d. h. nicht hypertrophierter, rechter Ventrikel ist zur Druckerzeugung schlecht geeignet. Aus diesem Grund reagiert er auf jede plötzliche Widerstandserhöhung gegen seine Auswurffunktion mit einer Dilatation. Diese Dilatation des rechten Ventrikels hat zwei gefährliche Konsequenzen, die für eine mögliche Schockentstehung verantwortlich sind: Tricuspidalinsuffizienz einerseits, Wechselwirkungen zwischen den Ventrikeln andererseits (s. S. 129).

Die *Tricuspidalinsuffizienz* wird durch eine Dilatation des Klappenansatzrings verursacht. Sie verursacht eine Regurgitation, die einen unnötigen und wegen der Beeinträchtigung des venösen Rückflußes auch schädlichen Energieverbrauch bewirkt (2).

Bei schweren Formen können die Tricuspidalinsuffizienz und die durch ventrikuläre Wechselwirkung verminderte linksventrikuläre Vorlast zu einem low output failure-Syndrom mit arterieller Hypotonie führen. Nicht selten ist in diesen Fällen eine rechtsventrikuläre Ischämie zu beobachten, die auf zwei Mechanismen beruht: Anstieg des Sauersoffbedarfs des rechten dilatierten Ventrikels, der beim Auswurf einen erhöhten Widerstand überwinden muß; Verminderung der Koronardurchblutung aufgrund eines verkleinerten Gradienten zwischen abgefallenem Aortendruck und erhöhtem rechtsventrikulären Druck (3).

1. Bersten, 1989; Brigham, 1990; Leeman, 1990b
2. Brooks, 1977
3. Vlahakes, 1981; Molloy, 1984

Lungenembolie (1)

Bei vorher gesunden Patienten steigt der Pulmonalarteriendruck nicht linear mit dem Grad der Gefäßobstruktion an. Ein Lumenverschluß von weniger als 30% hat nur wenig oder gar keine Auswirkung. Hingegen verursacht jede zusätzliche Obstruktion über 50% einen bedeutenden Anstieg des PVR und des PAP. Ein mittlerer Druck von 40 bis 45 mmHg stellt die Grenze dar, den ein vorher gesunder rechter Ventrikel zu erzeugen vermag. Der Herzindex hängt davon ab, inwieweit der rechte Ventrikel den Anstieg der Nachlast toleriert. Er kann bei einer kleineren Embolie normal (oder als Reaktion auf die Hypoxämie auch erhöht) oder im Fall einer schweren Obstruktion stark abgefallen sein.

Bei Patienten mit einer schon vorher bestehenden Herzkreislauferkrankung (multiple Embolien, chronische Lungenerkrankungen) kann auch eine geringe zusätzliche Obstruktion einen beträchlichen Anstieg des pulmonalen Gefäßwiderstands bewirken. Aufgrund der Rechtsherzhypertrophie kann der entwickelte Druck den Mittelwert von 45 mmHg bei weitem überschreiten und sogar die linksventrikulären Drucke erreichen.

Im allgemeinen muß jede Messung des PAPm > 45 mmHg im Verlauf einer Lungenembolie eine präexistente pulmonale Hypertonie vermuten lassen.

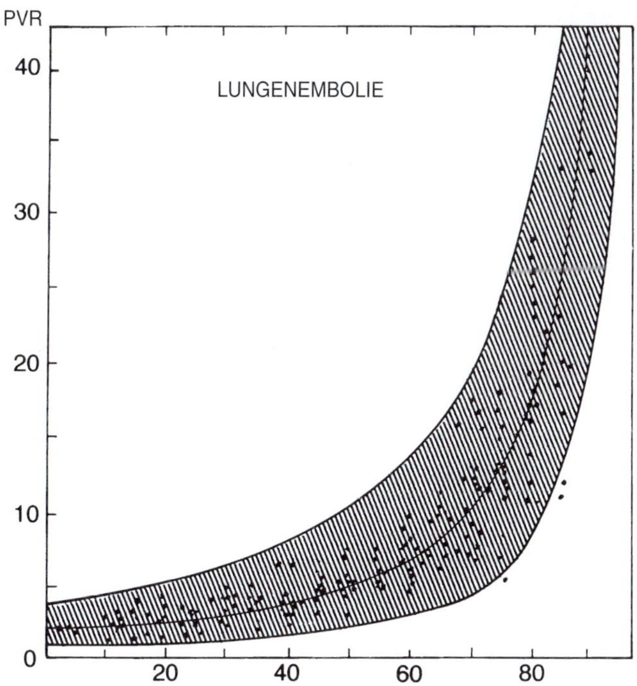

PVR in Abhängigkeit des Ausmaßes der Gefäßobstruktion, ausgehend von angio- graphischen Untersuchungs- ergebnissen bei 150 Patienten.

Die Widerstände sind auf die Körperoberfläche bezogen und in zusammengesetzten Einheiten angegeben (mmHg·sek^{-1})

Mit freundlicher Genehmigung nachgezeichnet nach Safran, 1981

1. Rosenow, 1981; Safran, 1981; Sharma, 1984; Ozier, 1984; Feihl, 1991

Eine seltene, aber besonders schwere Form einer pulmonalen Gefäßobstruktion stellen die von einem infarzierten rechten Ventrikel ausgehenden Lungenembolien dar. Unter derartigen Bedingungen kann der Anstieg der Nachlast bei einem ischämischen und insuffizienten Ventrikel zu einem irreversiblen Schockzustand führen.

HÄMODYNAMISCHE PROFILE EINER LUNGENEMBOLIE

	Leichte Embolie	Schwere Embolie
HF	N oder ↗	(↗) oder ↗↗
P_m	N	↘ oder ↘↘
RAP	N (1)	(N oder) ↗
PAP_m	(N oder) ↗	↗↗ oder ↗ (2)
PCW	N	N (oder ↗ (3))
HI	N(oder ↗)	↘ oder ↘↘
PVR	(N oder) ↗	↗ ↗

() = seltener

Blutgasanalyse: klassischerweise geht man davon aus, daß die *Hypoxämie* umso ausgeprägter ist, je ausgedehnter die Gefäßobstruktion sich darstellt. Tatsächlich gibt es jedoch zahlreiche Ausnahmen, die dazu führen, daß die Hypoxämie nicht als diagnostisches Kriterium herangezogen werden kann.

(1) der Wert des rechten Vorhofdrucks hängt von zahlreichen Faktoren ab : Vorliegen oder Nicht-Vorliegen einer Tricuspidalinsuffizienz, Compliance des rechten Ventrikels, Füllungszustand.

(2) bei sehr schweren Formen der Lungenembolie kann die pulmonale Hypertonie aufgrund einer gleichzeitigen Abnahme des Herzminutenvolumens mäßig ausfallen.

(3) die PCW-Erhöhung bei schweren Lungenembolien tritt nicht immer auf ; sie kann durch ventrikuläre Wechselwirkung verursacht werden, deren Stärke vom Grad der rechtsventrikulären Dilatation und vom Blutvolumen abhängt (s. S. 129). Ein anderer Mechanismus wurde auf der Basis von Experimenten vermutet : ein Anstieg der kritischen Öffnungsdrucke in der pulmonalen Mikrozirkulation (s. S. 139) als Folge sekundärer vasomotorischer Effekte durch die Embolie.*

* Butler, 1986

CHRONISCHE PULMONALE HYPERTONIE (1)

Allgemeines

Die häufigen Ursachen einer chronisch pulmonalen Hypertonie, die in der Intensivmedizin anzutreffen sind, können unterteilt werden in die chronisch-obstruktiven und die chronisch-restriktiven Bronchopneumopathien, in multiple Lungenembolien und die primäre pulmonale Hypertonie.

In diesen Situationen führt die chronische Drucküberlastung des rechten Herzens zu einer Hypertrophie, die eventuell mit einer Dilatation der rechten Herzkammern (chronisches Cor pulmonale) kombiniert sein kann. Mal überwiegt die ventrikuläre Dilatation, mal steht die Hypertrophie im Vordergrund (2).

Führt die Ventrikeldilatation zu einer Tricuspidalinsuffizienz, so ist die hämodynamische Situation charakterisiert durch einen erhöhten RVEDP und durch einen deutlichen RAP-Anstieg. Der PCW kann leicht erhöht sein, durch ventrikuläre Wechselwirkung, durch gleichzeitig vorliegende linksventrikuläre Dysfunktion oder aber durch mangelhafte Angleichung zwischen PCW und LAP infolge einer Lungenerkrankung.

Das Herzminutenvolumen bleibt lange normal oder erhöht sich paradoxerweise sogar (Zunahme des Blutvolumens?). Diese Erhöhung des Herzminutenvolumens kann auch bei Patienten mit obstruktiver Lungenerkrankung im Verlauf einer interkurrenten Infektion auftreten; es kommt dann zu einer weitere Verschlimmerung der pulmonalen Hypertonie. Im letzten Stadium sinkt das Herzminutenvolumen zeitgleich mit einer zusätzlichen Dilatation der rechten Herzkammern ab; es präsentiert sich somit das Bild einer dekompensierten Rechtsherzinsuffizienz.

Im Sonderfall einer chronischen pulmonalen Hypertonie bei einer obstruktiven Gefäßerkrankung (multiple Lungenembolien, primäre pulmonale Hypertonie) kann der Pulmonalarteriendruck extreme Werte, bis zur Höhe des peripheren arteriellen Blutdrucks, annehmen. Unter diesen Bedingungen sind Schlagvolumen und Herzminutenvolumen normalerweise beträchtlich erniedrigt.

1. McFadden, 1992; Matthay, 1983b
2. McFadden, 1992

Spezialfall Mitralstenose

Bei einer Mitralstenose bewirkt die chronische Erhöhung des linken Vorhofdrucks und des pulmonalvenösen Drucks eine Konstriktion der kleinen Arterien und der präkapillären Arteriolen, die nach und nach irreversibel wird. Dies läßt sich durch einen Umbau der Wand kleiner Lungengefäße (venös und arteriell) mit Media- und Intimahypertrophie erklären; es führt zu einer fortschreitenden Obliteration des Gefäßbetts.

Hier kann die pulmonale Hypertonie wiederum schweren Grades sein, mit Drucken im Lungenkreislauf, die denen des peripheren Kreislaufs nahekommen. In dieser Hinsicht gibt die Mitralstenose ein ähnliches Bild ab, wie es auch bei multiplen Lungenembolien oder der primären pulmonalen Hypertonie zu beobachten ist.

Bemerkenswerterweise mißt man unter solchen Umständen stark erhöhte PCW-Werte, ohne daß ein Lungenödem vorliegt. Dies findet seine Erklärung in einem Anpassungsprozess, sowie insbesondere in einem erhöhten lymphatischen Abfluß aus der Lunge und einer verringerten Permeabilität der alveolo-kapillären Gefäßwand.

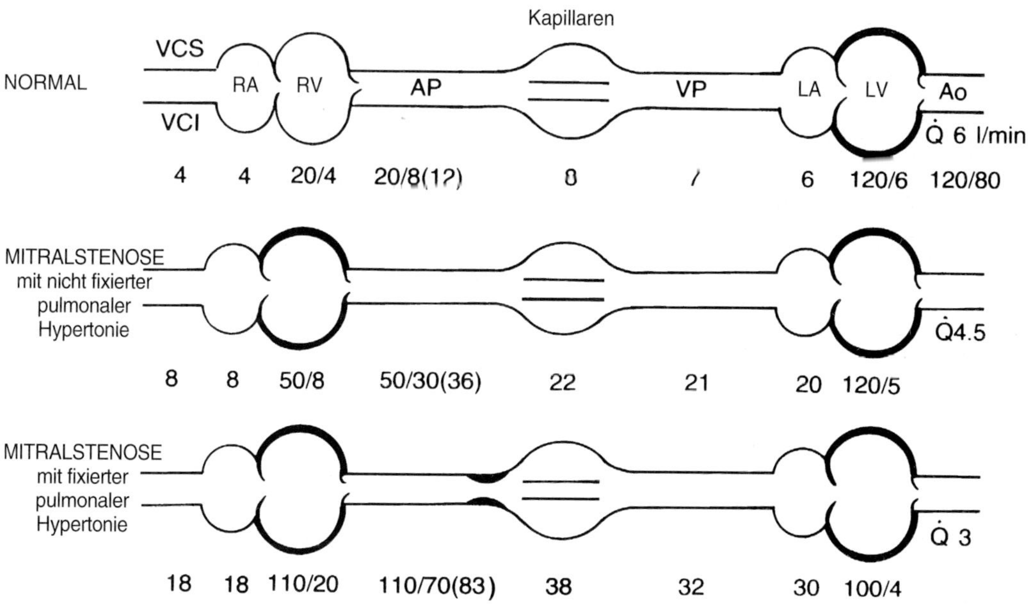

Mit freundlicher Genehmigung, angelehnt an Grossman, 1986b

8. HERZSTILLSTAND

Während eines Herzstillstands verfügt man nur selten über einen schon liegenden Swan-Ganz-Katheter. Sollte dies jedoch einmal der Fall sein, stellt sich eine hämodynamische Situation dar, die weitgehend durch ein abgefallenes Herzminutenvolumen bestimmt ist, und in der die üblichen Herzkreislauf-Wiederbelebungstechniken ein HMV über 25% der Norm nicht herzustellen vermögen (1). Bei aufrechterhaltener alveolärer Ventilation besteht eine stark erhöhte arteriovenöse PCO_2- und pH-Differenz und eine kombinierte respiratorische und metabolische Azidose im gemischt-venösen Blut, während im arteriellen Blut eine metabolische Azidose ohne Hyperkapnie oder ein normaler Säure-Basen-Status festzustellen sind (2). Dies ist zurückzuführen auf eine unwirksame CO_2-Abgabe durch die Lunge in Verbindung mit einer unzureichenden Lungenperfusion. Unter solchen Umständen ist eine Entnahme gemischt-venösen Bluts, oder wenn dies nicht möglich ist, zentralvenösen Bluts einer arteriellen Blutentnahme vorzuziehen, um den PCO_2 und den pH im Gewebe zu beurteilen. Die respiratorische Azidose des Myokards erscheint zur Zeit als wesentliche Behinderung der Wiederaufnahme einer wirksamen Herztätigkeit während der Herzkreislaufwiederbelebung (3).

Nach einer erfolgreichen Reanimation hängt die hämodynamische Situation vor allem von der zugrundeliegenden Herzkreislauferkrankung ab. Manchmal stellt man eine ventrikuläre Dysfunktion fest, die nach einigen Tagen spontan reversibel ist (4) und einem postischämischen Zustand des Myokards zugeschrieben wird (»stunned« myocardium) (1).

1. Weil, 1992
2. Weil, 1986; Adrogué, 1989
3. Tang, 1991; von Planta, 1991
4. Ascher, 1988; Deantonio, 1990

VI. INTERPRETATION

- FAKTOREN, DIE DIE BEURTEILUNG DER MESSERGEBNISSE MODIFIZIEREN ODER VERFÄLSCHEN KÖNNEN
- URSACHE UND SCHWEREGRAD DES BEOBACHTETEN HÄMODYNAMISCHEN BILDES
- ÜBEREINSTIMMUNG ZWISCHEN HÄMODYNAMISCHEM UND KLINISCHEM BILD
- ERKENNEN EINER GEWEBSHYPOXIE
- THERAPEUTISCHE FOLGERUNGEN

Das Risiko-Nutzen-Verhältnis der invasiven hämodynamischen Überwachung ist oft schwer abzuschätzen, und manche Autoren behaupten, es sei in der Mehrzahl der Fälle ungünstig (1). Wenn diese Kritik auch übertrieben erscheint (2), so ist es jedoch auch zutreffend, daß der Swan-Ganz-Katheter das iatrogene Risiko nur erhöht, sofern die gemessenen Daten nicht entsprechend verwertet werden. Eine vor kurzem durchgeführte amerikanische Untersuchung (3) kam in dieser Hinsicht zu eher beunruhigenden Ergebnissen, die zeigten, daß eine nicht unerhebliche Zahl von Intensivmedizinern - in Ausbildung oder bereits fertig - die für eine vernünftige Beurteilung eines hämodynamischen Profils notwendigen Begriffe nicht beherrschten. Neben bestimmten theoretischen Kenntnissen erfordert die Interpretation auch eine in sich schlüssige und systematische Vorgehensweise. In dieser Hinsicht fanden wir, aus unserer persönlichen Erfahrung heraus, den unten dargestellten Fragenkatalog recht nützlich.

1. VOR ANALYSE DER ERGEBNISSE
Nach Faktoren suchen, die die hämodynamischen Daten eventuell modifizieren oder verfälschen können

1. Geben die gemessenen Drucke die Füllungsdrucke wieder, ist, mit anderen Worten, ist der endexspiratorische intrathorakale Druck nahe Null?

2. Gibt es Grund zur Annahme einer Hypovolämie (Blutung, »drittes Kompartiment«, Dehydratation) oder einer Hypervolämie (Anurie, sehr positive Flüssigkeitsbilanz), welche die Füllungsdrucke und somit die Beurteilung der ventrikulären Funktion beeinflussen können?

3. Gibt es anamnestische oder klinische Hinweise auf eine anpassungsbedingte Erhöhung (Fieber, Infektion, Hyperthyreose, Anämie...) oder eine Verminderung (Hypothermie, Hypothyreose...) des Herzminutenvolumens?

4. Besteht eine medikamentöse Behandlung, die die hämodynamischen Gegebenheiten verändern und eine Herzschwäche maskieren (ß-adrenerge Medikamente) oder das relative Blutvolumen (venöse Vasodilatatoren oder Vasokonstriktoren) modifizieren könnte?

1. Robin, 1987
2. Matthay, 1988
3. Iberti, 1990

2. BEURTEILUNG DER ERGEBNISSE
Erkennen der Ursache und Abschätzen des Schweregrads der hämodynamischen Konstellation

1. Erkennen der Ursache	RAP	PCW	SVI	TPR	PAP_m	PVR
• Hypovolämie	↓	↓	↓	↑	•	•
• Hypervolämie	↑	↑	↑	•	•	•
• Linksventrikuläre Dysfunktion	→	↑	→ oder ↓	•	•	•
• Rechtsventrikuläre Dysfunktion	↑	→ (oder ↑)[1]	→ oder ↓	•	•	•
• Globale ventrikuläre Dysfunktion	↑	↑	→ oder ↓	•	•	•
• Hyperdynamisches Syndrom	→ oder ↓	→ oder ↓	↑	↓	•	•
• Peripherer Widerstandsverlust	↓	↓	↓ (oder →)	↓	•	•
• » Präkapilläre « pulmonale Hypertonie	•	•	•	•	↑	↑

Bemerkung:
Wir haben absichtlich auf eine Spalte für Schockzustände verzichtet, da die Diagnose eines Schocks auf klinischen Kriterien beruht. Mindestens zwei der untengenannten Bedingungen müssen erfüllt sein:

— systolischer Blutdruck < 90 mmHg oder um 30 mmHg niedriger als die gewöhnlichen Werte

— schlechte periphere Durchblutung (Marmorierung der Extremitäten, feuchte und kalte Haut)

— Oligurie (Diurese < 20 ml/h)

— Bewußtseinszustand verschlechtert

Auf der Grundlage der hämodynamischen Konstellation unterscheidet man sodann folgende Formen: hypovolämischer, kardiogener, hyperdynamischer (im allgemeinen in Verbindung mit einer Sepsis) und Widerstandsverlustschock.

1. durch ventrikuläre Wechselwirkung
• unzutreffende Meßgrößen
() Seltener

2. Abschätzen des Schweregrads der hämodynamischen Konstellation

Dieser wird normalerweise abgeschätzt durch Vergleich der gemessenen mit den erwarteten Werte in Abhängigkeit der besonderen Situation des Patienten.

Idealerweise würde man gern über exakte Anhaltswerte für alle hämodynamischen Parameter verfügen. In der Realität muß man sich jedoch mit Referenzbereichen zufriedengeben (S. 131, S. 141), die die individuellen Besonderheiten vernachlässigen. Eine gewisse Vorhersage ist nur für den Herzindex möglich (S. 134), dessen physiologische Entwicklung in Abhängigkeit von Alter, Geschlecht und Temperatur bekannt ist. Man erhält so einen Referenzwert, mit dessen Hilfe die Abweichung des gemessenen Wertes abgeschätzt werden kann.

Es muß hervorgehoben werden, daß bei gleichen hämodynamischen Werten deren klinische Bedeutung beträchtlich variieren kann je nach dem akuten oder chronischen Charakter der Situation. Auf diese Weise kann eine chronische, gut tolerierte Herzinsuffizienz ein hämodynamisches Profil abgeben, das man von einem kardiogenen Schock erwarten würde. Dies macht die überragende Rolle von Anpassungsprozessen deutlich.

3. STEHT DIE HÄMODYNAMISCHE KONSTELLATION MIT DER KLINISCHEN SYMPTOMATIK IN EINKLANG ?

1. wenn ja:

— stimmen auch andere Diagnosen damit überein?

2. wenn nein:

— kann ein technischer Fehler dafür verantwortlich sein?

— kann es eine Auswirkung der eingeleiteten Therapie sein?

— muß die klinische Diagnose überdacht werden?

— muß eine maskierte Hypovolämie angenommen und deshalb ein Füllungstest durchgeführt werden?

Füllungstest: (1)

Eine NaCl- oder Kolloidlösung folgender Volumina wird innerhalb von 10 Minuten verabreicht:

- 200 ml, wenn der PCW-Druck < 12 mmHg
- 100 ml, wenn der PCW-Druck zwischen 12 und 16 mmHg
- 50 ml, wenn der PCW-Druck > 16 mmHg liegt

Steigt während des Infundierens der PCW um über 7 mmHg an, so wird die Infusion unterbrochen.

HI	PCW	HT	
↑	→(↑)	↓(→)	maskierte Hypovolämie
→↓	↑↑(→)	→(↑)	linksventrikuläre Dysfunktion mit oder ohne Hypovolämie
→	→	→	wiederholen des Tests nach 10 Minuten

1. Weil, 1979; O'Quin, 1983

4. MUSS EINE GEWEBSHYPOXIE ANGENOMMEN WERDEN ?

1. **Befindet sich der Patient im Schock?**
   In diesem Fall ist eine Gewebshypoxie sehr wahrscheinlich.

2. **Ist die arterielle oder gemischt-venöse Laktatkonzentration erhöht?**
   a. wenn ja, ist eine Gewebshypoxie möglich, aber nicht bewiesen. Von der Anoxie abgesehen, gibt es zahlreiche Gründe für eine Hyperlaktatämie (1), wie z. B.:
   - akute respiratorische Alkalose (geringer Anstieg)
   - diabetische Azidose
   - schwere Lebererkrankung, die die Wirkungen einer erhöhten Laktatproduktion durch mangelnde Ausscheidung verstärkt
   - epileptischer Anfall (bisweilen schwere, aber vorübergehende Hyperlaktatämie)
   - Verabreichung bestimmter Medikamente (Adrenalin, Nitroprussid auf lange Sicht) oder toxischer Stoffe.

   b. Wenn die Laktatkonzentration erhöht bleibt oder mit der Zeit noch ansteigt, ist eine Gewebshypoxie sehr wahrscheinlich.

   c. Eine normale Laktatkonzentration gestattet nicht, eine regional angestiegene, durch erhöhte Ausscheidung kompensierte Produktion auszuschließen.

3. **Ist das gemischt-venöse Blut in hohem Maße ungesättigt ($P\bar{v}O_2 < 25$ mmHg oder $S\bar{v}O_2 < 50\,\%$)?**
   a. wenn ja, ist eine Gewebshypoxie sehr wahrscheinlich (2)

   b. wenn nicht, kann eine Gewebshypoxie nicht ausgeschlossen werden (siehe Punkt 4)

4. **Ist der O_2-Extraktionskoeffizient nicht normal?**
Ein sehr hoher Extraktionskoeffizient impliziert einen sehr niedrigen PO_2 in bestimmten Bezirken oder sogar im gesamten Organismus und spricht für eine Gewebshypoxie. Aber auch das Gegenteil, eine Verringerung des Extraktionskoeffizienten, kann ebenfalls Ausdruck einer Gewebshypoxie sein, wenn sie einer Unfähigkeit des Gewebes zur Sauerstoffaufnahme entspricht, entweder aufgrund von Verteilungsstörungen der peripheren Durchblutung (septischer Schock, längerer Schockzustand) oder wegen Verschlechterung der zellulären Funktion (längerer Schockzustand, Blausäurevergiftung).

Zu beachten ist, daß ein erniedrigter Sauerstoffextraktionskoeffizient auch ohne Hypoxie angetroffen werden kann, und zwar dann, wenn der Sauerstofftransport den Bedarf überschreitet (bei ß-adrenerger Behandlung beispielsweise).

1. Eichenholz, 1962; Eldridge, 1967; Perret, 1969; Mizock, 1989
2. Kasnitz, 1976; Snyder, 1987b

5. BESTEHT ANLASS ZU HERZKREISLAUFUNTERSTÜTZENDEN MASSNAHMEN ODER DAZU, BEREITS EINGELEITETE MASSNAHMEN ZU MODIFIZIEREN ?

Wenn ja, empfiehlt es sich, wann immer möglich, die folgenden Prinzipien anzuwenden:

- ein hämodynamisches Basisprofil aufzeichnen
- nicht gleichzeitig mit mehreren Maßnahmen den hämodynamischen Status verändern (inotrope Medikamente, Vasodilatatoren, PEEP,...)
- initial eine schwache Dosis applizieren und die hämodynamische Entwicklung in Abhängigkeit der verabreichten Dosis mitverfolgen
- sich genügend Zeit nehmen, um die Reaktion zu beurteilen
- Medikamente mit kurzer Wirkungsdauer bevorzugen

VII. ILLUSTRIERTE UND KOMMENTIERTE KLINISCHE FALLBEISPIELE

FALLBEISPIEL 1

Ein 46jähriger Patient wird wegen eines inferioren Myokardinfarkts, der durch einen bereits vorliegenden kompletten AV-Block kompliziert wird und das Einbringen eines endokavitären Schrittmachers erforderlich macht, ins Krankenhaus eingewiesen.

Am Tag nach seiner Aufnahme entwickelt er einen Schock, der schlecht auf Volumenzufuhr, ß-adrenerge Behandlung und maschinelle Beatmung anspricht. Die arterielle Hypotonie und die Zeichen einer schlechten peripheren Durchblutung bleiben bestehen. Ein Swan-Ganz-Katheter wird unter Verabreichung von Dopamin (14 µg/kg/min) und Dobutamin (14 µg/kg/min) gelegt.

T	37.1
HF/Rhythmus	67/pace
P : s/d-m	84/53-63
RAP	23
PAP : s/d-m	40/20-26
PCW	19
HI-SVI	2.4-36
TPR-PVR	730-125
Beatmung	Maschinell
PEEP	0
Laktat	2.2

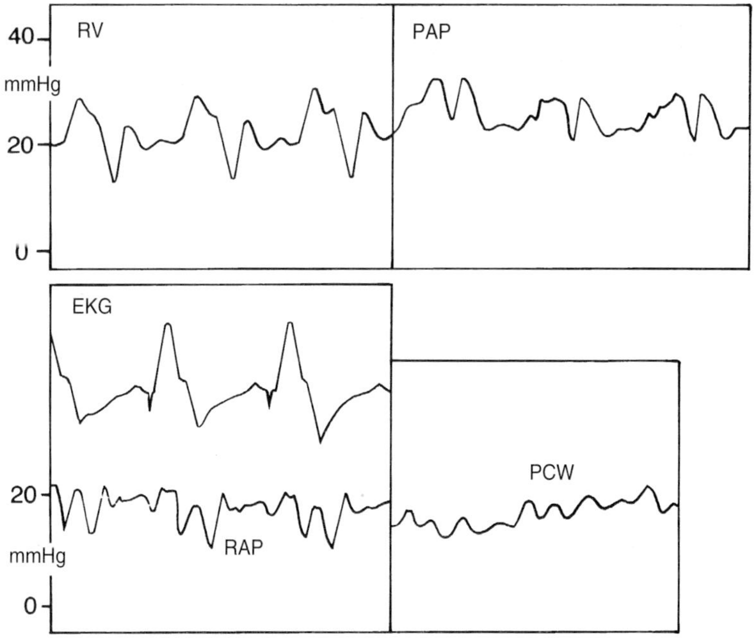

Anmerkung : in diesem Fallbeispiel werden, wie auch in den folgenden, die in der Tabelle der Abkürzungen (S. 1-2) aufgeführten Einheiten verwendet. Insbesondere werden alle Drucke in mmHg angegeben, mit Ausnahme des PEEP, der in cm H_2O ausgedrückt wird.

FALLBEISPIEL 1 (Fortsetzung)

Der RAP liegt höher als der PCW, der selbst deutlich erhöht ist. Diese Konstellation kann insofern nicht auf die maschinelle Beatmung zurückgeführt werden, als die Messungen am Ende der Exspiration vorgenommen wurden, der externe PEEP gleich Null ist und kein Hinweis vorliegt, der auf einen intrinsischen PEEP weisen würde. Der HI und der SVI sind trotz einer bedeutsamen inotropen Medikation an der unteren Grenze des Normbereichs. Es liegt also eine globale ventrikuläre Dysfunktion mit rechtsseitiger Betonung vor. Die arterielle Hypotonie erklärt sich durch einen niedrigen TPR, der eine bei einem inferioren Infarkt häufig auftretende vagotone Stimulation widerspiegelt.

Bei Vorliegen eines inferioren Infarkts läßt dieses Profil vor allem an einen Infarkt mit rechtsventrikulärer Beteiligung denken. Durch das Ausbleiben eines PAPd / PCW-Gradienten kann eine im Anschluß an einen Linksherzinfarkt aufgetretene Lungenembolie ausgeschlossen werden. Die RVD-Kurve mit »dip and plateau« -Form und die RAP-Kurve mit einer deutlichen y-Senke legen eine verminderte ventrikuläre Compliance nahe, die gut mit der Diagnose Myokardinfarkt mit vorwiegend rechter Beteiligung zusammenpaßt.

In therapeutischer Hinsicht bestünde die erste zu ergreifende Maßnahme in einer Frequenzerhöhung des Kammerschrittmachers oder das Einführen eines Schrittmachers für Vorhof und Ventrikel. Die Entwicklung der Laktatkonzentration muß überwacht werden.

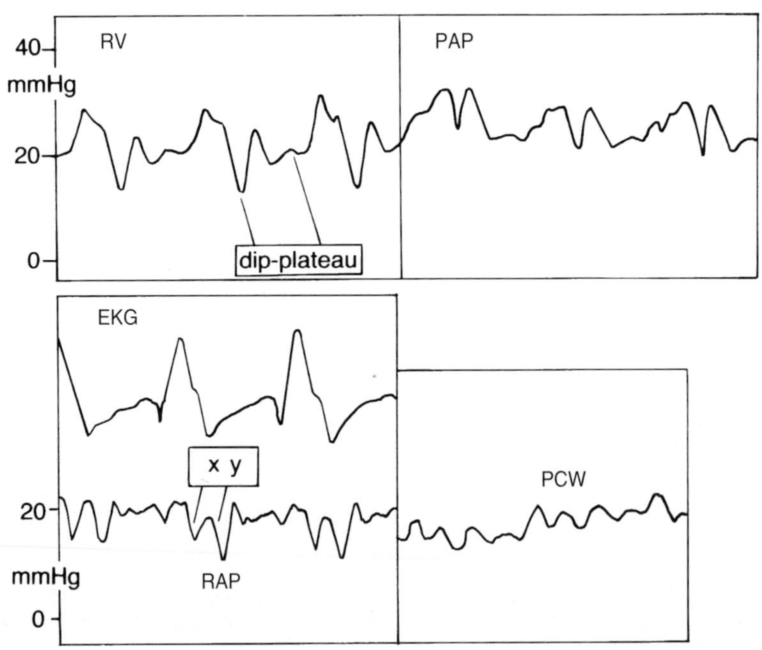

FALLBEISPIEL 2

Ein 58jähriger Patient, der an einer Fettsucht und einer chronisch-obstruktiven Bronchopneumopathie im Rahmen eines Nikotinabusus leidet, wird zu Hause komatös aufgefunden. Er wird sofort nach Aufnahme in die Klinik intubiert und maschinell beatmet.

Die Thoraxröntgenaufnahme zeigt ein beiderseitiges, links überwiegendes Infiltrat und eine Atelektase im rechten oberen Lungenlappen.

Die Blutgasanalyse unter reinem Sauerstoff ergibt einen PaO_2 von 107 mmHg, einen $PaCO_2$ von 82 mmHg und einen pH von 7,22.

Ein Swan-Ganz-Katheter wird eingeführt, um die mögliche Beteiligung einer Linksherzinsuffizienz an den Gasaustauschstörungen abschätzen zu können. Die Katheterlage in Zone III nach West wurde bestätigt.

T	38.9
HF/Rhythmus	126/Sinusrhythmus
P : s/d-m	116/76-89
RAP	21 (v-Welle)
PAP : s/d-m	50/30-39
PCW	18
HI-SVI	4.0-32
TPR-PVR	580-160
Beatmung	SIMV
F_IO_2	1.0
PEEP	5
PaO_2	107
$S\bar{v}O_2$	78

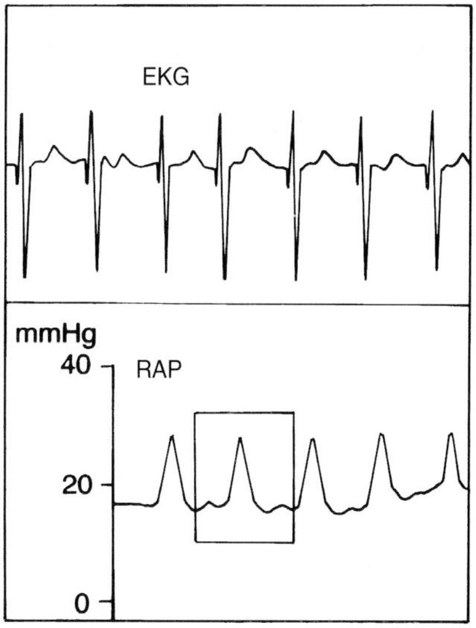

FALLBEISPIEL 2 (Fortsetzung)

Leichte pulmonale Hypertonie mit präkapillärer Komponente und erhöhtem PAPd / PCW - Gradient von 12 mmHg.

Rechtsventrikuläre Dysfunktion mit Tricuspidalinsuffizienz im Rahmen einer wahrscheinlich vorliegenden rechtsventrikulären Dilatation.

Aufgrund der Regurgitation durch die Tricuspidalklappe wird das Herzminutenvolumen überschätzt, was den fast normalen errechneten TPR-Wert erklärt.

Die Beurteilung des PCW stellt zwei Probleme:

1. Besteht ein positiver endexspiratorischer Druck, der den gemessenen Wert verfälschen könnte?

2. Liegen besondere Bedingungen im Lungenkreislauf vor, die den PCW-Wert im Rahmen einer chronischen Lungenerkrankung eventuell beeinflussen?

1. Ein intrinsischer PEEP (PEEPi) erhöht den intrathorakalen Druck (Ppleu) und somit die intrakavitären Drucke. In diesem speziellen Fall wurde der PEEPi mit 5 cm H_2O bei einem endexspiratorischen Druck (externer PEEP) von 5 cm H_2O gemessen, was einem endexspiratorischen alveolären Druck von 10 cm H_2O entspricht. Es ist also davon auszugehen, daß der PCW um maximal 7 mmHg (10 geteilt durch 1,36) zu hoch gemessen wird, wenn man eine vollständige Übertragung des alveolären Drucks auf die Gefäßdrucke zugrundelegt, bzw. um 2 - 3 mmHg zu hoch, wenn man von einer teilweisen Übertragung ausgeht. Unter diesen Bedingungen liegt der transmurale PCW zwischen 11 und 15 mmHg, d. h. bei Werten, die niedriger als diejenigen sind, die - so die allgemeine Annahme - zur Entstehung eines hämodynamisch bedingten Lungenödems führen.
2. Bronchiektasien können Ursprung von Anastomosen zwischen Bronchialarterien und Lungenvenen sein und so einen erhöhten PCW verursachen.

Zusammenfassung: Es handelt sich um ein dekompensiertes Cor pulmonale. Es gibt keine Zeichen einer größeren linksventrikulären Dysfunktion. Die Beurteilung der linksventrikulären Leistung erfordert zusätzliche Untersuchungen, die mit dem Rechtsherzkatheter nicht durchgeführt werden können.

FALLBEISPIEL 3

Ein 46jähriger Patient wird aufgrund eines fieberhaften Zustands bei 39 °C mit deutlichem Frösteln und einer schnellen Verschlechterung des Allgemeinzustands ins Krankenhaus eingewiesen.

Das zusätzliche Vorliegen einer Tachypnoe von 24/min, einer Hypoxämie unter Luftsauerstoff und einer Leukopenie weist auf die Diagnose einer Sepsis.

Das Auftreten einer Dysurie und einer Pollakisurie lassen auf einen urogenitalen Ursprung schließen. Es liegt eine erhebliche Prostatahypertrophie vor.

Ein Swan-Ganz-Katheter wird gelegt und gleichzeitig Volumen zugeführt. Die nebenstehenden hämodynamischen Werte wurden nach Volumenzufuhr gemessen.

T	37.7
HF/Rhythmus	105/Sinusrhythmus
P : s/d-m	104/72-82
RAP	10
PAP : s/d-m	28/18-23
PCW	14
HI-SVI	4.9-47
TPR-PVR	560-70
F_IO_2 (Maske)	0.28
PaO_2	105
$S\bar{v}O_2$	80
PaO_2/F_IO_2	375
Hb	12.1
CaO_2	162
$C\bar{v}O_2$	135
AVD_{O2}	27
EC_{O2}	17
$\dot{D}O2$	790
$\dot{V}O2$	130
Laktat	0.6

FALLBEISPIEL 3 (Fortsetzung)

Es ist ein hyperdynamisches Syndrom im Rahmen eines septischen Zustands anzunehmen.

Die geringe AVD_{O2} und der verminderte O2-Extraktionskoeffizient lassen auf Verteilungsstörungen der Perfusion schließen und einen septischen Schock im Anfangsstadium befürchten. Die Laktatkonzentration ist noch normal.

Der Swan-Ganz-Katheter soll in diesem Fall besonders der Überwachung der Therapie dienen. Die Entwicklung in den 48 folgenden Stunden verläuft günstig. Die Blutkulturen werden positiv für E. coli.

FALLBEISPIEL 4

Ein 68jähriger Patient wird wegen einer schweren, sich schnell verschlimmernden Dyspnoe, die kurz vorher begonnen hatte, in die Klinik eingewiesen.

Die Thoraxröntgenaufnahme zeigt ein bilaterales, ausgedehntes reticulo-noduläres Infiltrat. Der Herzschatten ist von normaler Größe und Konfiguration. Es liegt eine refraktäre Hypoxämie vor (PaO_2/F_IO_2 = 68 mmHg). Da der neurologische Status auffällig ist, wird notfallmäßig ein cerebrales Computertomogramm erstellt, das zwei fokale Läsionen mit Verdacht auf Metastasen zeigt.

Die Entwicklung eines Schocks, der schlecht auf Volumenzufuhr und adrenerge Unterstützung reagiert, führt schließlich zur Einführung eines Swan-Ganz-Katheters.

T	36.8
HF/Rhythmus	113/Sinus-
P : s/d-m	103/64-77
RAP	15
PAP : s/d-m	43/22-29
PCW	15
HI-SVI	2.7-24
TPR-PVR	920-200
Beatmung	SIMV
PEEP	5
$S\bar{v}O_2$	61
PaO_2/F_IO_2	68
Hb	134
CaO_2	154
$C\bar{v}O_2$	111
AVD_{O2}	43
EC_{O2}	28
$\dot{D}O2$	415
Laktat	1.8

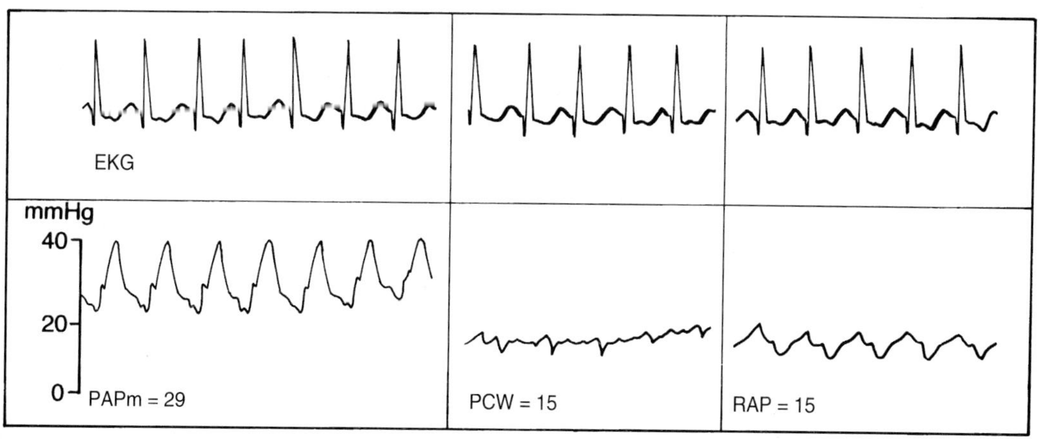

FALLBEISPIEL 4 (Fortsetzung)

Die vorliegende Konstellation ließe auf den ersten Blick am ehesten eine Lungenembolie vermuten, die eine rechtsventrikuläre Dysfunktion und einen Schock zur Folge hat. Diese Diagnose ist jedoch wenig wahrscheinlich angesichts des aufrechterhaltenen Herzminutenvolumens bei einer akuten pulmonalen Hypertonie solchen Schweregrads.

Der Anstieg und die Angleichung der Füllungsdrucke rechts und links läßt im Rahmen eines Schockzustands an eine Herzbeuteltamponade denken. Die RAP-Kurvenform mit einer deutlichen x-Senke und dem Ausbleiben der y-Senke erhärtet diese Diagnose.

Das Echokardiogramm zeigt einen beträchtlichen Perikarderguß und die offensichtlichen Anzeichen einer Tamponade, beispielsweise den diastolischen Kollaps von rechtem Vorhof und Ventrikel.

Die Perikardflüssigkeit wird abgesaugt. Ihre zytologische Analyse ergibt das Vorliegen von neoplastischen Zellen.

Diagnose: karzinomatöse Perikardtamponade. Das Lungeninfiltrat wird einer Lymphangitis carcinomatosa zugeschrieben.

Der abnorm erhöhte PAPd-Wert - der normalerweise gleich den Füllungsdrucken sein sollte - erklärt sich durch die Lungenbeteiligung und die damit verbundene Hypoxämie.

FALLBEISPIEL 5

Eine 65jährige Patientin wird wegen eines ausgedehnten vorderen Myokardinfarkts, der sich in den vorangegangenen Stunden ereignet hat, in die Klinik eingewiesen. Am dritten Tag bemerkt man eine örtliche und zeitliche Desorientheit und ein systolisches Geräusch, Intensität 3/6, mit Maximum rechts parasternal. Ein Swan-Ganz-Katheter wird gelegt.

- Welche Diagnose vermuten Sie?
- Was halten Sie vom Wert des Herzminutenvolumens?

T	38.1
HF/Rhythmus	93/Sinusrhythmus
P : s/d-m	119/82-94
RAP	13
PAP : s/d-m	42/25-30
PCW	20
HI-SVI	2.5-27
TPR-PVR	1470-200
F_IO_2 (Maske)	0.28
PaO_2	102
SaO_2	97
$S\bar{v}O_2$	81
CaO_2	162
$C\bar{v}O_2$	136

FALLBEISPIEL 5 (Fortsetzung)

Tritt ein systolisches Geräusch in der Akutphase eines Myokardinfarkts auf, läßt dies eine ischämische (Dysfunktion des Papillarmuskels) oder eine mechanische Komplikation (Papillarmuskel- oder Sehnenfäden-Ruptur, Septumperforation) vermuten.

Das Fehlen einer pathologischen v-Welle auf der PCW-Kurve macht eine akute Mitralinsuffizienz wenig wahrscheinlich. Die Diagnose einer Septumperforation erscheint eher wahrscheinlich angesichts einer erhöhten O_2-Sättigung im gemischt-venösen Blut, die von einer arteriellen Beimischung zum venösen Blut herrühren könnte. Diese Diagnose wird durch den beträchtlichen Unterschied der O_2-Sättigungen der gleichzeitig aus Pulmonalarterie (Sättigung 81 %, O_2-Gehalt 136 ml/l) und rechtem Vorhof (Sättigung 55 %, O_2-Gehalt 91 ml/l) entnommenen Blutproben erhärtet und durch ein Echokardiogramm später bestätigt. Unter diesen Umständen gibt der Wert des Herzminutenvolumens, wie er mit der Thermodilutionsmethode erhalten wird, weder die pulmonale noch die periphere Perfusion wieder und zwar aufgrund von Fehlern, die die Rezirkulation des Indikators verursacht.

Hingegen kann das Verhältnis zwischen pulmonaler Perfusion ($\dot{Q}_{AP}$) und peripherer Perfusion ($\dot{Q}_{AO}$) mit untenstehender Formel berechnet werden:

$$\frac{\dot{Q}_{AP}}{\dot{Q}_{AO}} = \frac{CaO_2 - C_{RA}O_2}{CaO_2 - C\bar{v}O_2} = \frac{162 - 91}{162 - 136} = 2{,}7$$

FALLBEISPIEL 6

Eine 65jährige Patientin wird aufgrund eines offensichtlichen akuten Lungenödems eingeliefert. Die Aufnahmeuntersuchung deckt ein holosystolisches Geräusch, Intensität 3/6, mit Maximum über der Mitralklappe auf.

Ein Echokardiogramm zeigt eine schwere Regurgitation durch die Mitralklappe mit Vorwölbung des hinteren Segels; dies deutet auf die Ruptur eines Sehnenfadens.

Ein Pulmonalarterienkatheter wird zur Überwachung der Therapie gelegt, die zum Zeitpunkt der Untersuchung aus Furosemid und Nitroprussid-Na besteht.

T	36.8
HF/Rhythmus	77/Sinus rhythmus
P : s/d-m	110/60-76
RAP	18
PAPm	41
PCW	33
HI-SVI	2.3-30
TPR-PVR	1280-170
F_IO_2 (Maske)	0.80
PaO_2	75
$S\bar{v}O_2$	58
AVD_{O_2}	56

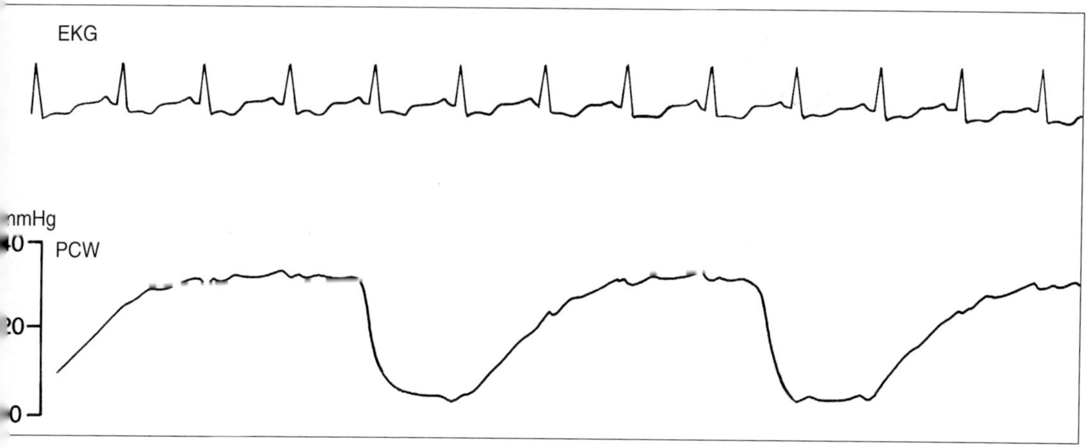

FALLBEISPIEL 6 (Fortsetzung)

Das Fehlen einer v-Welle auf der PCW-Kurve überrascht angesichts einer mittels Echokardiographie als schwer eingestuften akuten Mitralinsuffizienz. Die Kurvencharakteristik spricht eher für eine chronische Mitralinsuffizienz, bei der die Dilatation und die erhöhte Vorhof-Compliance die Wirkungen der Regurgitation auf den intrakavitären Druck dämpfen können. Eine Hypovolämie wäre eine andere mögliche Ursache, doch sie kann in Anbetracht des RAP-Werts ausgeschlossen werden.

Die hämodynamischen Werte zeigen eine globale ventrikuläre Dysfunktion an. Der $S\bar{v}_{O_2}$-Abfall und der AVD_{O_2}-Anstieg sind Ausdruck eines im Verhältnis zum Stoffwechselbedarf inadäquaten Herzminutenvolumens.

Die verminderte Lungen-Compliance infolge des Ödems erklärt die erheblichen atmungsbedingten Änderungen des PCW. In solchen Fällen ist es sehr wichtig, die Messungen am Ende der Exspiration vorzunehmen. In diesem Fallbeispiel unterscheidet sich der so erhaltene Wert (32 mmHg) sehr von dem über den Monitor abgelesenen Wert (22 mmHg).

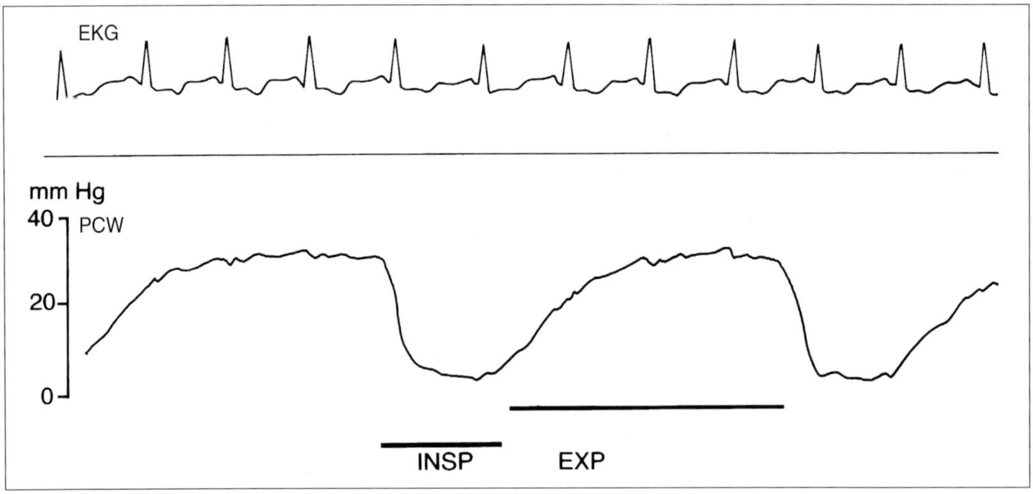

FALLBEISPIEL 7

Eine 70jährige Patientin wird wegen akuter Dyspnoe, gefolgt von Ohnmachtsanfall und Schockzustand, in die Klinik eingewiesen. Die Anamnese weist diverse Lungenembolien auf.

Die Lungenszintigraphie zeigt zahlreiche segmentale Gefäßabbrüche links und ein vollständiges Fehlen der Durchblutung auf der rechten Seite.

Die Blutgasanalyse unter Luftatmung ergibt einen PaO_2 von 58 mmHg, einen $PaCO_2$ von 30 und einen pH bei 7,30.

Eine thrombolytische Therapie wird eingeleitet.

Das Persistieren des Schockzustands trotz hoher Katecholamin-Dosen ist Anlaß zum Einführen eines Pulmonalarterienkatheters.

T	37.1
HF/Rhythmus	112/Sinusrhythmus
P : s/d-m	85/48-60
RAP	18
PAP : s/d-m	75/30-45
PCW	nicht erlangt
HI-SVI	2.0-18
TPR	910
Atmung	spontan
Laktat	3.4

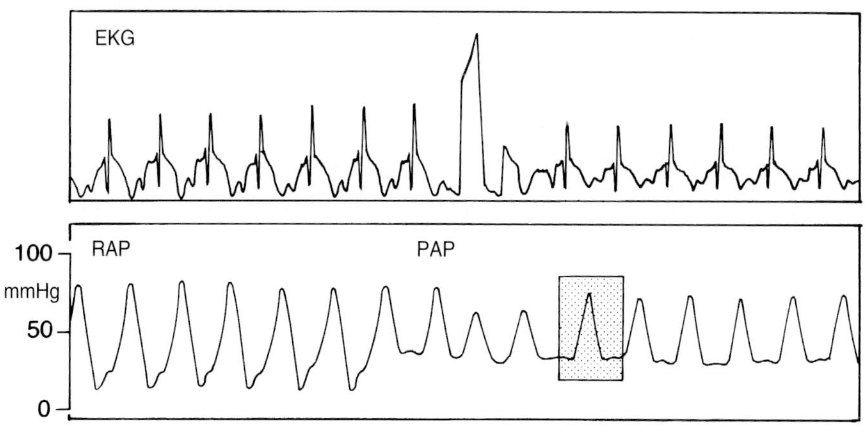

FALLBEISPIEL 7 (Fortsetzung)

Auf der initialen PAP-Kurve ist die üblicherweise vorhandene dikrote Welle verschwunden (»ventrikularisierte« Kurve). Die Formcharakteristik weist auf eine proximale Obstruktion des arteriellen Lungengefäßbetts. Der stark erhöhte PAP-Wert bestätigt, daß die chronische pulmonale Hypertonie schon vor Eintreten des akuten Vorfalls vorlag.

Eine neun Stunden nach Beginn der Thrombolyse-Therapie durchgeführte hämodynamische Kontrolle (siehe nebenstehende Tabelle) zeigt einen beträchtlich abgesunkenen PAP mit Wiederauftreten der dikroten Welle. Der PCW läßt sich nun messen und ermöglicht die Berechnung des stark erhöhten PVR.

Das Herzminutenvolumen hat sich normalisiert und die Entwicklung der Laktatkonzentration bestätigt die Korrektur des Schockzustands.

T	36.1
HF/Rhythmus	97/Sinusrhythmus
P : s/d-m	130/70-90
RAP	10
PAP : s/d-m	66/20-35
PCW	8
HI-SVI	3.3-34
TPR-PVR	1050-350
Atmung	spontan
Laktat	0.4

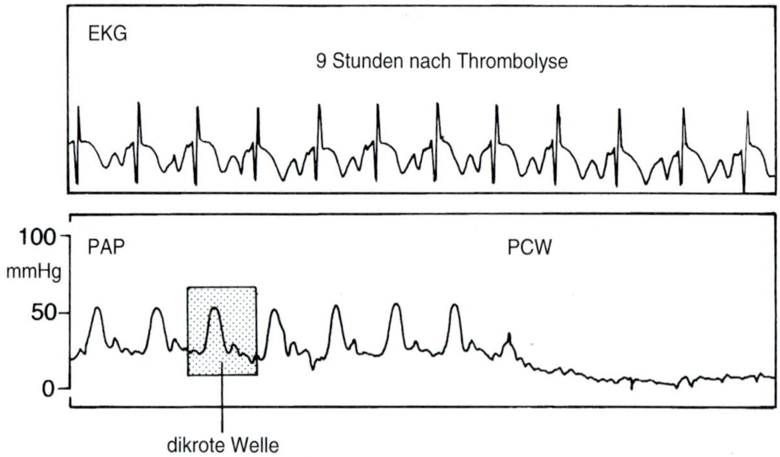

Verschwinden der dikroten Welle = "ventrikularisierte" Kurve!

FALLBEISPIEL 8

Ein 20jähriger, sportlicher Patient mit normalerweise ausgezeichnetem Gesundheitszustand wird angesichts eines Schockzustands mit Purpura im Rahmen einer Meningococcämie in die Klinik aufgenommen. Die Röntgenthoraxaufnahme zeigt ein beidseitiges Lungenödem.

Ein Swan-Ganz-Katheter wird eingeführt, um die hämodynamische Entwicklung mitzuverfolgen und die Therapie zu optimieren.

Die initialen Messungen werden unter Verabreichung von 10µg/kg/min Dobutamin vorgenommen.

T	38.6
HF/Rhythmus	153/Sinus-
P : s/d-m	105/57-73
RAP	1
PAPm	13
PCW	5
HI-SVI	5.4-35
TPR-PVR	570-70
F_IO_2 (Maske)	0.80
PaO_2	87
$S\bar{v}O_2$	78
Hb	15.1
CaO_2	196
$C\bar{v}O_2$	158
AVD_{O2}	38
EC_{O2}	19
$\dot{D}O_2$	1060
$\dot{V}O_2$	205
Laktat	4.4

FALLBEISPIEL 8 (Fortsetzung)

Es liegt das typische Bild eines hyperdynamischen Syndroms vor, das man im klinischen Kontext auch erwartet.

Die Stoffwechsellage ist erhöht und der O_2-Extraktionskoeffizient relativ niedrig. Die Füllungsdrucke sind abgefallen und spiegeln die relative Hypovolämie wider, die charakteristisch für die Initialphase des septischen Schocks ist.

Das Herzminutenvolumen ist trotz einer geringen Vorlast erhöht, ein Phänomen, das einer verminderten Nachlast bei adrenerger Stimulation zugeschrieben werden kann.

Die venöse Beimischung wird auf 36 % geschätzt.

Eine vorsichtige Volumenzufuhr bringt den RAP auf 10 mmHg und den PCW auf 15 mmHg, der Herzindex steigt auf 6,8 $l \cdot min^{-1} \cdot m^{-2}$. Es liegt keine Verschlechterung des Gasaustauschs vor (verbessertes Verhältnis PaO_2/F_IO_2) und die Gewebsanoxie verbessert sich (Normalisierung der Laktatkonzentration).

Die Entwicklung nimmt schnell einen günstigen Verlauf.

FALLBEISPIEL 9

Ein 63jähriger Patient wird wegen eines sich schnell verschlechternden Schockzustands mit Zeichen einer deutlich verminderten peripheren Durchblutung, Anurie, Dyspnoe, Tachypnoe, Hypoxämie und Laktatazidose bei normalem Blutdruck (130/80 mmHg) eingeliefert.

Bei der Aufnahmeuntersuchung wird überraschenderweise ein systolisch-diastolisches Geräusch im der Umbilikalregion festgestellt.

Das EKG zeigt einen S1Q3-Verlauf.

Die Diagnose Lungenembolie wird durch eine Lungenszintigraphie nicht bestätigt (geringe Wahrscheinlichkeit).

Ein Swan-Ganz-Katheter wird eingeführt, um über die Art des Schocks Aufschluß zu bekommen.

T	36.1
HF/Rhythmus	100/Sinus-
P : s/d-m	160/50-86
RAP	9
PAP : s/d-m	45/29-35
PCW	17
HI-SVI	5.4-54
TPR-PVR	510-120
Atmung	spontan
F_IO_2	0.50
PaO_2	130
$S\bar{v}O_2$	87
PaO_2/F_IO_2	260
Hb	160
CaO_2	211
$C\bar{v}O_2$	188
AVD_{O2}	23
EC_{O2}	11
$\dot{D}O_2$	1140
$\dot{V}O_2$	125
Laktat	5.2

FALLBEISPIEL 9 (Fortsetzung)

Hyperdynamisches Syndrom mit niedrigem TPR und AVD_{O2}. Anstieg des PAPm und des PAPd-PCW-Gradienten (12 mmHg). Leicht erhöhter PCW-Wert, der Ausdruck einer gesteigerten Vorlast (RAP = 9 mmHg), aber wahrscheinlich auch einer damit verbundenen linksventrikulären Dysfunktion ist. Starker Anstieg der Blutdruckamplitude.

Diese hämodynamische Konstellation in Verbindung mit einem Schockzustand läßt von mehreren Aspekten her (HI↑, TPR↓, EC_{O2}↓ und AVD_{O2}↑, Laktat↑) auf einen septischen Schock mit Gewebshypoxie schließen; diese Diagnose deckt sich jedoch schlecht mit der ebenfalls angestiegenen Blutdruckamplitude und erklärt nicht von vornherein den Auskultationsbefund. Man vermutet die Diagnose arteriovenöse Fistel. Eine Abdomensonographie zeigt eine Dilatation der Aorta abdominalis mit Verdacht auf Dissektion (doppelte Kontur im Bild).

Die Entwicklung nimmt rasch einen ungünstigen Verlauf. Die Autopsie offenbart eine ausgedehnte aorto-cavale Fistel (3,5 cm), die zum Teil thrombosiert ist, frische periphere Lungenembolien und einen frischen subendokardialen Infarkt.

In pathophysiologischer Hinsicht verursacht die aorto-cavale Fistel eine stark erhöhte rechtsventrikuläre Vorlast und einen verminderten Auswurfwiderstand für den linken Ventrikel. Diese seltene hämodynamische Situation erklärt das hohe HMV bei vermindertem O_2-Extraktionskoeffizient und peripherer Gewebshypoxie. Für sich allein genommen reicht die Erhöhung des HMV nicht aus, um die pulmonale Hypertonie zu erklären, die an vor allem Ausdruck der gleichzeitigen Lungenembolien ist.

FALLBEISPIEL 10

53jähriger Patient, in dessen Vorgeschichte eine Chemotherapie mit Bestrahlung des Mediastinums wegen eines Morbus Hodgkins vor 15 Jahren und ein inferiorer Myokardinfarkt mit Beteiligung des rechten Ventrikels vor 6 Jahren zu finden sind.

Seitdem Entwicklung einer globalen Herzinsuffizienz mit Betonung der Rechtsherzinsuffizienz.

Der Patient wird aufgrund von Anasarka mit - durch die Röntgenthoraxaufnahme begründetem - Verdacht auf Lungenödem hospitalisiert. Die Herzgröße ist normal.

Man entschließt sich zum Einführen eines Swan-Ganz-Katheters.

T	37.5
HF	104
Rhythmus	Vorhofflimmern
P : s/d-m	100/75-83
RAP	17
PAP : s/d-m	22/11-15
PCW	7
HI-SVI	2.3-22
TPR-PVR	1350-205
F_IO_2 (Maske)	0.28
PaO_2	75
$S\bar{v}O_2$	55
Hb	120
CaO_2	145
$C\bar{v}O_2$	91
AVD_{O_2}	54
EC_{O_2}	37

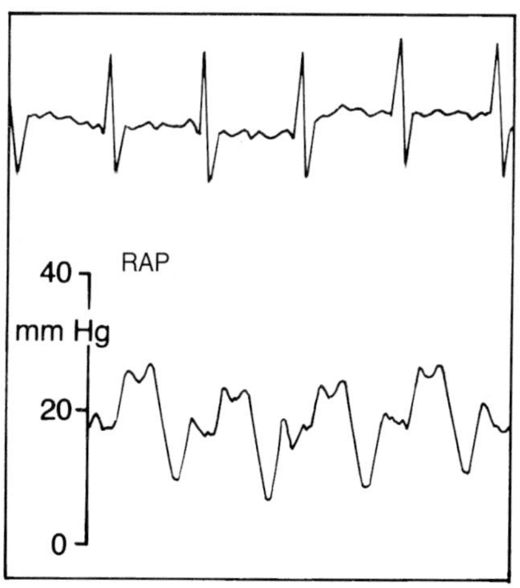

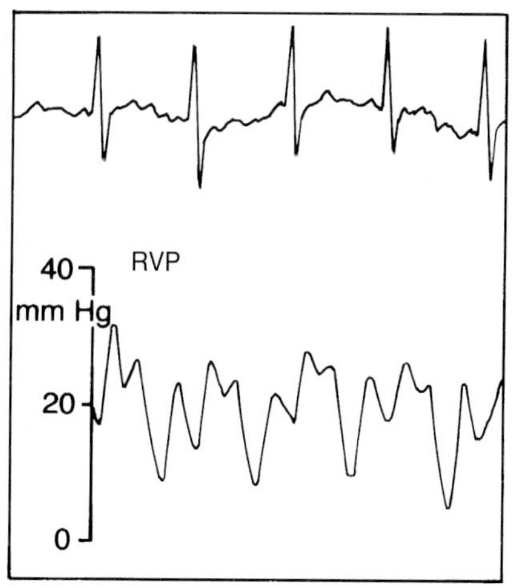

FALLBEISPIEL 10 (Fortsetzung)

Es liegt das Bild einer isolierten, schweren rechtsventrikulären Dysfunktion vor. Der Herzindex ist kleiner als der vorhergesagte Wert ($2{,}8 \pm 0{,}3\ l \cdot min^{-1} \cdot m^{-2}$), der O_2-Extraktionskoeffizient ist erhöht.

Die RVP- und RAP-Kurven zeigen jeweils ein » dip and plateau « -Bild und eine tiefe y-Senke, die Ausdruck einer restriktiven Erkrankung sind (s. S. 218).

Diese Senke könnte durch einen Umbau des Perikards infolge der Strahlentherapie oder durch die Folgen des Rechtskammerinfarkts im Zuge einer - strahlenbedingten (?) - Läsion der proximalen rechten Koronararterie verursacht sein.

Zu beachten sind außerdem eine durch die Tricuspidalinsuffizienz verursachte v-Welle auf der RAP-Kurve (die echokardiographisch später noch bestätigt wird) und auf der RVP-Kurve eine positive Welle, die sich dem Plateau überlagert (wahrscheinlich ein overshoot infolge unzureichender Dämpfung).

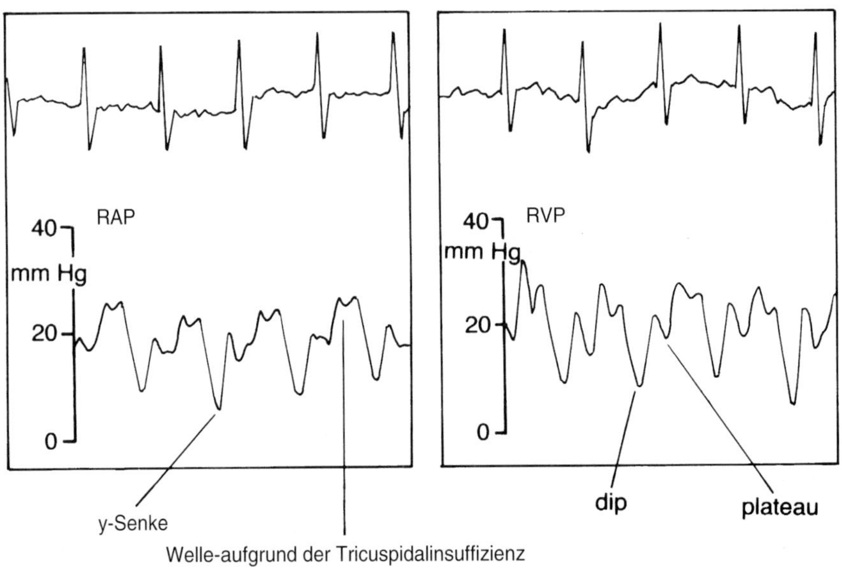

FALLBEISPIEL 11

Eine 27jährige Patientin wird angesichts hohen Fiebers in Verbindung mit Erbrechen, mehrmaligen Durchfällen und Myalgien in die Klinik eingewiesen.

Bei der Aufnahme ist sie desorientiert, weist eine Tachypnoe, einen Hypotonus und einen maculopapullösen, erythematösen Ausschlag am ganzen Körper, vorherrschend am Stamm und an den Extremitätenabgängen, auf. Eine Verdachtsdiagnose wird gestellt. Welche?

Nach Volumenzufuhr (1000 ml Kolloidlösung) wird eine Swan-Ganz-Katheter gelegt.

T	38.7
HF/Rhythmus	140/Sinus-
P : s/d-m	85/52-63
RAP	14
PAPm	33
PCW	20
HI-SVI	6.5-46
TPR-PVR	340-75
F_IO_2 (Maske)	0.5
PaO_2	93
$S\bar{v}O_2$	71
Hb	98
CaO_2	128
$C\bar{v}O_2$	95
AVD_{O2}	33
EC_{O2}	26
$\dot{D}O_2$	830
Laktat	1.2

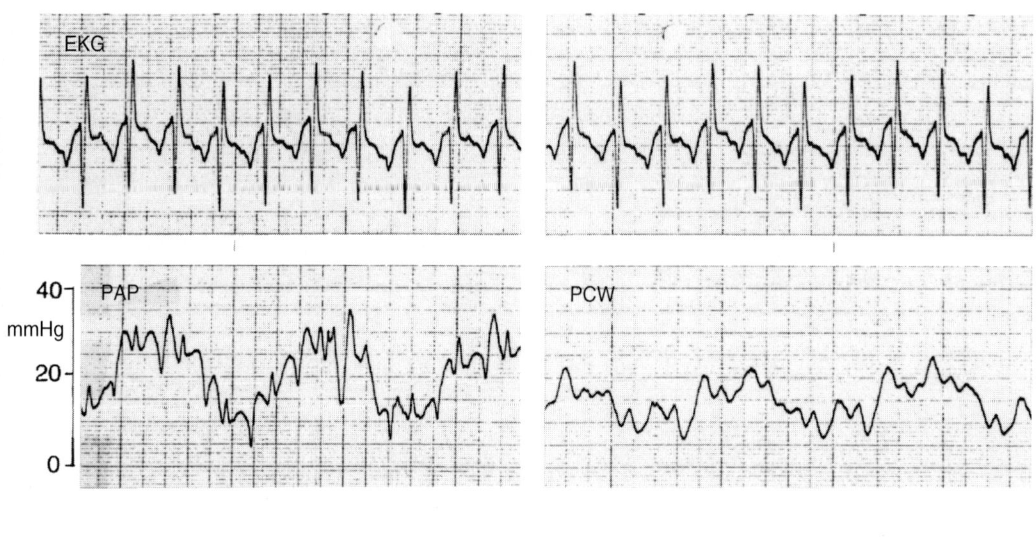

FALLBEISPIEL 11 (Fortsetzung)

Unter dem Einfluß großer Atemschwankungen ist nicht sicher, ob der endexspiratorisch gemessene Wert wirklich dem PCW-Druck entspricht. Dies umso mehr, als der Patient, wie hier, eine Tachypnoe hat und deshalb eine aktive Exspiration mit endexspiratorisch positivem intrathorakalem Druck aufweisen kann.

Hält man dennoch die gemessenen Füllungdrucke für echt, so spricht das beobachtete hämodynamische Bild sehr für eine Hypervolämie: RAP und PCW erhöht, normaler Wert für die PCW-RAP-Differenz, angestiegenes Herzminutenvolumen und niedriger Hb. Diese Diagnose wird gestellt und ein Diuretikum verabreicht.

Nach Furosemid-Gabe sinken die Füllungsdrucke ab (PCW = 16 mmHg und RAP = 11 mmHg), der Herzindex bleibt jedoch erhöht (5,3 $l \cdot min^{-1} \cdot m^{-2}$) und der TPR niedrig (500 $Dyn \cdot sek \cdot cm^{-5}$). Die hämodynamische Konstellation läßt einen septischen Zustand vermuten, der besser mit der Diagnose eines » toxic shock syndrome « zusammenpaßt, das man sich hinsichtlich der Klinik und der Laborwerte merken sollte.

Eine Gewebshypoxie ist angesichts der Symptomatik des Schockzustands anzunehmen, wenn sich auch Laktatkonzentration und O_2-Ausschöpfung im Gewebe im Normbereich befinden.

FALLBEISPIEL 12

20jähriger afrikanischer Patient im Terminalstadium einer valvulären Kardiopathie, die vor 2 Jahren entdeckt wurde und eine schwere Mitral- und Aorteninsuffizienz verursacht.

Der Patient ist bettlägrig, kachektisch, extrem asthenisch und weist eine Tachypnoe auf. Eine Lungenstauung ist nicht zu auskultieren.

Die Röntgenthoraxaufnahme zeigt eine schwere Kardiomegalie mit Umverteilung der Lungendurchblutung und Kerley-B-Linien.

Ein Swan-Ganz-Katheter wird gelegt, um die Therapie hinsichtlich einer chirurgischen Intervention zu optimieren.

T	36.6
HF/Rhythmus	160/Vorhofflimmern
P : s/d-m	139/72-94
RAP	21
PAPm	61
PCW	44
HI-SVI	2.9-18
TPR-PVR	1300-300
F_IO_2 (Maske)	0.28
PaO_2	66
$S\bar{v}O_2$	40
PaO_2/F_IO_2	235
Hb	103
CaO_2	128
$C\bar{v}O_2$	56
AVD_{O2}	72
EC_{O2}	56
$\dot{D}O_2$	370
$\dot{V}O_2$	210
Laktat	2.0

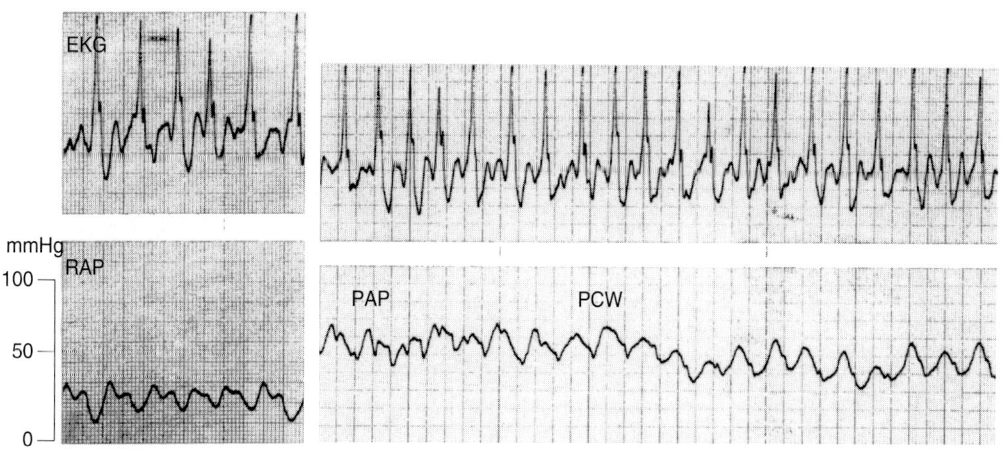

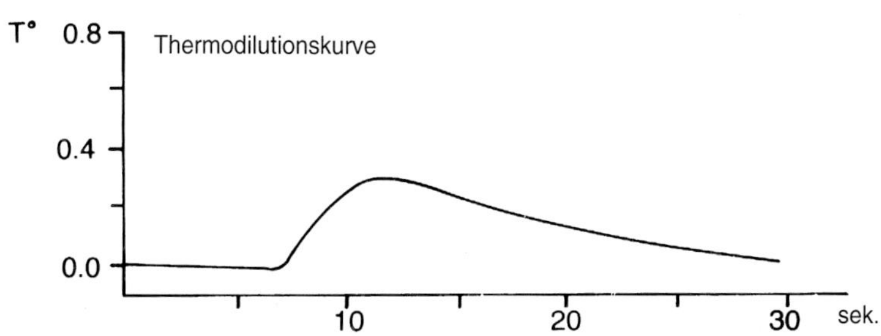

FALLBEISPIEL 12 (Fortsetzung)

Das hämodynamische Profil stimmt mit einer schweren linksventrikulären Dysfunktion überein. Dabei handelt es sich sehr wahrscheinlich um eine chronische Dysfunktion angesichts des stark erhöhten PCW-Drucks, ohne daß ein Lungenödem nachgewiesen werden kann. Eine präkapilläre Komponente der pulmonalen Hypertonie läßt sich gut mit dieser Interpretation in Einklang bringen.

Der Herzindex wird über eine Tachykardie aufrechterhalten, kann aber wegen einer zusätzlich vorliegenden Anämie keinen adäquaten Sauerstofftransport gewährleisten.

Angesichts der Tachykardie ist es schwierig, mit Sicherheit zu sagen, ob es sich bei den auf der RAP- und PCW-Kurven beobachteten positiven Wellen um a- oder v-Wellen handelt. In Anbetracht der klinischen Gegebenheiten kann man hier jedoch v-Wellen bei einer Mitral- oder Tricuspidalinsuffizienz annehmen.

Diese Tricuspidalinsuffizienz könnte für die Verbreiterung der Thermodilutionskurve verantwortlich sein und Zweifel am Wert des Herzminutenvolumens aufkommen lassen, das in Wirklichkeit möglicherweise geringer als der gemessene Wert ist. Diese Interpretation ist angesichts einer stark erhöhten arteriovenösen Sauerstoffdifferenz und eines ebenfalls stark angestiegenen O_2-Extraktionskoeffizienten sehr wahrscheinlich.

FALLBEISPIEL 13

Ein 67jähriger Zimmermann wird mit einem akuten inferioren Myokardinfarkt ins Krankenhaus eingewiesen. Die Anamnese ergibt eine schwere koronare Herzkrankheit, die vor zwei Jahren einen dreifachen Bypass erforderlich machte.

Behandlung mit Betablockern, die bis zur stationären Aufnahme beibehalten wurde.

Der Allgemeinzustand ist stabil, doch der arterielle Blutdruck bleibt niedrig und die Diurese gering. Ein Pulmonalarterienkatheter wird eingeführt.

T	37.3
HF/Rhythmus	72/Sinus-
P : s/d-m	108/77-87
RAP	15
PAPm	25
PCW	21
HI-SVI	1.8-25
TPR-PVR	1600-90
F_IO_2	0.25
PaO_2	98
$S\bar{v}O_2$	55
Hb	130
CaO_2	171
$C\bar{v}O_2$	88
AVD_{O2}	83
E_{CO2}	49
$\dot{D}O_2$	310
Laktat	0.9

FALLBEISPIEL 13 (Fortsetzung)

Es liegt ein »low output failure« -Syndrom mit globaler ventrikulärer Dysfunktion und relativer Bradykardie vor (Behandlung mit Betablockern, inferiorer Infarkt?).

Die erhöhte O_2-Extraktion ohne klinische Anzeichen einer Gewebsanoxie läßt auf den chronischen Charakter der Kardiomyopathie schließen. Diese Chronizität erklärt die ausgezeichnete Toleranz gegenüber einem Herzminutenvolumen in einer Größenordnung, die normalerweise bei Schockzuständen angetroffen wird.

FALLBEISPIEL 14

Ein 65jähriger Patient wird wegen Unwohlseins mit Bewußtseinsverlust stationär aufgenommen. Er klagt über einen retrosternalen bohrenden Schmerz und das Gefühl von Atemnot.

Im EKG fällt eine Absenkung der ST-Strecke in den inferioren und anteroseptalen Bezirken auf.

Ein Echokardiogramm sichert schließlich die Diagnose.

Ein Swan-Ganz-Katheter wird eingeführt.

T	37
HF/Rhythmus	88/Sinus-
P : s/d-m	146/104-118
RAP	24
PAP : s/d-m	56/26-36
PCW	27
HI-SVI	1.7-20
TPR-PVR	2600-260
F_IO_2 (Maske)	0.80
PaO_2	207
$S\bar{v}O_2$	58
PaO_2/F_IO_2	260
Hb	100
CaO_2	140
$C\bar{v}O_2$	78
AVD_{O2}	62
EC_{O2}	44
$\dot{D}O_2$	240
Laktat	0.7

FALLBEISPIEL 14 (Fortsetzung)

Es liegt das typische hämodynamische Profil einer Herzbeuteltamponade mit deutlichem Anstieg und Angleichung der RAP-, PCW-, PAPd- und RVEDP-Drucke und einem abgefallenen Herzminutenvolumen vor. Der normale Wert der Herzfrequenz überrascht. Da keine Behandlung mit Betablockern besteht oder eine Erkrankung des Vorhofs nicht bekannt ist, könnte man eine posteriore Lokalisation der Myokardnekrose vermuten, die schließlich auch bestätigt wird.

Ein Echokardiogramm zeigt einen Perikarderguß von etwa 500 ml, eine globale linksventrikuläre Hypokinesie und Zeichen der Herzbeuteltamponade. Die Perikarddrainage fördert 400 ml Blut zutage. Eine Dissektion der Aorta wird mittels Angiographie ausgeschlossen. Eine Thorakotomie wird durchgeführt und offenbart eine Perforation der freien Wand des linken Ventrikels basierend auf einer umschriebenen Myokardnekrose.

In Anbetracht des großen Volumens des Ergußes muß auf einen langsamen Entwicklungsprozess geschlossen werden, der zu einer gedeckten Perforation in einem infarzierten Myokardbezirk führte.

FALLBEISPIEL 15

Ein 48jähriger, herztransplantierter Patient wird mit Schock in Zusammenhang mit einem fiebrigen Zustand stationär aufgenommen.

Bei Aufnahme ist er hypoton mit 100/50 mmHg, tachykard mit 120/min, die Extremitäten sind kalt und marmoriert. Bei der Auskultation fällt ein 4. Herzton auf. Die Leber ist vergrößert und von fester Konsistenz.

Der Patient wird sofort intubiert und ein Katheter wird gelegt. Die ersten hier angegebenen Messungen wurden unter einer Infusion von Dopamin (7 µg/kg/min) und Dobutamin (7 µg/kg/min) vorgenommen.

T	34.7
HF/Rhythmus	100/Sinus-
P : s/d-m	110/70-83
RAP	25
PAPm	32
PCW	22
HI-SVI	1.2-12
TPR-PVR	2210-380
F_IO_2 (Maske)	0.90
PaO_2	400
$S\bar{v}O_2$	38
PaO_2/F_IO_2	444
Hb	95
CaO_2	128
$C\bar{v}O_2$	48
AVD_{O2}	80
E_{CO2}	63
$\dot{D}O_2$	155
$\dot{V}O_2$	100
Laktat	8.6

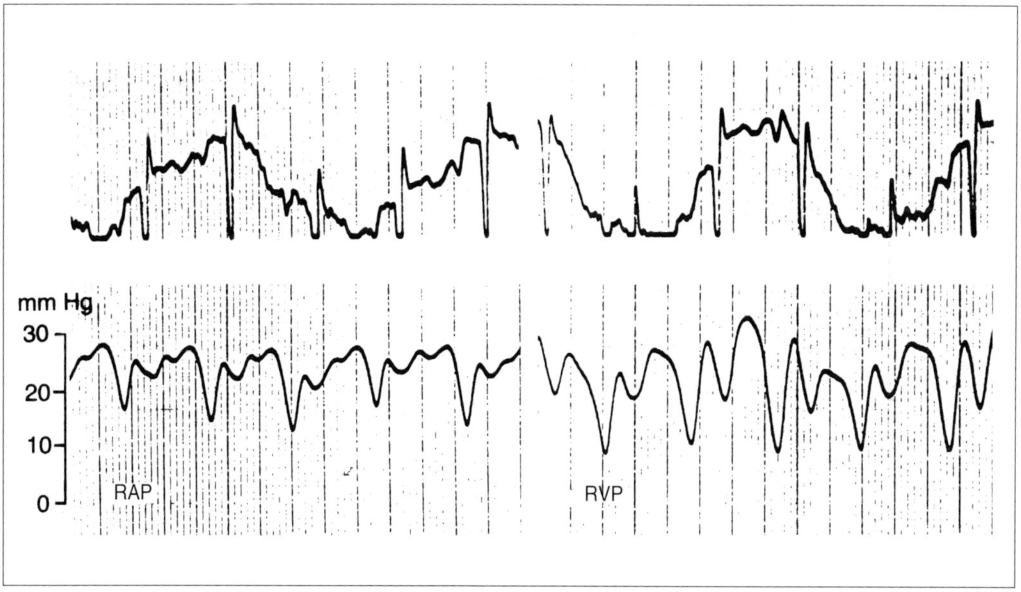

FALLBEISPIEL 15 (Fortsetzung)

Es liegt der hämodynamische Befund einer extremen globalen Herzinsuffizienz vor mit erniedrigtem Herzindex und gleichzeitig erhöhtem AVD_{O2} und O_2-Extraktionskoeffizient.

Die klinisch offensichtliche Gewebsanoxie wird durch eine stark erhöhte Laktatkonzentration und eine stark abgefallene $S\bar{v}O_2$ bestätigt.

Die Formcharakteristik der RAP- und RVP-Kurven deutet auf eine restriktive Erkrankung hin (tiefe y-Senke auf der RAP-Kurve und eine »dip and plateau«-Form auf der RVP-Kurve), die eine Kardiomyopathie im Rahmen einer Abstoßungsreaktion widerspiegeln kann.

Die Entwicklung nimmt schnell einen ungünstigen Verlauf. Die Autopsie bestätigt die Diagnose.

FALLBEISPIEL 16

67jährige Patientin mit bekanntem Lymphom, die wegen einer Thrombopenie einer Splenektomie unterzogen wurde und mit Kortikosteroiden behandelt wird.

In den Tagen vor der Krankenhauseinweisung stellt sich ein fiebriger Zustand mit Husten und gelblichem Auswurf ein.

Bei Aufnahme ergibt die Blutgasanalyse folgende Werte: PaO2 = 62 mmHg, (F_IO_2 = 1,0), $PaCO_2$ = 20 mmHg, pH = 7,41, HCO_3 = 12 mmol/l, Laktat = 7,1 mmol/l. Die Patientin wird intubiert und maschinell beatmet.

Die Röntgenthoraxaufnahme zeigt ein linksbasales Lungeninfiltrat. Die Diurese ist null.

Ein Swan-Ganz-Katheter wird eingeführt.

T	39
HF/Rhythmus	100/Sinus-
P : s/d-m	110/60-76
RAP	8
PAP : s/d-m	27/17-20
PCW	11
HI-SVI	4.3-43
TPR-PVR	825-110
Beatmung	SIMV
F_IO_2	0.80
PaO_2	105
$S\bar{v}O_2$	55
PaO_2/F_IO_2	130
Hb	84
CaO_2	110
$C\bar{v}O_2$	62
AVD_{O2}	48
EC_{O2}	44
$\dot{D}O_2$	475
$\dot{V}O_2$	200
Laktat	4.8

FALLBEISPIEL 16 (Fortsetzung)

Es liegt eine komplexe Situation vor, in der bestimmte Faktoren auf einen Infektionszustand (erhöhter HI und abgefallener TPR im Verlauf eines Fiebers) hinweisen, andere auf einen unzureichenden O_2-Transport (erhöhte O_2-Extraktion, Hyperlaktatämie).

Eine Sepsis als Ursprung wird durch Nachweis von grampositiven Diplokokken im Blutausstrich bestätigt.

Eine hämodynamische Kontrolle wird 20 Stunden später, nach Blut- und Kolloidinfusionen und unter maximaler adrenerger Medikation durchgeführt. Das Bild wird nun von einem septischen Schock mit arterieller Hypotonie und hyperdynamischem Syndrom gekennzeichnet.

Trotz einer scheinbaren Verbesserung (Verbesserung des PaO_2/F_IO_2-Verhältnisses und O_2-Transports, Abfallen der Laktat-Konzentration) verläuft die Entwicklung ungünstig. Die Patientin verstirbt zwei Tage später an einer massiven Lungenblutung.

Die Autopsie bestätigt eine bedeutende intraalveoläre Blutung in den unteren Lungenanteilen, eine massive Obstruktion des Bronchialbaums durch Blutgerinnsel und diffuse Läsionen der Alveolarwände (Schocklunge).

T	39.7
HF/Rhythmus	110/Sinus-
P ; s/d-m	90/45-60
RAP	11
PAPm	25
PCW	17
HI-SVI	6.9-62
TPR-PVR	350-60
Beatmung	SIMV
F_IO_2	0.40
PaO_2	75
$S\bar{v}O_2$	63
PaO_2/F_IO_2	190
Hb	100
CaO_2	122
$C\bar{v}O_2$	85
AVD_{O2}	37
EC_{O2}	30
$\dot{D}O_2$	840
$\dot{V}O_2$	255
Laktat	2.7

FALLBEISPIEL 17

Ein 70jähriger Patient wird mit einem inferior-lateralen Myokardinfarkt stationär aufgenommen. Am fünften Tag treten wiederum Thoraxschmerzen auf und werden schnell von einem Lungenödem und einer Senkung der ST-Strecke in V1 bis V3 gefolgt.

Nach einer wirksamen Therapie mit Diuretika entwickelt der Patient einen arteriellen Hypotonus und eine Oligoanurie. Die hämodynamischen Messungen werden vorgenommen, während eine Dopamin-Infusion schwacher Dosis läuft.

T	36.7
HF/Rhythmus	63/Sinus-
P : s/d-m	105/66-80
RAP	11
PAPm	16
PCW	10
HI-SVI	2.0-31
TPR-PVR	1430-125
F_IO_2 (Maske)	0.40
PaO_2	104
$S\bar{v}O_2$	64
PaO_2/F_IO_2	260
Hb	108
CaO_2	144
$C\bar{v}O_2$	93
AVD_{O_2}	51
EC_{O_2}	35
$\dot{D}O_2$	290
$\dot{V}O_2$	100
Laktat	0.5

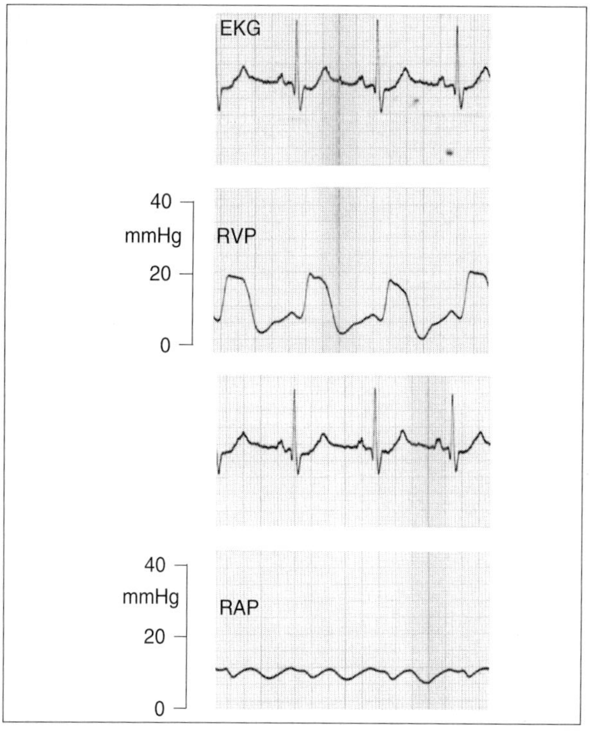

FALLBEISPIEL 17 (Fortsetzung)

Das stark abgefallene Herzminutenvolumen erklärt sich über eine unzureichende Vorlast und eine relative Bradykardie (inferiorer Infarkt). Hinzu kommt eine Angleichung der Drucke (RAP, PCW), was auf eine gleichzeitige rechtsventrikuläre Beeinträchtigung schließen läßt. Die typische Form der RAP- und RVP-Kurven fehlt jedoch.

Nach Verabreichung von 750 ml Kolloidlösung steigen die Füllungsdrucke, der Herzindex verbessert sich erheblich und die Diurese läuft wieder an..

In diesem Fall ist die Morphologie der Vorhofkurve in Form eines W charakteristisch und bestätigt die Rechtsherzbeteiligung am Infarkt.

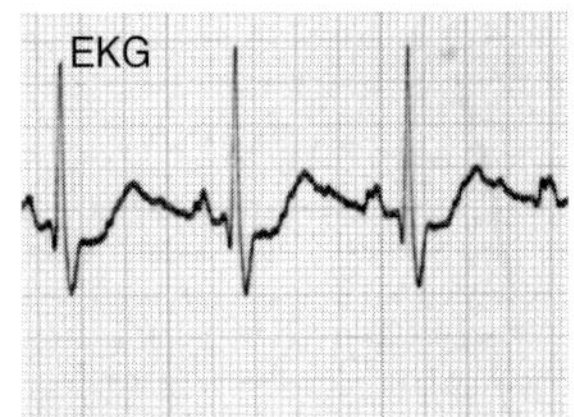

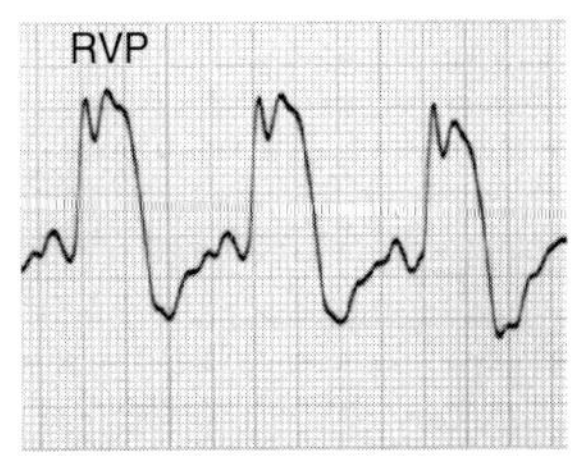

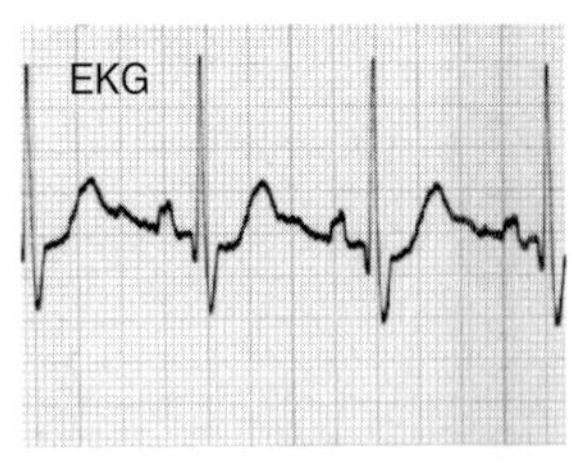

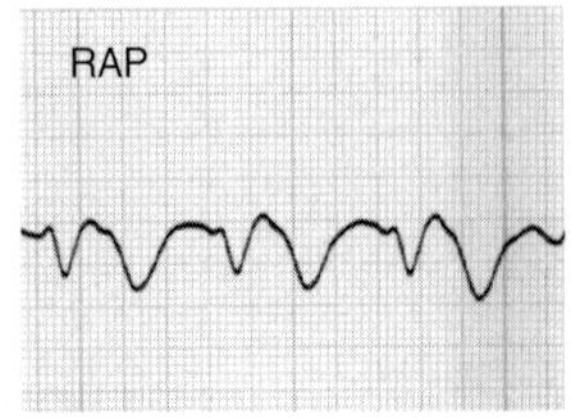

T	36.8
HF/Rhythmus	64
P : s/d-m	112/68-83
RAP	19
PAPm	24
PCW	18
HI-SVI	2.7-42
TPR-PVR	990-90

FALLBEISPIEL 18

Eine 65jährige Patientin, bei der seit sechs Jahren eine dilatative Kardiomyopathie bekannt ist, wird zur Durchführung einer Funktionsuntersuchung angesichts einer vor kurzem, während der Behandlung aufgetretenen Zustandsverschlechterung stationär aufgenommen.

Am Tag nach der Aufnahme entwickelt sie plötzlich ein Lungenödem mit akuter Atemdepression, was eine Intubation und maschinelle Beatmung erforderlich macht.

Die Verabreichung von Furosemid, Nitratderivaten und Nitroprussid-Na verursacht einen Hypotonus, der zur Einführung eines Pulmonalarterienkatheters veranlaßt.

In diesem Zeitraum (1 Stunde) hat die Patientin 200 ml Urin ausgeschieden.

T	37.8
HF/Rhythmus	120/Sinus-
P : s/d-m	92/52-65
RAP	8
PAPm	20
PCW	10
HI-SVI	1.6-13
TPR-PVR	1520-260
Beatmung	SIMV
F_IO_2	1.0
PaO_2	70
$S\bar{v}O_2$	59
PaO_2/F_IO_2	70
Hb	160
CaO_2	198
$C\bar{v}O_2$	117
AVD_{O2}	81
E_{CO2}	41
$\dot{D}O_2$	320
Laktat	2.7

FALLBEISPIEL 18 (Fortsetzung)

Dieser hämodynamische Befund verblüfft zunächst durch die Verbindung von scheinbar normalen Füllungsdrucken und einem abgefallenen Schlagvolumenindex. Letztgenannter läßt sich durch die Wirkungen einer relativen Hypovolämie im Rahmen einer schweren Herzinsuffizienz erklären. Die diuretische Wirkung von Furosemid kann diesem Umstand nicht zugrunde gelegt werden (200 ml), sein vasodilatatorischer Effekt jedoch hat möglicherweise Wirkungen der Nitratderivate und des Nitroprussid-Na verstärkt. Diese Situaton ist für den stark erniedrigten Sauerstofftransport als Ursprung einer Gewebsanoxie verantwortlich.

Nach Volumenzufuhr und unter Infusion von Katecholaminen und eines Vasodilatators verdoppelt sich der Herzindex, die AVD_{O2}, die $S\bar{v}O_2$ und die Laktatkonzentration normalisieren sich und das PaO_2/F_IO_2 - Verhältnis verbessert sich (Tabelle unten). Diese Verbesserungen werden auf Kosten eines übermäßig erhöhten PCW erlangt, der die Wiedereinleitung einer diuretischen Behandlung geringer Dosis erforderlich macht, um einen Füllungsdruck zwischen 20 und 25 mmHg zu erreichen.

Unter diesen Voraussetzungen ermöglicht es die hämodynamische Überwachung optimalen Vorlast-Bedingungen zu finden.

T	37.3
HF/Rhythmus	105/Sinus-
P : s/d-m	110/60-76
RAP	11
PAPm	37
PCW	28
HI-SVI	3.4-32
TPR-PVR	800-110
Beatmung	SIMV
PaO_2/F_IO_2	220
$S\bar{v}O_2$	75
AVD_{O2}	30
Laktat	1.0

FALLBEISPIEL 19

58jährige Patientin mit Antikoagulantien-Therapie, seitdem vor 7 Monaten eine St.-Jude-Klappenprothese anstelle der Aortenklappe eingepflanzt wurde.

Die Krankenhauseinweisung erfolgt aufgrund eines Ohnmachtsanfalls, den die Patientin während des Rasenmähens erlitt.

Bei Aufnahme liegt der arterielle Blutdruck bei 100/60 mmHg, der Herzrhythmus ist regelmäßig mit 120 Schlägen /min und die Atemfrequenz beträgt 18/min.

Das EKG zeigt eine Anhebung der ST-Strecke in V1 bis V4, QS-Zacken in V1 und V2, und eine T-Wellen- Inversion in II, III, AVF und V6. Auf der Röntgenthoraxaufnahme sind eine Kardiomegalie und Kerley-B-Linien zu sehen.

Es wird eine akute linksventrikuläre Dysfunktion vermutet und eine diuretische Therapie eingeleitet, die die Situation allerdings nicht verbessert.

Ein Swan-Ganz-Katheter wird gelegt.

T	37
HF/Rhythmus	112/Sinus-
P : s/d-m	100/80-87
RAP	11
PAP : s/d-m	36/22-27
PCW	20
HI-SVI	1.8-16
TPR-PVR	2100-200

FALLBEISPIEL 19 (Fortsetzung)

Die klinische Diagnose wird durch die hämodynamischen Gegebenheiten erhärtet, ihr Ursprung jedoch bleibt unklar. Eine koronare Ursache kann nicht ausgeschlossen werden und deshalb wird eine Echokardiographie zur Suche nach einem hypokinetischen Bezirk durchgeführt.

Die Untersuchung zeigt einen an der hinteren Wand umschriebenen Perikarderguß, der die linken Herzkammern komprimiert. Nachdem eine Blutansammlung unter Druck abgesaugt wurde, zeigt die hämodynamische Kontrolluntersuchung eine fast normalisierte linksventrikuläre Leistung (siehe untenstehende Tabelle).

Dieses Beispiel macht die diagnostischen Grenzen des alleinigen Rechtsherzkatheterisierens deutlich, weil es nicht zu unterscheiden vermag zwischen einer Verschlechterung der Myokardfunktion und einer abgefallenenen ventrikulären Compliance infolge lokaler Kompression.

T	37
HF/Rhythmus	88/Sinus-
P : s/d-m	130/75-93
RAP	10
PAP : s/d-m	40/20-27
PCW	16
HI-SVI	3.1-35
TPR-PVR	1400-150

FALLBEISPIEL 20

Eine 75jährige Patientin wird wegen einer instabilen, kurz vorher aufgetretenen Angina pectoris mit sich rasch verschlechternder Dyspnoe stationär aufgenommen.

Über der Herzspitze ist ein 4/6 holosystolisches Geräusch zu auskultieren, das sich in die Achselregion fortsetzt; über dem distalen Drittel der Lungen ein durch Stauung hervorgerufenes Rasselgeräusch.

Nachdem ein Echokardiogramm durchgeführt worden ist, das die Diagnose bestätigt, wird ein Swan-Ganz-Katheter zu therapeutischen Zwecken gelegt.

Die ersten Messungen werden unter Infusion von 4 µg/kg/min Nitroprussid-Na, 1,7 µg/kg/min Isosorbiddinitrat und 3 µg/kg/min Dobutamin vorgenommen.

T	37.2
HF/Rhythmus	100/Sinus-
P : s/d-m	132/75-94
RAP	7
PAP : s/d-m	60/22-35
PCW	30 (Mittelwert)
HI-SVI	1.4-14
TPR-PVR	3300-200
F_IO_2 (Maske)	0.80
PaO_2	64
$S\bar{v}O_2$	41
PaO_2/F_IO_2	80
Hb	119
CaO_2	147
$C\bar{v}O_2$	66
AVD_{O2}	81
E_{CO2}	55
$\dot{D}O_2$	205
Laktat	1.6

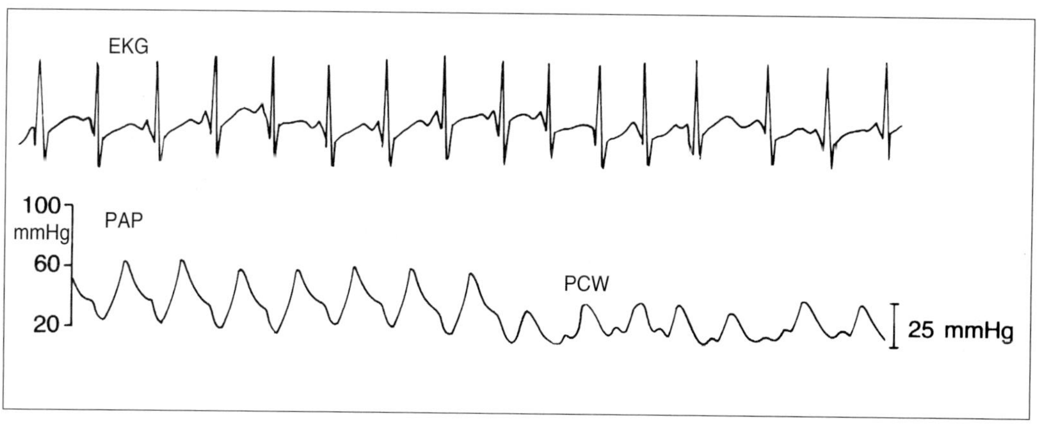

FALLBEISPIEL 20 (Fortsetzung)

Die PCW-Kurve weist eine riesige v-Welle auf, welche die durch Doppler-Echographie erhaltene Diagnose bestätigt: schwere Mitralinsuffizienz nach Klappenprolaps.

Angesichts des hämodynamischen Profils mit einem abgefallenen HI und einem erhöhten TPR werden die Nitroprussid-Dosen laufend gesteigert.

Eine präoperativ durchgeführte Koronarangiographie zeigt keine bedeutsamen Koronarläsionen. Eine St.-Jude-Klappe wird eingesetzt, in der Folge gibt es keine Komplikationen.

FALLBEISPIEL 21

Eine 51jährige Patientin wird angesichts eines retrosternalen, pectanginösen Schmerzes, der in den Hals ausstrahlt und von einem allgemeinen Unwohlsein ohne Dyspnoe begleitet wird, ins Krankenhaus eingeliefert.

Bei der klinischen Untersuchung sind die offenkundigen Anzeichen eines geringen HMV festzustellen, die im Gegensatz zu einem normalen Blutdruck stehen.

Das EKG zeigt eine Inversion der T-Welle in I, II, AVL und V6, die Aorta ascendens erscheint auf der Thoraxaufnahme dilatiert.

Eine densitometrische Tomographie zeigt eine Dissektion der ektasierten Aorta ascendens (Durchmesser 10 cm).

Ein Pulmonalarterienkatheter wird gelegt, um die Ursache des geringen Herzminutenvolumens aufzuklären.

T	37
HF/Rhythmus	100/Sinus-
P : s/d-m	126/73-90
RVP : s/ed	60/23
RAP	17
PAP : s/d-m	39/27-31
PCW	22
HI-SVI	1.9-20
TPR-PVR	1850-105

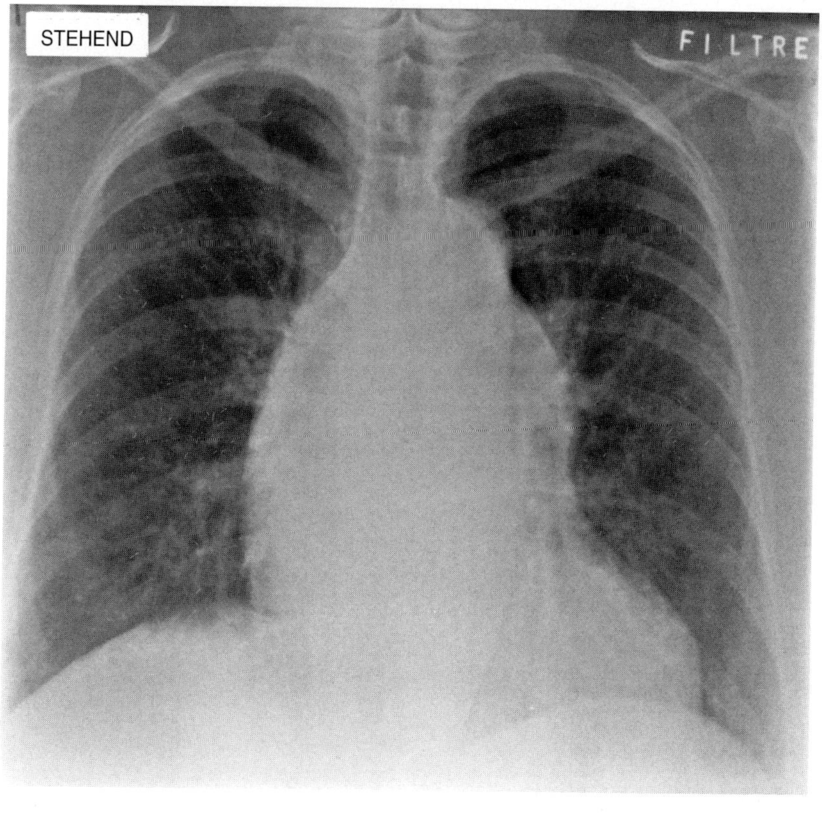

FALLBEISPIEL 21 (Fortsetzung)

Bei Einführung des Katheters überrascht ein systolischer RVP, der wesentlich höher als der systolische PAP liegt. Um dieses Phänomen verstehen zu können, muß man von einer Behinderung des rechtsventrikulären Auswurfs ausgehen, die infundibulär oder im Stamm der Arteria pulmonalis sitzt (z. B. zentrale Embolie, durch die der Katheter durchgedrungen wäre). Im vorliegenden Fall kann durch eine Lungenangiographie gezeigt werden, daß es sich um eine Kompression des Stamms der Pulmonalarterie durch eine Aortenektasie handelt.

Dieser Fall macht die Bedeutung einer systematischen Analyse der rechtsventrikulären Druckkurve während des Einführens des Katheters deutlich. Ohne Kenntnis des RVPs-PAPs-Gradienten hätte das hämodynamische Profil zweifellos die irrige Diagnose Rechtsherzinfarkt ergeben.

FALLBEISPIEL 22

Ein 72jähriger Patient wird aufgrund allgemeinen Unwohlseins ohne Thoraxschmerz stationär aufgenommen.

Bei der Aufnahme weist er eine Tachypnoe, eine Zyanose, einen Hypotonus (90/60 mmHg) und eine Bradykardie (55/min) auf. Die Herztöne sind ohrfern. Es liegt keine Lungenstauung vor.

Das EKG zeigt eine Anhebung der ST-Strecke in II, III und AVF, der PaO_2 liegt unter einem F_IO_2 von 28 % bei 47 mmHg.

Auf dem Echokardiogramm ist eine schwere Dilatation der rechten Herzkammer und eine paradoxe Bewegung des Herzseptums in der Diastole festzustellen.

Im Lauf der Volumenzufuhr werden folgende Werte aufgezeichnet.

T	37.2
HF/Rhythmus	63/Sinus-
P : s/d-m	120/70-87
RAP	26
PAP : s/d-m	24
PCW	19
HI-SVI	2.2-35
TPR-PVR	1250-100

FALLBEISPIEL 22 (Fortsetzung)

Das hämodynamische Bild entspricht einer globalen, vor allem rechtsseitigen ventrikulären Dysfunktion mit Bradykardie und niedrigem Herzminutenvolumen.

Im Rahmen eines inferioren Myokardinfarkts weisen diese Anomalien auf eine ausgedehnte Nekrose des rechten Ventrikels.

Unter diesen Umständen und bei Fehlen eines Lungenödems muß die arterielle Hypoxämie an eine schwere Lungenembolie oder einen Rechts-Links-Shunt infolge Wiedereröffnung des Foramen ovale denken lassen, das aufgrund der Umkehrung der Druckverhältnisse in den Vorhöfen (RAP > LAP) durchgängig wurde.

Der Patient wird intubiert. Nach Volumenzufuhr und Atropin-Gabe stabilisiert sich die hämodynamische Situation, aber das PaO_2/F_IO_2-Verhältnis fällt dramatisch ab (31), was den Verdacht eines Rechts-Links-Shunts erhärtet. Die Entwicklung nimmt schnell einen tödlichen Verlauf.

Die Autopsie zeigt eine ausgedehnte Nekrose des rechten Ventrikels und der Hinterwand des linken Ventrikels. Das Foramen ovale ist durchgängig. Es liegt keine Lungenembolie vor.

In einem solchen Fall stellt eine Kontrast-Echokardiographie mit Injektion von mikroskopisch kleinen Luftbläschen die Untersuchungsmethode der Wahl dar, um den Verdacht auf einen intrakardialen Shunt zu erhärten.

FALLBEISPIEL 23

Eine 72jährige Patientin leidet seit zwei Jahren am Symptomenkomplex einer Linksherzinsuffizienz und seit einem Jahr an Vorhofflimmern. Sie wird wegen einer plötzlichen Verschlechterung ihrer Dyspnoe in die Klinik eingewiesen. Bei der Aufnahme liegt die Patientin im Schock. Die Auskultation der Lungen deutet auf ein offenkundiges Lungenödem.

Ein Swan-Ganz-Katheter wird eingeführt.

T	37.5
HF	130
Rhythmus	Vorhofflimmern
Pm	65
RAP	14
PAP : s/d-m	55/33-43
PCW	32
HI-SVI	1.0-8
TPR-PVR	2370-510
AVD_{O2}	10.5

FALLBEISPIEL 23 (Fortsetzung)

Die extreme Verminderung des Schlagvolumenindex in Verbindung mit einem deutlich gesteigerten PCW weist auf eine behinderte linksventrikuläre Füllung hin.

Ein Echokardiogramm wird durchgeführt und zeigt eine Masse, die drei Viertel des linken Vorhofs ausfüllt. Die Patientin wird thorakotomiert und man resektiert eine voluminöse, der Hinterwand des Vorhofs anhaftende Gewebsmasse. Die histologische Untersuchung zeigt, daß es sich dabei um ein Myxom handelt.

Unter diesen besonderen Bedingungen, unter denen eine fortschreitende Obstruktion nach und nach die Vorlast und das Herzminutenvolumen herabsetzt, reagiert der Organismus mit peripheren, sehr aktiven Anpassungsmechanismen, die sich in einer beträchtlichen Steigerung der O_2-Ausschöpfung im Gewebe zeigen. Es handelt sich jedoch um ein unsicheres Gleichgewicht: selbst die Entstehung einer leichten Anämie oder Hypoxämie oder eine geringe Herabsetzung der P50 würden ausreichen, es zu stören und hätten eine schnell progrediente Anoxie zur Folge.

FALLBEISPIEL 24

Ein 65jähriger Chemiker wird zwei Stunden nach Verschlucken einer Substanz aus seinem Labor ins Krankenhaus eingeliefert. Er ist komatös, nicht zyanotisch, normoton, hat eine starke Bradypnoe (4/min) und eine leicht Hypothermie (35 °C). Auf dem EKG sind salvenartige ventrikuläre Extrasystolen und Zeichen einer lateralen Ischämie festzustellen. Die arterielle Blutgasanalyse ergibt eine schwere metabolische Azidose (pH 7, 15, BE = -18 mÄq/l) mit Hyperlaktatämie (11mmol/l) und einer Hypokapnie ($PaCO_2$ = 26 mmHg). Nach Intubation wird der Patient maschinell beatmet. Die Verabreichung eines Antidots führt zu einem plötzlich auftretenden arteriellen Hypotonus. Ein Swan-Ganz-Katheter wird gelegt.

T	35.2
HF	100
P : s/d-m	75/50-60
PAP : s/d-m	24/12-16
RAP	7
PCW	12
HI-SVI	7.5-75
TPR-PVR	400-30
CaO_2	200
$\dot{D}O2$	1500
pH	7.11
$PaCO_2$	21
Laktat	11.5

FALLBEISPIEL 24 (Fortsetzung)

Die bei der Aufnahme erhobenen laborchemischen Befunde sind von einer schweren Laktatazidose gekennzeichnet, welche im Gegensatz zu einem erhöhten O_2-Transport steht. Es liegt ferner erstaunlicherweise eine Hypokapnie bei gleichzeitig offenkundiger Bradypnoe vor. Diese Konstellation läßt sofort an eine Intoxikation denken, die mit der aeroben Zellatmung interferiert. Man erfährt, daß der Patient in suizidaler Absicht 600 mg Zyankali eingenommen hat. Die zu Beginn gemessene Plasmakonzentration an Blausäure beträgt 40 mg/l, während die normalerweise als letal angesehene Konzentration bei etwa 5 mg/l liegt.

Der hämodynamische Befund zeigt ein hyperdynamisches Syndrom. Bei Blausäurevergiftungen könnte die Erhöhung des Herzminutenvolumens, die sich größtenteils durch eine massive sympathoadrenerge Stimulation erklären läßt, einen erfolglosen Anpassungsversuch an die Gewebsanoxie mittels eines gesteigerten Sauerstofftransports darstellen. Der trotz Bradypnoe niedrige $PaCO_2$ zeugt sehr wahrscheinlich von einer Schädigung der Atmungsketten, welche eine Verminderung der O_2-Aufnahme und der CO_2-Produktion im Gewebe bewirkt.

Die spezifische Behandlung besteht in der intravenösen Gabe von Natriumnitrit (300mg) und anschließend von Na-Thiosulfat (12,5 g). Das erste dieser Antidote ist für die arterielle Hypotonie verantwortlich, die jedoch gut auf Volumenzufuhr anspricht. Die Hyperlaktatämie, die metabolische Azidose, die Hypokapnie und das hyperdynamische Syndrom verbessern sich in einigen Stunden. Der Patient erlangt das Bewußtsein wieder und wird 16 Stunden nach Aufnahme extubiert.

FALLBEISPIEL 25*

Ein 34jähriger Patient mit schwerem chronischen Alkoholabusus wird wegen einer sich verschlechternden Dyspnoe und Bewußtseinsstörungen ins Krankenhaus eingewiesen.

Bei der Aufnahme wird folgendes festgestellt: Blutdruck 105/40 mmHg, der Puls steigt auf 110/min, Tachypnoe bei 40/min. Klare Halsvenenstauung mit hepatojugulärem Reflux ++, kein Herzgalopp oder -geräusch hörbar. Anurie. Schwere Laktatazidose.

Die Röntgenthoraxaufnahme zeigt eine Kardiomegalie und eine Lungenödem.

Ein Swan-Ganz-Katheter wird eingeführt.

T	36.3
P : s/d-m	53/29-37
RAP	25
PAP : s/d-m	55/33-40
PCW	30
HI-SVI	4.2-38
TPR-PVR	110-90
F_IO_2	0.21
PaO_2	82
SaO_2	91
$PaCO_2$	23
pH	7.06
HCO_3^-/BE	6/-22
Laktat	24

BE : Basenexzeß (in mmol/l)

* mit freundlicher Genehmigung von Dr. B. Schaffner und Dr. JF. Enrico, Neuchâtel (Schweiz)

FALLBEISPIEL 25 (Fortsetzung)

Die Diagnose Beriberi mit hyperakuter Herzinsuffizienz (»Shoshin«) wird gestellt und eine Behandlung mit Thiamin eingeleitet.

Es folgt eine spektakuläre Verbesserung in den darauffolgenden Stunden.

Nach 24 h zeigt das hämodynamische Bild eine gleichseitige Verminderung der Füllungsdrucke (RAP: 17, PCW: 23 mmHg) und einen deutlichen Anstieg des totalen peripheren Gefäßwiderstands (520 Dyn sek cm). Die Laktatazidose verbessert sich spontan.

Einige Tage später ist der hämodynamische Befund normal.

	Bei Aufnahme	Vier Tage später
T	36.3	36.3
P : s/d-m	53/29-37	110/70-82
RAP	25	3
PAP : s/d-m	55/33-40	30-11/17
PCW	30	10
HI-SVI	4.2-38	2.3-23
TPR-PVR	110-90	1300-115
F_IO_2	0.21	0.21
PaO_2	82	92
SaO_2	91	98
$PaCO_2$	23	31
pH	7.06	7.45
HCO_3^-/BE	6/-22	22/-1
Laktat	24	1.1

VIII. LITERATUR

Abernathy WS. Complete heart block caused by the Swan-Ganz catheter. Chest 1974 ; *65*:349.

Adams AB, Marini JJ. Can the pressure tracings be trusted? Respir Care 1991 ; *36*:435-436.

Adrogué HJ, Rashad MN, Gorin AB, Yacoub J, Madias NE. Assessing acid-base status in circulatory failure. Differences between arterial and central venous blood. N Engl J Med 1989 ; *320*:1312-1316.

Afonso S, Rowe GG, Castillo CA, Crumpton CW. Intravascular and intracardiac blood temperatures in man. J Appl Physiol 1962 ; *17*:706-708.

Agia G, Wyatt L, Re E. Pulmonary microvascular cytology. A new diagnostic application of the pulmonary artery catheter. Chest 1986 ; *90*:627-628.

Alhomme Ph, Hertzog Ch, Charpentier M, Boudaoud S, Eurin B. Les abords veineux percutanés chez l'adulte. Encycl. Méd. Chir., Paris, Anesthésie-Réanimation, 36740 A10, 1983, 4.7.11.

Allen SJ, Drake RE, Williams JP, Laine GA, Gabel JC. Recent advances in pulmonary edema. Crit Care Med 1987 ; *15*:963-970.

Ameli S, Shah PK. Cardiac tamponade : pathophysiology, diagnosis, and management. Cardiol Clin 1991 ; *9*:665-674.

Antman EM, Cargill V, Grossman W. Low-pressure cardiac tamponade. Ann Intern Med 1979 ; *91*:403-406.

Antman EM, Marsh JD, Green LH, Grossman W. Blood oxygen measurements in the assessment of intracardiac left to right shunts : a critical appraisal of methodology. Am J Cardiol 1980 ; *46*:265-271.

Arditis J, Giala M, Anagnostidou A. Accidental puncture of the right lymphatic duct during pulmonary artery catheterization. A case report. Acta Anaesthesiol Scand 1988 ; *32*:67-68.

Armaganidis A, Dhainault F. Sevrage de la ventilation artificielle : intérêt du monitorage continu de la $S\bar{v}O_2$. Ann Fr Anesth Réanim 1989 ; *8*:708-715.

Ascher EK, Stauffer JC, Gaasch WH. Coronary artery spasm, cardiac arrest, transient electrocardiographic Q waves and stunned myocardium in cocaine-associated acute myocardial infarction. Am J Cardiol 1988 ; *61*:939-941.

Assmann R, Heidelmeyer CF, Trampisch HJ, Mottaghy K, Versprille A, Sandmann W, Falke KJ. Right ventricular function assessed by thermodilution technique during apnea and mechanical ventilation. Crit Care Med 1991 ; *19*:810-817.

Astrand PO, Cuddy TE, Saltin B, Stenberg J. Cardiac output during submaximal and maximal work. J Appl Physiol 1964 ; *19*:268-274.

Aumont MC, Cohen-Solal A, Gourgon R. Pathophysiology of acute heart failure. *In* : C. Perret, JL Vincent, eds. Update in Intensive Care and Emergency Medicine : Acute heart failure. Berlin : Springer-Verlag, 1989:24-36.

Baciewicz FA, Nirdlinger MA, Davis JT. An unusual position of a Swan-Ganz catheter. Intensive Care Med 1987 ; *13*:211-212.

Baim DS, Grossman W. Percutaneous approach and transseptal catheterization. *In* : Grossman W, ed. Cardiac catheterization and angiography. 3rd ed. Philadelphia : Lea & Febiger, 1986:59-75.

Balakumaran K, Verbaan CJ, Essed CE, Nauta J, Bos E, Haalebos MMP, Penn O, Simoons ML, Hugenholtz PG. Ventricular free wall rupture : sudden, subacute, slow, sealed and stabilized varieties. Eur Heart J 1984 ; *5*:282-288.

Bansal RC, Marsa RJ, Holland D, Beehler C, Gold PM. Severe hypoxemia due to shunting through a patent foramen ovale : a correctable complication of right ventricular infarction. J Am Coll Cardiol 1985 ; *5*:188-192.

Baraka A, Nawfal M, Dahdah S. Difficult pulmonary artery catheterization in the patient with tricuspid regurgitation. Anesthesiology 1991 ; *74*:393.

Barash PG, Dizon CT. An introducer for intraoperative percutaneous insertion of a Swan-Ganz catheter. Anesth Analg 1977 ; *56*:444-447.

Barash PG, Nardi D, Hammond G, Walker-Smith G, Capuano D, Laks H, Kopriva CJ, Baue AE, Geha AS. Catheter-induced pulmonary artery perforation. Mechanisms, management, and modifications. J Thorac Cardiovasc Surg 1981 ; *82*:5-12.

Bardet J, Rocha P, Rigaud M, Bourdarias JP, Mathivat A. Left ventricular compliance in acute myocardial infarction in man. Cardiovasc Res 1977 ; *40*:122-131.

Barratt-Boyes BG, Wood EH. The oxygen saturation of blood in the venae cavae, right-heart chambers, and pulmonary vessels of healthy subjects. J Lab Clin Med 1957 ; *50*:93-106.

Bartter T, Irwin RS, Phillips DA, Benotti JR, Worthington-Kirsh RL. Pulmonary artery pseudoaneurysm. A potential complication of pulmonary artery catheterization. Arch Intern Med 1988 ; *148*:471-473.

Bashein G. Another source of artifact in the pulmonary artery pressure waveform. Anesthesiology 1988 ; *68*:310.

Bassingthwaighte JB, Knopp TJ, Anderson DU. Flow estimation by indicator dilution (bolus injection). Circ Res 1970 ; *27*:277-291.

Baumgartner JD, Vaney C, Perret C. An extreme form of hyperdynamic syndrome in septic shock. Intensive Care Med 1984; *10*:245-249.

Bazaral MG, Petre J, Novoa R. Errors in thermodilution cardiac output measurements caused by rapid pulmonary artery temperature decreases after cardiopulmonary bypass. Anesthesiology 1992 ; *77*:31-37.

Becker RC, Martin RG, Underwood DA. Right-sided endocardial lesions and flow-directed pulmonary artery catheters. Cleve Clin J Med 1987 ; *54*:384-388.

Belenkie I, Dani R, Smith ER, Tyberg JV. Effects of volume loading during experimental acute pulmonary embolism. Circulation 1989 ; *80*:178-188.

Bellingham AJ, Detter JC, Lenfant C. Regulatory mechanisms of hemoglobin oxygen affinity in acidosis and alkalosis. J Clin Invest 1971 ; *50*:700-6.

Benhamou D, Lienhart A. Mesure des pressions par le cathétérisme droit. *In* : Dhainaut JF, Samii K, eds. Explorations hémodynamiques en réanimation. Paris : Masson, 1986:16-28.

Benumof JL, Saidman LJ, Arkin DB, Diamant M. Where pulmonary arterial catheters go : intrathoracic distribution. Anesthesiology 1977 ; *46*:336-338.

Berisha S, Kastrati A, Goda A, Popa Y. Optimal value of filling pressure in the right side of the heart in acute right ventricular infarction. Br Heart J 1990 ; *63*:98-102.

Berry FA, Gregory GA. Measuring central vascular pressures : a surprisingly complex problem. Anesthesiology 1987 ; *67*:289-291.

Berryhill RE, Benumof JL, Rauscher LA. Pulmonary vascular pressure reading at the end of exhalation. Anesthesiology 1978 ; *49*:365-368.

Berryhill RE, Benumof JL. PEEP-induced discrepancy between pulmonary arterial wedge pressure and left atrial pressure : the effects of controlled vs. spontaneous ventilation and compliant vs. noncompliant lungs in the dog. Anesthesiology 1979 ; *51*:303-308.

Bersten A, Sibbald WJ. Acute lung injury in septic shock. Crit Care Clin 1989 ; *5*:49-79.

Bessette MC, Quintin L, Whalley DG, Wynands JE. Swan-Ganz catheter contamination : a protective sleeve for repositioning. Canad Anaesth Soc J 1981 ; *28*:86-88.

Bihari D, Smithies M, Gimson A, Tinker J. The effects of vasodilatation with prostacyclin on oxygen delivery and uptake in critically ill patients. N Engl J Med 1987 ; *317*:397-403.

Billhardt RA, Rosenbush SW. Cardiogenic and hypovolemic shock. Med Clin North Am 1986 ; *70*:853-876.

Biondi JW, Schulman DS, Matthay RA. Effects of mechanical ventilation on right and left ventricular function. Clin Chest Med 1988 ; *9*:55-71.

Biondi JW, Schulman DS, Wiedemann HP, Matthay RA. Mechanical heart-lung interaction in the adult respiratory distress syndrome. Clin Chest Med 1990 ; *11*:691-714.

Bjoraker DG, Ketcham TR. Catheter thrombus artifactually decreases thermodilution cardiac output measurements. Anesth Analg 1983 ; *62*:1031-1034.

Bléry M, Bismuth V. Infarctus pulmonaire après utilisation de cathéter flottant et de cathéter de Swan-Ganz. Ann Radiol 1976 ; *19*:725-727.

Boehrer JD, Lange RA, Willard JE, Grayburn PA, Hillis LD. Advantages and limitations of methods to detect, localize, and quantitate intracardiac left-to-right shunting. Am Heart J 1992 ; *124*:448-455.

Boldt J, Kling D, Bormann B, Scheld H, Hempelmann G. Influence of PEEP ventilation immediately after cardiopulmonary bypass on right ventricular function. Chest 1988 ; *94*:566-571.

Boldt J, Kling D, Moosdorf R, Hempelmann G. Influence of acute volume loading on right ventricular function after cardiopulmonary bypass. Crit Care Med 1989 ; *17*:518-522.

Booth FV McL. Monitoring in resuscitation. Crit Care Clin 1992 ; *8*:449-458.

Borow KM, Lang RM, Neumann A, Carroll JD, Rajfer SI. Physiologic mechanisms governing hemodynamic responses to positive inotropic therapy in patients with dilated cardiomyopathy. Circulation 1988 ; *77*:625-637.

Boscoe MJ, de Lange S. Damage to the tricuspid valve with a Swan-Ganz catheter. Brit Med J 1981 ; *283*:346-347.

Böttiger BW, Schmidt H, Böhrer H. Nonsurgical removal of a knotted pulmonary artery catheter. J Cardiothorac Vasc Anesth 1991 ; *5*:647.

Bouchard RJ, Gault JH, Ross J Jr. Evaluation of pulmonary arterial end-diastolic pressure as an estimate of left ventricular end-diastolic pressure in patients with normal and abnormal left ventricular performance. Circulation 1971 ; *44*:1072-1079.

Boutros A, Albert S. Effect of the dynamic response of transducer-tubing system on accuracy of direct blood pressure measurement in patients. Crit Care Med 1983 ; *11*:124-127.

Boutros AR, Lee C. Value of continuous monitoring of mixed venous oxygen saturation in the management of critically ill patients. Crit Care Med 1986 ; *14*:132-134.

Boyd KD, Thomas SJ, Gold J, Boyd AD. A prospective study of complications of pulmonary artery catheterizations in 500 consecutive patients. Chest 1983 ; *84*:245-249.

Bradley RD. Diagnostic right heart catheterization with miniature catheters in severely ill patients. Lancet 1964 ; *2*:941-942.

Bradway W, Biondi RJ, Kaufman JL, Giudice JC. Internal jugular thrombosis and pulmonary embolism. Chest 1981 ; *80*:335-336.

Braunwald E, Sonnenblick EH, Ross J Jr. Mechanisms of cardiac contraction and relaxation. *In* : Braunwald E, ed. Heart disease. A textbook of cardiovascular medicine. 4th ed. Philadelphia : WB. Saunders, 1992a:351-392.

Braunwald E. Assessment of cardiac function. *In* : Braunwald E, ed. Heart disease. A textbook of cardiovascular medicine. 4th ed. Philadelphia : WB. Saunders, 1992b:419-443.

Breuer HWM, Groeben H, Breuer J, Worth H. Oxygen saturation calculation procedures : a critical analysis of six equations for the determination of oxygen saturation. Intensive Care Med 1989 ; *15*:385-389.

Brewster H, McIlroy MB. Blood gas tensions and pH of pulmonary « wedge » samples in patients with heart disease. J Appl Physiol 1973 ; *34*:413-416.

Brigham KL. Mediators in the pulmonary circulation. *In*: Fishman AP, ed. The pulmonary circulation : normal and abnormal. Mechanisms, management, and the national registry. Philadelphia : University of Pennsylvania Press, 1990:91-107.

Bristow A, Batjer H, Chow V, Rosenstein J. Air embolism via a pulmonary artery catheter introducer. Anesthesiology 1985 ; *63*:340-341.

Brockington GM, Zebede J, Pandian NG. Constrictive pericarditis. Cardiol Clin 1990 ; *8*:645-661.

Broderick TM, Dillon JC. Therapeutic balloon occlusion and pharmacologic therapy of a right-to-left atrial shunt produced by right ventricular infarction. Am Heart J 1989 ; *118*:1044-1047.

Brooks H, Holland R, Al-Sadir J. Right ventricular performance during ischemia : an anatomic and hemodynamic analysis. Am J Physiol 1977 ; *233* : H500-H513.

Brown J, MacKinnon D, King A, Vanderbush E. Elevated arterial blood pressure in cardiac tamponade. N Engl J Med 1992:327:463-466.

Brun-Buisson C, Abrouk F, Legrand P, Huet Y, Larabi S, Rapin M. Diagnosis of central venous catheter-related sepsis. Arch Intern Med 1987 ; *147*:873-877.

Bruner JMR, ed. Handbook of blood pressure monitoring. Littleton : PSG Publishing Company Inc., 1978.

Brunet F, Dhainaut JF, Devaux JY, Huyghebaert MF, Villemant D, Monsallier JF. Right ventricular performance in patients with acute respiratory failure. Intensive Care Med 1988 ; *14*:474-477.

Buda AJ, Pinsky MR, Ingels NB, Daughters GT, Stinson EB, Alderman EL. Effect of intrathoracic pressure on left ventricular performance. N Engl J Med 1979 ; *301*:453-459.

Bush HS, Farmer JA. Cardiogenic shock. *In* : Civetta JM, Taylor RW, Kirby RR, eds. Critical Care. Philadelphia : JB. Lippincott Company, 1988:933-944.

Butler BD, Drake RE, Hills BA. Effect of bronchial blood flow on pulmonary artery wedge pressure with pulmonary embolism. Crit Care Med 1986 ; *14*:495-498.

Cain SM. Oxygen delivery and uptake in dogs during anemic and hypoxic hypoxia. J Appl Physiol 1977 ; *42*:228-234.

Cain SM. Supply dependency of oxygen uptake in ARDS : myth or reality ? Am J Med Sci 1984 ; *288*:119-124.

Cairns JA, Holder D. Ventricular fibrillation due to passage of a Swan-Ganz catheter. Am J Cardiol 1975 ; *35*:589.

Cairns JA. Hemodynamic monitoring in acute myocardial infarction. CMA J 1979 ; *121*:905-906.

Calvin JE, Driedger AA, Sibbald WJ. Does the pulmonary capillary wedge pressure predict left ventricular preload in critically ill patients ? Crit Care Med 1981 ; *9*:437-443.

Campbell ML, Greenberg CA. Reading pulmonary artery wedge pressure at end-expiration. Focus Crit Care 1988 ; *15*:60-63.

Caplin JL. Acute right ventricular infarction. BMJ 1989 ; *299*:69-70.

Carli P, Chaux F. Ponction de la veine jugulaire interne. Rev Prat 1986 ; *37*:283-285.

Carroll GC, Snyder JV. Hyperdynamic severe intravascular sepsis depends on fluid administration in cynomolgus monkey. Am J Physiol 1982 ; *243* : R131-R141.

Cassidy SS, Schwiep F. Cardiovascular effects of positive end-expiratory pressure. *In* : Scharf SM, Cassidy SS, eds. Heart-lung interactions in health and disease. New York : Marcel Dekker, Inc., 1989:463-506.

Cengiz M, Crapo RO, Gardner RM. The effect of ventilation on the accuracy of pulmonary artery and wedge pressure measurements. Crit Care Med 1983 ; *11*:502-7.

Cercek B, Shah PK. Complicated acute myocardial infarction. Heart failure, shock, mechanical complications. Cardiol Clin 1991 ; *9*:569-591.

Chandraratna PAN. Determination of zero reference level for left atrial pressure by echocardiography. Am Heart J 1975 ; *89*:159-162.

Chastre J, Cornud F, Bouchama A, Viau F, Benacerraf R, Gibert C. Thrombosis as a complication of pulmonary-artery catheterization via the internal jugular vein : prospective evaluation by phlebography. N Engl J Med 1982 ; *306*:278-281.

Chastre J, Cornud F, Bouchama A, Viau F, Benacerraf R, Gibert C. Complications thrombo-emboliques pulmonaires des cathétérismes par sonde de Swan-Ganz. Presse Med 1983 ; *12*:1275-1278.

Cho SR, Tisnado J, Beachley MC, Vines FS, Alford WL. Percutaneous unknotting of intravascular catheters and retrieval of catheter fragments. AJR 1983 ; *141*:397-402.

Chopin C, Mehdaoui H, Boniface B, Mangalaboyi J, Chambrin MC, Lestavel P, Rime A, Fourrier F. Transport, consommation et extraction de l'oxygène au cours des états septiques graves. Réan Soins intens Méd Urg 1990 ; *6*:147-153.

Clark SL, Pavlova Z, Greenspoon J, Horenstein J, Phelan JP. Squamous cells in the maternal pulmonary circulation. Am J Obstet Gynecol 1986 ; *154*:104-106.

Clemmer TP, Orme JF, Thomas FO. Physiology and management of failure of oxygen transport and utilization. *In* : Fallat RJ, Luce JM, eds. Cardiopulmonary critical care management. Collection: Clinics in Critical Care Medicine. New York : Churchill Livingstone, 1988:58-88.

Cobb DK, High KP, Sawyer RG, Sable CA, Adams RB, Lindley DA, Pruett TL, Schenzer KJ, Farr BM. A controlled trial of scheduled replacement of central venous and pulmonary-artery catheters. N Engl J Med 1992 ; *327*:1062-1068.

Cohen MB, Mark JB, Morris RW, Frank E. Introducer sheath malfunction producing insidious air embolism. Anesthesiology 1987 ; *67*:573-575.

Cohen ML. Experimental cardiac tamponade : correlation of pressure, flow velocity, and echocardiographic changes. J Appl Physiol 1990 ; *69*:924-931.

Colan SD, Borow KM, Neumann A. Left ventricular end-systolic wall stress-velocity of fiber shortening relation : a load-independent index of myocardial contractility. J Am Coll Cardiol 1984 ; *4*:715-724.

Collee GG, Lynch KE, Hill RD, Zapol WM. Bedside measurement of pulmonary capillary pressure in patients with acute respiratory failure. Anesthesiology 1987 ; *66*:614-620.

Coma-Canella I, Lopez-Sendon J, Gamallo C. Low output syndrome in right ventricular infarction. Am Heart J 1979 ; *98*:613-620.

Coma-Canella I, Lopez-Sendon J. Ventricular compliance in ischemic right ventricular dysfunction. Am J Cardiol 1980 ; *45*:555-561.

Conahan TJ. Air embolization during percutaneous Swan-Ganz catheter placement. Anesthesiology 1979 ; *50*:360-361.

Conly JM, Grieves K, Peters B. A prospective, randomized study comparing transparent and dry gauze dressings for central venous catheters. J Infect Dis 1989 ; *159*:310-319.

Connors AF, McCaffree DR, Gray BA. Evaluation of right-heart catheterization in the critically ill patient without acute myocardial infarction. N Engl J Med 1983 ; *308*:263-267.

Connors AF, Castele RJ, Fahrat NZ, Tomashefski JF. Complications of right heart catheterization. A prostective autopsy study. Chest 1985 ; *88*:567-572.

Cooper MW. A simple method for insertion of multiple catheters through a single venipuncture site. Cathet Cardiovasc Diagn 1982 ; *8*:305-310.

Cope DK, Grimbert F, Downey JM, Taylor AE. Pulmonary capillary pressure : a review. Crit Care Med 1992 ; *20*:1043-1056.

Corona ML, Peters SG, Narr BJ, Thompson RL. Infections related to central venous catheters. Mayo Clin Proc 1990 ; *65*:979-986.

Cournand A, Riley RL, Breed ES, Baldwin EF, Richards DW. Measurement of cardiac output in man using the technique of catheterization of right auricle. J Clin Invest 1945 ; *24*:106-114.

Cournand A, Mottley HL, Werko L, RichardsJr DW. Physiological studies of the effects of intermittent positive pressure breathing on cardiac output in man. Am J Physiol 1948 ; *152*:162-174.

Cresci SG, Goldstein JA. Hemodynamic manifestations of ischemic right heart dysfunction. Cathet Cardiovasc Diag 1992 ; *27*:28-33.

Crexells C, Chatterjee K, Forrester JS, Dikshit K, Swan HJC. Optimal level of filling pressure in the left side of the heart in acute myocardial infarction. N Engl J Med 1973 ; *289*:1263-1266.

Culpepper JA, Setter M, Rinaldo JE. Massive hemoptysis and tension pneumothorax following pulmonary artery catheterization. Chest 1982 ; *82*:380-382.

Culver BH. Hemodynamic monitoring : physiologic problems in interpretation. *In* : Fallat RJ, Luce JM, eds. Cardiopulmonary critical care management. Collection: Clinics in Critical Care Medicine. New York : Churchill Livingstone, 1988:165-177.

Cummings RG, Reimer KA, Califf R, Hackel D, Boswick J, Lowe JE. Quantitative analysis of right and left ventricular infarction in the presence of postinfarction ventricular septal defect. Circulation 1988 ; *77*:33-42.

Curley FJ, Irwin RS. Disorders of temperature control. Part 1. Hypothermia. *In* : Rippe JM, Irwin RS, Alpert JS, Fink MP, eds. Medicine. Boston : Little, Brown and Company, 1991:658-674.

D'Alonzo GE, Dantzker DR. Respiratory failure, mechanisms of abnormal gas exchange, and oxygen delivery. Med Clin North Am 1983 ; *67*:557-571.

Dach JL, Galbut DL, LePage JR. The knotted Swan-Ganz catheter : new solution to a vexing problem. AJR 1981 ; *137*:1274-1275.

Daily EK, Schroeder JS, eds. Techniques in bedside hemodynamic monitoring. 4th ed. St-Louis : The C.V. Mosby company, 1989.

Dalen JE. Does pulmonary artery catheterization benefit patients with acute myocardial infarction ? Chest 1990 ; *98*:1313-1314.

Damen J. Ventricular arrhythmias during insertion and removal of pulmonary artery catheters. Chest 1985 ; *88*:190-193.

Dantzker DR. The influence of cardiovascular function on gas exchange. Clin Chest Med 1983 ; *4*:149-159.

Dantzker DR, Foresman B, Gutierrez G. Oxygen supply and utilization relationships. A reevaluation. Am Rev Resp Dis 1991 ; *143*:675-679.

Daubert JC, Deplace C, Bourdonnec C, Pony JC, Gouffault J. L'infarctus du ventricule droit. Diagnostic hémodynamique — corrélations anatomiques. Arch Mal Cœur 1977 ; *3*:243-255.

Davison R, Parker M, Harrison RA. The validity of determinations of pulmonary wedge pressure during mechnical ventilation. Chest 1978 ; *73*:352-355.

Deantonio HJ, Kaul S, Lerman BB. Reversible myocardial depression in survivors of cardiac arrest. Pace 1990 ; *13*:982-985.

Denolin H. Causes of pulmonary hypertension. *In* : Waagenvoort CA, Denolin H, eds. Pulmonary circulation. Amsterdam : Elsevier Science Publishers B.V., 1989:1-6.

Denys BG, Uretsky BF. Anatomical variations of internal jugular vein location : impact on central venous access. Crit Care Med 1991a ; *19*:1516-1519.

Denys BG, Uretski BF, Reddy PS, Ruffner RJ, Sandhu JS, Breishlatt WM. An ultrasound method for safe and rapid central venous access. N Engl J Med 1991b ; *324*:566.

Dhainaut JF, Samii K, eds. Explorations hémodynamiques en réanimation. Paris : Masson, 1986.

Dhainaut JF, Brunet F, Villemant D. Evaluation of RV function by thermodilution techniques. *In* : Vincent JL, Suter PM, eds. Cardiopulmonary interactions in acute respiratory failure. Berlin : Springer, 1987b:95-106.

Dhainaut JF, Brunet F. Phasic changes of right ventricular ejection fraction in patients with acute exacerbations of chronic obstructive pulmonary disease. Intensive Care Med 1987c ; *13*:214-215.

Dhainaut JF, Lanore JJ, de Gournay JM, Huyghebaert MF, Brunet F, Villemant D, Monsallier JF. Right ventricular dysfunction in patients with septic shock. Intensive Care Med 1988 ; *14*:488-491.

Dhainaut JF, Le Tulzo Y, Audibert G, Lefèvre G. Choc septique. Encyclopédie médico-chirurgicale (Paris, France). Anesthésie-Réanimation, 36840 D^{10}, 12-1989a, 13p.

Dhainaut JF, Armaganidis A. Relation transport-consommation d'oxygène. Rôle d'une altération de l'extraction tissulaire. Ann Fr Anesth Réanim 1989b ; *8*:677-681.

Dhainaut JF, Pinsky MR, Foex P, Jardin F, Saulnier F, Brunet F, Vincent JL, Payen D. Evaluation de la performance ventriculaire droite. Réan Soins intens Méd Urg 1989c ; *5*:89-107.

Dhainaut JF, Ghannad E, Villemant D, Brunet F, Devaux JY, Schremmer B, Squara P, Webster S, Monsallier JF. Role of tricuspid regurgitation and left ventricular damage in the treatment of right ventricular infarction-induced low cardiac output syndrome. Am J Cardiol 1990 ; *66*:289-295.

Dhainaut JF, Payen D, eds. Hémodynamique : concepts et pratique en réanimation. Paris : Masson, 1991.

Dieden JD, Friloux LA, Renner JW. Pulmonary artery false aneurysms secondary to Swan-Ganz pulmonary artery catheters. AJR 1987 ; *149*:901-906.

Diem K, Lentner C. Tables scientifiques. 7th ed. Bâle : Ciba-Geigy SA, 1972:580.

Diez Balda V, Rubio JJ, Dominguez de Villota E, de la Serna JL, Roig M, Galdos P. Intracardiac knotting of two catheters : an unusual hazard of pulmonary artery catheterization. Intensive Care Med 1982 ; *8*:299-300.

Divertie MB, McMichan JC. Continuous monitoring of mixed venous oxygen saturation. Chest 1984 ; *85*:423-428.

Dole WP, O'Rourke RA. Pathophysiology and management of cardiogenic shock. *In* : Harvey WP, ed. Current problems in cardiology. Chicago : Year Book Medical Publishers, Inc. 1983:1-72.

Dotter CT, Straube KR. Flow guided cardiac catheterization. Am J Roentgenol Rad Ther Nuclear Med 1962 ; *88*:27-30.

Douglas MR, Downs JB, Shook D. Response of pulmonary venous admixture. A means of comparing therapies ?. Chest 1980 ; *77*:764-770.

Downs JB, Douglas ME. Assessment of cardiac filling pressure during continuous positive-pressure ventilation : Crit Care Med 1980 ; *8*:285-290.

Doyle T, Troup PJ, Wann LS. Mid-diastolic opening of the pulmonary valve after right ventricular infarction. J Am Coll Cardiol 1985 ; *5*:366-368.

Drobac M, Schwartz L, Scully HE, Bentley-Taylor MM. Giant left atrial V-waves in post-myocardial infarction ventricular septal defect. Ann Thorac Surg 1979 ; *27*:347-349.

Ducas J, Stitz M, Gu S, Schick U, Prewitt RM. Pulmonary vascular pressure-flow characteristics. Am Rev Respir Dis 1992 ; *148*:307-312.

Ducatman BS, McMichan JC, Edwards WD. Catheter-induced lesions of the right side heart. A one-year prospective study of 141autopsies. JAMA 1985 ; *253*:791-795.

Dudrick SJ, Long JM, Steiger E, Rhoads JE. Intravenous hyperalimentation. Med Clin North Am 1970 ; *54*:577-589.

Duroux P, Simonneau G, Petitpretz P, Hervé Ph. Therapeutic approach to acute pulmonary embolism. Intensive Care Med 1984 ; *10*:99-102.

Dye LE, Segall PH, Russell RO, Mantle JA, Rogers WJ, Rackley CE. Deep venous thrombosis of the upper extremity associated with use of the Swan-Ganz catheter. Chest 1978 ; *73*:673-675.

Edelman RR, Shellock FG, Ahladis J. Practical MRI for the technologist and imaging specialist. *In* : Edelman RR, Hesselink JR, eds. Clinical magnetic resonance imaging. Philadelphia : WB. Saunders Company 1990:39-66.

Eichenholz A, Mulhausen RO, Anderson WE, MacDonald FM. Primary hypocapnia : a cause of metabolic acidosis. J Appl Physiol 1962 ; *17*:283-288.

Eisenberg PR, Jaffe AS, Schuster DP. Clinical evaluation compared to pulmonary artery catheterization in the hemodynamic assessment of critically ill patients. Crit Care Med 1984 ; *12*:549-553.

Eldridge F, Salzer J. Effect of respiratory alkalosis on blood lactate and pyruvate in humans. J Appl Physiol 1967 ; *22*:461-468.

Elkayam U, Berkley R, Azen S, Weber L, Geva B, Henry WL. Cardiac output by thermodilution techniques. Effect of injectate's volume and temperature on accuracy and reproducibility in the critically ill patient. Chest 1983 ; *84*:418-422.

Elliott CG, Zimmerman GA, Clemmer TP. Complications of pulmonary artery catheterization in the care of critically ill patients. Chest 1979 ; *76*:647-652.

Elzinga G, Westerhof N. How to quantify pump function of the heart. The value of variables derived from measurements on isolated muscle. Circ Res 1979 ; *44*:303-308.

Epps RG, Adler RH. Left atrial and pulmonary capillary venous pressures in mitral stenosis. Brit Heart J 1953 ; *15*:298-304.

Ermakov S, Hoyt JW. Pulmonary artery catheterization. Crit Care Clin 1992 ; *8*:773-806.

European Society of Intensive Care Medicine. Expert panel : the use of the pulmonary artery catheter. Intensive Care Med 1991 ; *17* : I-VIII.

Eyer S, Brummitt C, Crossley K, Siegel R, Cerra F. Catheter-related sepsis : prospective randomized study of three methods of long-term catheter maintenance. Crit Care Med 1990 ; *18*:1073-1079.

Falicov RE, Resnekov L. Relationship of the pulmonary artery diastolic pressure to left ventricular end-diastolic and mean filling pressure in patients with and without left ventricular dysfunction. Circulation 1970 ; *42*:65-73.

Falk JL, O'Brien JF, Kerr R. Fluid resuscitation in traumatic hemorrhagic shock. Crit Care Clin 1992 ; *8*:323-340.

Fallat RJ, Luce JM, eds. Cardiopulmonary critical care management. Collection: Clinics in Critical Care Medicine. New York : Churchill Livingstone, 1988.

Falltrick RT. Pulmonary arterial catheterization through a persistent left superior vena cava. Anesthesiology 1979 ; *50*:155-156.

Feihl F. Hémodynamique et échanges gazeux dans l'embolie pulmonaire : physiopathologie et traitement. Schweiz Med Wschr 1991 ; *121*:1645-1653.

Fein AM, Goldberg SK, Walkenstein MD, Dershaw B, Braitman L, Lippmann ML. Is pulmonary artery catheterization necessary for the diagnosis of pulmonary edema ? Am Rev Respir Dis 1984 ; *129*:1006-1009.

Feng WC, Singh AK, Drew T, Donat W. Swan-Ganz catheter-induced massive hemoptysis and pulmonary artery false aneurysm. Ann Thorac Surg 1990 ; *50*:644-646.

Ferlinz J, Gorlin R, Cohn PF, Herman MV. Right ventricular performance in patients with coronary artery disease. Circulation 1975 ; *52*:608-615.

Ferlinz J. Right ventricular function in adult cardiovascular disease. Prog Cardiovasc Dis 1982 ; *25*:225-267.

Fischer AP, Benis AM, Jurado RA, Seely E, Teirstein P, Litwak RS. Analysis of errors in measurement of cardiac output by simultaneous dye and thermal dilution in cardiothoracic surgical patients. Cardiovasc Res 1978 ; *12*:190-199.

Fishman AP. Pulmonary circulation. *In* : Fishman AP, ed. Handbook of physiology. Section 3 : The respiratory system. Bethesda : American Physiological Society, 1985:93-165.

Fitzpatrick JM, Grant BJB. Effects of pulmonary vascular obstruction on right ventricular afterload. Am Rev Respir Dis 1990 ; *141*:944-952.

Fleischer AG, Tyers GFO, Manning GT, Nelems B. Management of massive hemoptysis secondary to catheter-induced perforation of the pulmonary artery during cardiopulmonary bypass. Chest 1989 ; *95*:1340-1341.

Foote GA, Schabel SI, Hodges M. Pulmonary complications of the flow-directed balloon-tipped catheter. N Engl J Med 1974 ; *290*:927-931.

Forrester JS, Diamond G, McHugh TJ, Swan HJ. Filling pressures in the right and left sides of the heart in acute myocardial infarction. A reappraisal of central-venous-pressure monitoring. N Engl J Med 1971 ; *285*:190-193.

Forrester JS, Ganz W, Diamond G, McHugh R, Chonette DW, Swan HJC. Thermodilution cardiac output determination with a single flow-directed catheter. Am Heart J 1972 ; *83*:306-311.

Forrester JS, Diamond G, Chatterjee K, Swan HJC. Medical therapy of acute myocardial infarction by application of hemodynamic subsets (first of two parts). N Engl J Med 1976a ; *295*:1356-1362.

Forrester JS, Diamond G, Chatterjee K, Swan HJC. Medical therapy of acute myocardial infarction by application of hemodynamic subsets (second of two parts). N Engl J Med 1976b ; *295*:1404-1412.

Forrester JS, Diamond GA, Swan HJ. Correlative classification of clinical and hemodynamic function after acute myocardial infarction. Am J Cardiol 1977 ; *39*:137-145.

Forsmann W. Die Sondierung des rechten Herzens. Berlin Klin Wochenschr 1929 ; *8*:2085-2087.

Fowler NO. Constrictive pericarditis : new aspects. Am J Cardiol 1982 ; *50*:1014-1017.

Fowler NO, Gabel M, Buncher CR. Cardiac tamponade : a comparison of right versus left heart compression. J Am Coll Cardiol 1988 ; *12*:187-193.

Fraser RS, Dvorkin J, Rossall RE, Eidem R. Left superior vena cava. Am J Med 1961 ; *31*:711-716.

Friedman AW, Stein L. Pitfalls in bedside diagnosis of severe acute mitral regurgitation. Chest 1980 ; *78*:436-441.

Fuchs RM, Heuser RR, Yin FCP, Brinker JA. Limitations of pulmonary wedge V waves in diagnosing mitral regurgitation. Am J Cardiol 1982 ; *49*:849-854.

Furey SA, Zieske HA, Levy MN. The essential function of right ventricle. Am Heart J 1984 ; *107*:404-410.

Gaasch WH, Lewine HJ, Quinone MA, Alexander JK. Left ventricular compliance : mechanisms and clinical implications. Am J Cardiol 1976 ; *38*:645-653.

Ganz W, Donoso R, Marcus HS, Forrester JS, Swan HJC. A new technique for measurement of cardiac output by thermodilution in man. Am J Cardiol 1971 ; *27*:392-396.

Gardner RM. Direct blood pressure measurement — dynamic response requirements. Anesthesiology 1981 ; *54*:227-236.

Gardner RM, Hollingsworth KW. Optimizing the electrocardiogram and pressure monitoring. Crit Care Med 1986 ; *14*:651-658.

Gardner RM, Chapman RH. Trouble-shooting pressure monitoring systems : when do the numbers lie ?. *In* : Fallat RJ, Luce JM, eds. Cardiopulmonary critical care management. Collection Clinics in Critical Care Medicine. New York : Churchill Livingstone, 1988:145-163.

Geer RT. Interpretation of pulmonary-artery wedge pressure when PEEP is used. Anesthesiology 1977 ; *46*:383-384.

George RJD, Winter RJD. The clinical value of measuring cardiac output. Br J Hosp Med 1985 ; *34*:89-95.

Gibbs NC, Gardner RM. Dynamics of invasive pressure-monitoring systems : clinical and laboratory evaluation. Heart Lung 1988 ; *17*:43-51.

Gilbert JC, Glantz SA. Determinants of left ventricular filling and of the diastolic pressure-volume relation. Circ Res 1989 ; *64*:827-852.

Glantz SA, Tyberg JV. Determination of frequency response from step response : application to fluid-filled catheters. Am J Physiol 1979 ; *236* : H376-H378.

Glaser P, Radoman V, Canonne O. Etude prospective des complications du cathétérisme de veine sous-clavière. Ann Chir 1973 ; *27*:911-916.

Glower DD, Spratt JA, Snow ND, Kabas JS, Davis JW, Olsen CO, Tyson GS, Sabiston DC, Rankin JS. Linearity of the Frank-Starling relationship in the intact heart : the concept of preload recruitable stroke work. Circulation 1985 ; *71*:994-1009.

Goldstein JA, Tweddell JS, Barzilai B, Yagi Y, Jaffe AS, Cox JL. Importance of left ventricular function and systolic ventricular interaction to right ventricular performance during acute right heart ischemia. J Am Coll Cardiol 1992 ; *19*:704-711.

Gore JM, Sloan K. Use of continuous monitoring of mixed venous saturation in the coronary care unit. Chest 1984 ; *86*:757-761.

Gotchall JI, Comried L, Bredlau G, Moseley PL. Evaluation of an inaccurate pulmonary artery catheter thermistor. Chest 1989 ; *96*:941-943.

Grace MP, Greenbaum DM. Cardiac performance in response to PEEP in patients with cardiac dysfunction. Crit Care Med 1982 ; *10*:358-360.

Grant P, Patel P, Singh SP. Balloon catheter used in the treatment of a ventricular septal rupture following a myocardial infarction. N Engl J Med 1986 ; *314*:60-61.

Greene JF, Fitzwater JE, Clemmer TP. Septic endocarditis and indwelling pulmonary artery catheters. JAMA 1975 ; *233*:891-892.

Grose R, Strain J, Cohen MV. Pulmonary arterial V waves in mitral regurgitation : clinical and experimental observations. Circulation 1984 ; *69*:214-222.

Grossman W. Why is left ventricular diastolic pressure increased during angina pectoris ? J Am Coll Cardiol 1985 ; *5*:607-608.

Grossman W. Clinical measurement of vascular resistance and assessment of vasodilator drugs. *In* : Grossman W, ed. Cardiac catheterization and angiography. 3rd ed. Philadelphia : Lea & Febiger, 1986a:135-142.

Grossman W. Profiles in valvular heart disease. *In* : Grossman W, ed. Cardiac catheterization and angiography. 3rd ed. Philadelphia : Lea & Febiger, 1986b:359-381.

Grossman W. Pressure measurement. *In* : Grossman W, ed. Cardiac catheterization and angiography. 3rd ed. Philadelphia : Lea & Febiger, 1986c:118-134.

Grossman W, Braunwald W. High-cardiac output states. *In* : Braunwald E, ed. Heart Disease. A text book of cardiovascular medicine. 3rd ed. Philadelphia : Saunders WB Company, 1988:778-792.

Grossman W. Cardiac catheterization. *In* : E. Braunwald, ed. Heart Disease. A textbook of cardiovascular medicine. 4th ed. Philadelphia : WB. Saunders, 1992a:180-203.

Guyton AC, Jones CE, Coleman TG, eds. Circulatory physiology : cardiac output and its regulation. Philadelphia : WB. Saunders Company, 1973.

Hagemeijer F, Storm CJ. Fan-shaped shadows due to pulmonary artery catheters : heparin prophylaxis. Br Med J 1977:1124.

Häggmark S, Honer P, Ostman M, Friedman A, Diamond G, Lownstein E, Reitz S. Comparison of hemodynamic, electrocardiographic, mechanical and metabolic indicators of intraoperative myocardial ischemia in vascular surgical patients with coronary artery disease. Anesthesiology 1989 ; *70*:19-25.

Hakim TS, Kelly S. Occlusion pressures vs. micropipette pressures in the pulmonary circulation. J Appl Physiol 1989 ; *67*:1277-1285.

Hampton AA, Sherertz RJ. Vascular-access infections in hospitalized patients. Surg Infect North Am 1988 ; *68*:57-71.

Hancock EW. On the elastic and rigid forms of constrictive pericarditis. Am Heart J 1980 ; *100*:917-923.

Harken AH. The surgical significance of the oxyhemoglobin dissociation curve. Surg Gynecol Obstet 1977 ; *144*:935-955.

Harris AP, Miller CF, Beattie C, Rosenfeld GI, Rogers MC. The slowing of sinus rhythm during thermodilution cardiac output determination and the effect of altering injectate temperature. Anesthesiology 1985 ; *63*:540-541.

Harris JA, Benedict FG. A biometric study of basal metabolism in man. Washington, DC : Carnegie Institute of Washington Publication, 1919:279.

Hasan FM, Malanga AL, Braman SS, Corrao WM, Most AS. Lateral position improves wedge-left atrial pressure correlation during positive-pressure ventilation. Crit Care Med 1984 ; *12*:960-964.

Hasan FM, Weiss WB, Braman SS, Hoppin FG. Influence of lung injury on the pulmonary wedge-left atrial pressure correlation during positive end-expiratory pressure ventilation. Am Rev Respir Dis 1985 ; *131*:246-250.

Hasinoff I, Ducas J, Schick U, Prewitt RM. Pulmonary vascular pressure-flow characteristics in canine pulmonary embolism. J Appl Physiol 1990 ; *68*:462-467.

Hassan E, Green JA, Nara AR, Jarvis RC, Kasmer RJ, Pospisil R. Continuous monitoring of mixed venous oxygen saturation as an indicator of pharmacologic intervention. Chest 1989 ; *95*:406-409.

Heard SO, Davis RF, Sherertz RJ, Mikhail MS, Gallagher RC, Layon AJ, Gallagher TJ. Influence of sterile protective sleeves on the sterility of pulmonary artery catheters. Crit Care Med 1987 ; *15*:499-502.

Heikkila J. Mitral incompetence complicating acute myocardial infarction. Br Heart J 1967 ; *29*:162-169.

Hervé Ph, Petitpretz P, Simonneau G, Salmeron S, Laine JF, Duroux P. The mechanisms of abnormal gas exchange in acute massive pulmonary embolism. Am Rev Respir Dis 1983 ; *128*:1101.

Hervé P, Artigas A. Retentissement circulatoire de l'embolie pulmonaire. *In* : Simoneau G, Huet Y, eds. Embolie pulmonaire et thrombose veineuse profonde. Paris : Masson, 1990:36-54.

Hillis LD, Firth BG, Winniford MD. Analysis of factors affecting the variability of Fick versus indicator dilution measurements of cardiac output. Am J Cardiol 1985; *56*:764-768.

Hilton E, Haslett TM, Borenstein MT, Tucci V, Isenberg HD, Singer C. Central catheter infections : single-versus triple-lumen catheters. Am J Med 1988 ; *84*:667-672.

Hilton TC, Pearson AC, Serota H, Dressler FA, Kern MJ. Right atrial infarction and cardiogenic shock complicating acute myocardial infarction : diagnosis by transesophageal echocardiography. Am Heart J 1990 ; *120*:427-430.

Hoar PF, Wilson RM, Mangano DT, Averyll GJ, Szarnicki RJ, Hill JD. Heparin bonding reduces thrombogenicity of pulmonary-artery catheters. N Engl J Med 1981 ; *305*:993-995.

Hosenpud JD. Restrictive cardiomyopathy. *In* : Zipes DP, Rowlands DJ, eds. Progress in cardiology. Philadelphia : Lea & Febiger, 1989 : 91-106.

Hosie KF. Thermal-dilution technics. Circ Res 1962 ; *10*:491-504.

Hudson-Civetta JA, Civetta JM, Martinez OV, Hoffman TA. Risk and detection of pulmonary artery catheter-related infection in septic surgical patients. Crit Care Med 1987 ; *15*:29-34.

Hudson-Civetta JA, Civetta JM. Clean and aseptic technique at the bedside. *In* : Civetta JM, Taylor RW, Kirby RR, eds. Critical Care. Philadelphia : JB. Lippincott Company 1988:183-195.

Huet R, Herrema I. Improved subclavian introduction technique of the pulmonary artery catheter sheath. Crit Care Med 1989 ; *17*:968-969.

Huet Y, Bonnet F, Payen D. Matériel utilisé. *In* : Dhainaut JF, Samii K, eds. Explorations hémodynamiques en réanimation. Collection d'Anesthésiologie et de Réanimation. Paris : Masson 1986:5-15.

Hurford WE. Thermodilution right ventricular ejection fraction. Remaining questions. Chest 1990 ; *98*:1054-1055.

Hurtubise MR, Bottino JC, Lawson M, McCredie KB. Restoring patency of occluded central venous catheters. Arch Surg 1980 ; *115*:212-213.

Huyghebaert MF, Dhainaut JF. Tamponnade cardiaque. *In* : JF. Dhainaut, ed. Explorations hémodynamiques en réanimation. Paris : Masson : 1986:137-147.

Iberti TJ, Benjamin E, Gruppi L, Raskin JM. Ventricular arrhythmias during pulmonary artery catheterization in the intensive care unit. Prospective study. Am J Med 1985 ; *78*:451-454.

Iberti TJ, Fischer EP, Leibowitz AB, Panacek EA, Silverstein JH, Albertson TE, the Pulmonary Artery Catheter Study Group. A multicenter study of physicians'knowledge of the pulmonary artery catheter. JAMA 1990 ; *264*:2928-2932.

Isner JM. Right ventricular myocardial infarction. JAMA 1988 ; *259* : 712-718.

Janicki JS, Weber KT. Factors influencing the diastolic pressure-volume relation of the cardiac ventricles. Fed Proc 1980 ; *39*:133-140.

Janicki JS, Shroff SG, Weber KT. Ventricular interdependence. *In* : Scharf SM, Cassidy SS, eds. Heart-lung interactions in health and disease. New York : Marcel Dekker, Inc., 1989:285-308.

Jansen JR, Schreuder JJ, Settels JJ, Kloek JJ, Versprille A. An adequate strategy for thermodilution technique in patients during mechanical ventilation. Intensive Care Med 1990 ; *16*:422-425.

Jardin F, Farcot JC, Boisante L, Curien N, Margairaz A, Bourdarias JP. Influence of positive end-expiratory pressure on left ventricular performance. N Engl J Med 1981 ; *304*:387-392.

Jardin F, Farcot JC, Boisante L, Prost JF, Gueret P, Bourdarias JP. Mechanism of paradoxic pulse in bronchial asthma. Circulation 1982 ; *66*:887-894.

Jardin F, Genevray B, Brun-Ney D, Bourdarias JP. Influence of lung and chest wall compliances on transmission of airway pressure to the pleural space in critically ill patients. Chest 1985a ; *88*:653-658.

Jardin F, Gueret P, Dubourg 0, Farcot JC, Margairaz, Bourdarias JP. Right ventricular volumes by thermodilution in the adult respiratory distress syndrome. A comparative study using two-dimensional echocardiography as a reference method. Chest 1985b ; *88*:34-39.

Jardin F, Dubourg O, Guéret P, Delorme G, Bourdarias JP. Quantitative two-dimensional echocardiography in massive pulmonary embolism : emphasis on ventricular interdependence and leftward septal displacement. J Am Coll Cardiol 1987 ; *10*:1201-1206.

Jardin F, Bourdarias JP. Influence of abnormal breathing conditions on right ventricular function. Intensive Care Med 1991 ; *17*:129-135.

Jeevendra Martyn JA, Snider MT, Farago LF, Burke JF. Thermodilution right ventricular volume : a novel and better predictor of volume replacement in acute thermal injury. J Trauma 1981 ; *21*:619-626.

Joggi-Rivier L. Bénéfices et risques associés à l'usage du cathéter de Swan-Ganz en soins intensifs. [Thèse]. Lausanne, Suisse : Université de Lausanne, 1988.

Johnston RF, Dovnarsky JH. Pleural diseases. *In* : Fishman AP, ed. Pulmonary diseases and disorders. New-York : McGraw-Hill Book Company 1980:1357-1380.

Johnston WE, Prough DS, Royster RL, Peacock JE, Gravlee GP, Mills SA, Cordell AR. Short-term sterility of the pulmonary artery catheter inserted through an external plastic shield. Anesthesiology 1984 ; *61*:461-464.

Jugdutt BI, Sussex BA, Sivaram CA, Rossall RE. Right ventricular infarction : two-dimensional echocardiographic evaluation. Am Heart J 1984 ; *107*:505-518.

Kane PB, Askanazi J, Neville JF, Mon RL, Hanson EL, Webb WR. Artifacts in the measurement of pulmonary artery wedge pressure. Crit Care Med 1978 ; *6*:36-38.

Kaplan JA, Wells PH. Early diagnosis of myocardial ischemia using the pulmonary arterial catheter. Anesth Analg 1981a ; *60*:789-793.

Kashtan HI, Maitland A, Salerno TA, Lichtenstein SV, Byrick RJ. Effect of tricuspid regurgitation on thermodilution cardiac output : studies in an animal model. Can J Anesth 1987 ; *34*:246-251.

Kasnitz P, Druger GL, Yorra F, Simmons DH. Mixed venous oxygen tension and hyperlactatemia. JAMA 1976 ; *236*:570-574.

Kay HR, Afshari M, Barash P, Webler W, Iskandrian A, Bemis C, Hakki AH, Mundth ED. Measurement of ejection fraction by thermal dilution techniques. J Surg Res 1983 ; *34*:337-346.

Kaye WE, Dubin HG. Vascular cannulation. *In* : Civetta JM, Taylor RW, Kirby RR, eds. Critical Care. Philadelphia : JB. Lippincott Company, 1988:211-225.

Kern MJ, Deligonul U. Interpretation of cardiac pathophysiology from pressure waveform analysis : The tricuspid valve. Cathet Cardiovasc Diagn 1990 ; *21*:278-286.

Kern MJ, Deligonul U. Interpretation of cardiac pathophysiology from pressure waveform analysis : the left-sided V wave. Cathet Cardiovasc Diagn 1991a ; *24*:211-218.

Kim YL, Richman KA, Marshall BE. Thrombocytopenia associated with Swan-Ganz catheterization in patients. Anesthesiology 1980 ; *53*:261-262.

Kimbiris D, Dreifus LS, Linhart JW. Complete heart block occurring during cardiac catheterization in patients with preexisting bundle branch block. Chest 1974 ; *65*:95-97.

King EG, Chin WD. Shock : an overview of pathophysiology and general treatment goals. Crit Care Clin 1985 ; *1*:547-561.

Kirton OC, Varon AJ, Henry RP, Civetta JM. Flow-directed, pulmonary artery catheter-induced pseudoaneurysm : urgent diagnosis and endovascular obliteration. Crit Care Med 1992 ; *20*:1178-1180.

Kopman EA, Sandza JG. Manipulation of the pulmonary-artery catheter after placement : maintenance of sterility. Anesthesiology 1978 ; *48*:373-374.

Kron J. Complications of central venous and right heart catheterization. *In* : Kron J, Morton MJ, eds. Complications of cardiac catheterization and angiography : prevention and management. New York : Futura Publishing Inc., Mount Kisco, 1989:5-34.

Kronberg GM, Quan SF, Schlobohm RM, Lindauer JM, Goodman PC. Anatomic locations of the tips of the pulmonary-artery catheters in supine patients. Anesthesiology 1979 ; *51*:467-469.

Lakatta EG. Starling's law of the heart is explained by an intimate interaction of muscle length and myofilament calcium activation. J Am Coll Cardiol 1987 ; *10*:1157-1164.

Lang RM, Borow KM, Neuman A, Janzen D. Systemic vascular resistance : an unreliable index of left ventricular afterload. Circulation 1986 ; *74*:1114-1123.

Lange HW, Gallani CA, Edwards JE. Local complications associated with indwelling Swan-Ganz catheters : autopsy study of 36 cases. Am J Cardiol 1983 ; *52*:1108-1111.

Laster J, Silver D. Heparin-coated catheters and heparin-induced thrombocytopenia. J Vasc Surg 1988 ; *7*:667-672.

Lategola M, Rahn H. A self-guiding catheter for cardiac and pulmonary arterial catheterization and occlusion. Proc Soc Exp Biol Med 1953 ; *84*:667-668.

Laver MB, Morgan J, Bendixen HH, RadfordJr EP. Lung volume, compliance, and arterial oxygen tensions during controlled ventilation. J Appl Physiol 1964 ; *19*:725-733.

Lavie CJ, Gersh BJ. Mechanical and electrical complications of acute myocardial infarction. Mayo Clin Proc 1990 ; *65*:709-730.

Lazar NM, Luce JM. Hemodynamic assessment and management of patients with the adult respiratory distress syndrome. Crit Care Clin 1986 ; *2*:601-614.

Lazzam C, Sanborn TA, Christian F Jr. Ventricular entrapment of a Swan-Ganz catheter : a technique for nonsurgical removal. J Am Coll Cardiol 1989 ; *13*:1422-1424.

Leeman M. Pulmonary hypertension in ARDS. *In* : Vincent JL, ed. Update in intensive care and emergency medicine. Update 1990. Springer-Verlag : Berlin, 1990b:277-283.

Leeman M. The pulmonary circulation in acute lung injury : a review of some recent advances. Intensive Care Med 1991 ; *17*:254-260.

Leibowitz AB, Halpern NA, Lee MH, Iberti TJ. Left-sided superior vena cava : a not-so-unusual vascular anomaly discovered during central venous and pulmonary artery catheterization. Crit Care Med 1992 ; *20*:1119-1122.

Lemaire F, Teboul JL, Cinotti L, Giotto G, Abrouk F, Steg G, Macquin-Mavier I, Zapol WM. Acute left ventricular dysfunction during unsuccessful weaning from mechanical ventilation. Anesthesiology 1988 ; *69*:171-179.

Lemen R, Jones JG, Cowan G. A mechanism of pulmonary-artery perforation by Swan-Ganz catheters. N Engl J Med 1975 ; *292*:211-212.

Lemen RJ, Quan ST. Intravascular line placement in critical care patients. *In* : Fallat RJ, Luce JM, eds. Cardiopulmonary critical care management. Collection Clinics in Critical Care Medicine. New York : Churchill Livingstone, 1988:113-143.

Levett JM, Replogle RL. Thermodilution cardiac output : a critical analysis and review of the litterature. J Surg Res 1979 ; *27*:392-404.

Lingamneni R, Cha SD, Maranhao V, Gooch AS, Goldberg H. Tricuspid regurgitation : clinical and angiographic assessment. Cathet Cardiovasc Diagn 1979 ; *5*:7-17.

Linos DA, Mucha P Jr, van Heerden JA. Subclavian vein. A golden route. Mayo Clin Proc 1980 ; *55*:315-321.

Lipp H, O'Donoghue K, Resnekov L. Intracardiac knotting of a flow-directed balloon catheter. N Engl J Med 1971 ; *284*:220.

Little WC, Downes TR. Clinical evaluation of left ventricular diastolic performance. Prog Cardiovasc Dis 1990 ; *32*:273-290.

Lopez-Sendon J, Coma-Canella, Gamallo C. Sensitivity and specificity of hemodynamic criteria in the diagnosis of acute right ventricular infarction. Circulation 1981 ; *64*:515-525.

Lopez-Sendon J, Lopez de Sa E, Gonzalez Maquela I, Coma-Canella I, Ramos F, Dominguez F, Jadraque LM. Right ventricular infarction as a risk factor for ventricular fibrillation during pulmonary artery catheterization using Swan-Ganz catheters. Am Heart J 1990 ; *119*:207-209.

Lorell B, Leinbach RC, Pohost GM, Gold HK, Dinsmore RE, Hutter AM, Pastore JO, Desanctis RW. Right ventricular infarction. Clinical diagnosis and differentiation from cardiac tamponade and pericardial constriction. Am J Cardiol 1979 ; *43*:465-471.

Mackenzie JD, Haites N, Rawles JM. Method of assessing the reproducibility of blood flow measurement : factors influencing the performance of thermodilution cardiac output computers. Br Heart J 1986 ; *55*:14-24.

Maki DG, Weise CE, Sarafin HW. A semiquantitative culture method for identifying intravenous-catheter-related infection. N Engl J Med 1977 ; *296*:1307-1309.

Maki DG. Infections due to infusion therapy. *In* : Bennett JV, Brachman PS, eds. Hospital Infections. 2nd ed. Boston : Little, Brown and Company 1986:561-580.

Maki DG. Pathogenesis, prevention, and mangement of infections due to intravascular devices used for infusion therapy. *In* : Bisno AL, Waldvogel FA. Infections associated with indwelling medical devices. Washington : American Society of Microbiology 1989:161-177.

Mallory DL, McGee WT, Shawker TH, Brenner M, Bailey KR, Evans RG, Parker MM, Farmer JC, Parillo JE. Ultrasound guidance improves the success rate of internal jugular vein canulation. A prospective, randomized trial. Chest 1990 ; *98*:157-160.

Mangano DT. Monitoring pulmonary arterial pressure in coronary artery disease. Anesthesiology 1980 ; *53*:364-370.

Mangano DT. Heparin bonding and long-term protection against thrombogenesis. N Engl J Med 1982 ; *307*:894-895.

Manno BV, Bemis CE, Carver J, Mintz GS. Right ventricular infarction complicated by right to left shunt. J Am Coll Cardiol 1983 ; *1*:554-557.

Maran AG. Variables in pulmonary capillary wedge pressure : variation with intrathoracic pressure, graphic and digital recorders. Crit Care Med 1980 ; *8*:102-105.

Marini CE, Lodato RD, Gutierrez G. Cardiopulmonary interactions in the cardiac patient in the intensive care unit. Crit Care Clin 1989a ; *5*:533-549.

Marini JJ, Culver BH, Butler J. Mechanical effect of lung distention with positive pressure on cardiac function. Am Rev Respir Dis 1981 ; *124*:382-386.

Marini JJ, O'Quin R, Culver BH, Butler J. Estimation of transmural cardiac pressures during ventilation with PEEP. J Appl Physiol 1982 ; *53*:384-391.

Marini JJ. Acute lung injury. Hemodynamic monitoring with the pulmonary artery catheter. Crit Care Clin 1986 ; *2*:551-572.

Marini JJ. Should PEEP be used in airflow obstruction? Am Rev Respir Dis 1989b ; *140*:1-3.

Mason DT. Afterload reduction and cardiac performance. Physiologic basis of systemic vasodilators as a new approach in treatment of congestive heart failure. Am J Med 1978 ; *65*:106-120.

Masson RG, Ruggieri J. Pulmonary microvascular cytology. A new diagnostic application of the pulmonary artery catheter. Chest 1985 ; *88*:908-914.

Masson RG, Krikorian J, Lukl P, Evans GL, McGrath J. Pulmonary microvascular cytology in the diagnosis of lymphangitic carcinomatosis. N Engl J Med 1989 ; *321*:71-76.

Matthay MA. Invasive hemodynamic monitoring in critically ill patients. Clin Chest Med 1983a ; *4*:233-249.

Matthay MA. Pathophysiology of pulmonary edema. Clin Chest Med 1985 ; *6*:301-315.

Matthay MA, Chatterjee K. Bedside catheterization of the pulmonary artery : risk compared with benefits. Ann Int Med 1988 ; *109*:826-834.

Matthay RA, Berger HJ. Cardiovascular function in cor pulmonale. Clin Chest Med 1983b ; *4*:269-295.

Maughan WL, Sanugawa K, Burkhoff D, Sagawa K. Effect of arterial impedance changes on end-systolic pressure-volume relation. Circ Res 1984 ; *54*:595-602.

McConn R. The oxyhemoglobin dissociation curve in acute disease. Surg Clin North Am 1975 ; *55*:627-658.

McElroy PA, Shroff SG, Weber KT. Pathophysiology of the failing heart. Cardiol Clin 1989 ; *7*:25-37.

McFadden ER, Braunwald E. Cor pulmonale. *In* : Braunwald E, ed. Heart disease. A textbook of cardiovascular medicine. Philadelphia : WB. Saunders Company, 1992:1581-1601.

McHugh TJ, Forrester JS, Adler L, Zion D, Swan HJ. Pulmonary vascular congestion in acute myocardial infarction : hemodynamic and radiologic correlations. Ann Intern Med 1972 ; *76*:29-33.

Meathe EA. Preparation of the transducers and pressure-monitoring systems. *In* : Benumof JL, ed. Clinical procedures in anesthesia and intensive care. Philadelphia : JB. Lippincott Company, 1992:23-37.

Meister SG, Helfant RH. Rapid bedside differentiation of ruptured interventricular septum from acute mitral insufficiency. N Engl J Med 1972 ; *287*:1024-1025.

Meister SG, Engel TR, Fischer HA, Frankl WS. Potential artifacts in measurement of left ventricular filling pressure with flow directed catheters. Cathet Cardiovasc Diag 1976 ; *2*:175-179.

Mermel LA, McCormick RD, Springman SR, Maki DG. The pathogenesis and epidemiology of catheter-related infection with pulmonary artery Swan-Ganz catheters : a prospective study utilizing molecular subtyping. Am J Med 1991 ; *91*:197S-205S.

Merrick SH, Hessel EA, Dillard DH. Determination of cardiac output by thermodilution during hypothermia. Am J Cardiol 1980 ; *46*:419-422.

Messineo FC, Hager WD. Hemodynamic complications of acute myocardial infarction. Hosp Pract 1989 ; *24*:147-166.

Mihm FG, Rosenthal MH. Central venous catheterization. *In* : Benumof JL, ed. Clinical procedures in anesthesia and intensive care. Philadelphia : JB. Lippincott Company, 1992:339-373.

Milnor WR. Pulsatile blood flow. N Engl J Med 1972 ; *287*:27-34.

Milnor WR. Arterial impedance as ventricular afterload. Circ Res 1975 ; *36*:565-570.

Milnor WR, ed. Hemodynamics. 2nd ed. Baltimore : Williams & Wilkins, 1989.

Mizock BA. Lactic acidosis. Dis Mon 1989:235-300.

Mohsenifar Z, Amin D, Jasper AC, Shah PK, Koener SK. Dependence of oxygen consumption on oxygen delivery in patients with chronic congestive heart failure. Chest 1987 ; *92*:447-450.

Mollenholt P, Eriksson I, Andersson T. Thrombogenicity of pulmonary artery catheters. Intensive Care Med 1987 ; *13*:57-59.

Molloy WD, Lee KY, Girling L, Schick U, Prewitt RM. Treatment of shock in a canine model of pulmonary embolism. Am Rev Respir Dis 1984 ; *130*:870-874.

Mond HG, Clark DW, Nesbitt SJ, Schlant RC. A technique for unknotting an intracardiac flow-directed balloon catheter. Chest 1975 ; *67*:731-733.

Moore TB, Holmes DR, Corcoran FH, Baker WP. Problems in the detection of acute severe mitral insufficiency using flow-directed catheters. Cathet Cardiovasc Diagn 1978 ; *4*:433-437.

Morady F, Brundage BH, Gelberg HJ. Rapid method for determination of shunt ratio using a thermodilution technique. Am Heart J 1983 ; *106*:369-373.

Morris AH, Chapman RH. Wedge pressure confirmation by aspiration of pulmonary capillary blood. Crit Care Med 1985 ; *13*:756-759.

Morris D, Mulvihill D, Lew WYW. Risk of developing complete heart block during bedside pulmonary artery catheterization in patients with left bundle-branch block. Arch Intern Med 1987 ; *147*:2005-2010.

Morton BC. Basic equipment requirements for hemodynamic monitoring. Can Med Assoc J 1979 ; *121*:879-885.

Moss J, Fahmy NR, Sunder N, Beaven MA. Hormonal and hemodynamic profile of an anaphylactic reaction in man. Circulation 1981 ; *63*:210-213.

Myburgh JA, Webb RK, Worthley LIG. The P50 is reduced in critically ill patients. Intensive Care Med 1991 ; *17*:355-358.

Myers ML, Austin TW, Sibbald WJ. Pulmonary artery catheter infections. A prospective study. Ann Surg 1985 ; *201*:237-241.

Nadeau S, Noble WH. Limitations of cardiac output measurements by thermodilution. Can Anaesth Soc J 1986a ; *33*:780-784.

Nehme AE. Swan-Ganz catheter. Comparison of insertion techniques. Arch Surg 1980 ; *115*:1194-1196.

Nelson LD, Anderson HB. Patient selection for iced versus room temperature injectate for thermodilution cardiac output determinations. Crit Care Med 1985 ; *13*:182-184.

Nelson LD, Martinez OV, Anderson HB. Incidence of microbial colonization in open versus closed delivery systems for thermodilution injectate. Crit Care Med 1986a ; *14*:291:293.

Nelson LD, Snyder JV. Technical problems in data acquisition. *In* : Snyder JV, Pinsky MR, eds. Oxygen transport in the critically ill. Chicago : Year Book Medical Publishers, Inc. 1987a:205-234.

Nelson LD. Mixed venous oximetry. *In* : Snyder JV, Pinsky MR, eds. Oxygen transport in the critically ill. Chicago : Year Book Medical Publishers, Inc. 1987b:235-248.

Nightingale P. Practical points in the application of oxygen transport principles. Intensive Care Med 1990 ; *16 (suppl. 2)* : S173-S177.

Nishikawa T, Dohi S. Slowing of heart rate during cardiac output measurement by thermodilution. Anesthesiology 1982 ; *57*:538-539.

Nitenberg A. Hémodynamique droite et fonction ventriculaire gauche. *In* : Exploration hémodynamiques en réanimation. Collection d'anesthésiologie et réanimation. Paris : Masson, 1986:66-78.

Noble MI. Myocardial mechanical function in heart failure. How should we think about it and measure it ? *In* : Perret C, Vincent JL, eds. Update in intensive care and emergency medicine. 6. Acute Heart Failure. Berlin : Springer-Verlag, 1988:12-23.

Norwood SH. The prevalence and importance of nosocomial infections. *In* : Civetta JM, Taylor RW, Kirby, RR, eds. Critical Care. Philadelphia : JB. Lippincott Company 1988:757-767.

Nunn JF, ed. Applied respiratory physiology. 2nd ed. London-Boston : Butter Worths, 1977.

O'Quin R, Marini JJ. Pulmonary artery occlusion pressure : clinical physiology, measurement, and interpretation. Am Rev Respir Dis 1983 ; *128*:319-326.

O'Rourke MF, Yaginuma T. Wave reflections and the arterial pulse. Arch Intern Med 1984 ; *144*:366-371.

O'Toole JD, Wurtzbacher JJ, Wearner NE, Jain AC. Pulmonary-valve injury and insufficiency during pulmonary artery catheterization. N Engl J Med 1979 ; *301*:1167-1168.

Ognibene FP, Parker MM, Natanson C, Shelhamer JH, Parrillo JE. Depressed left ventricular performance. Response to volume infusion in patients with sepsis and septic shock. Chest 1988 ; *93*:903-910.

Ontario Intensive Care Study Group. Evaluation of right heart catheterization in critically ill patients. Crit Care Med 1992 ; *20*:928-933.

Opie LH, ed. Ventricular function. *In* : The Heart : physiology and metabolism. 2nd ed. New York : Raven Press, 1991.

Orebaugh SL. Venous air embolism : clinical and experimental considerations. Crit Care Med 1992 ; *20*:1169-1177.

Otto CW. Central venous pressure monitoring. *In* : Blitt CD, ed. Monitoring in anesthesia and critical care medicine. New York : Churchill Livingstone, 1985:121-165.

Ozier Y, Dubourg O, Farcot JC, Bazin M, Jardin F, Margairaz A. Circulatory failure in acute pulmonary embolism. Intensive Care Med 1984 ; *10*:91-97.

Pagani FS, Baker LS, Hsi C, Knox M, Fink MP, Visner MS. Left ventricular systolic and diastolic dysfunction after infusion of tumor necrosis factor-α in conscious dogs. J Clin Invest 1992 ; *90*:389-398.

Page DW, Teres D, Hartshorn JW. Fatal hemorrhage from Swan-Ganz catheter. N Engl J Med 1974 ; *291*:260.

Page Y, Tardy B, Comtet C, Bertrand M, Bertrand JC. Cathétérisme veineux et anomalies congénitales de la veine cave supérieure. Ann Fr Anesth Réanim 1990 ; *9*:450-455.

Pape LA, Haffajee CI, Markis JE, Ockene IS, Paraskos JA, Dalen JE, Alpert JS. Fatal pulmonary hemorrhage after use of the flow-directed balloon-tipped catheter. Ann Intern Med 1979 ; *90*:344-347.

Parker MM, Shelhamer JH, Bacharach SL, Green MV, Natanson C, Frederick TM, Damske BA, Parrillo JE. Profound but reversible myocardial depression in patients with septic shock. Ann Intern Med 1984 ; *100*:483-490.

Parker MM, McCarthy KE, Ognibene FP, Parrillo JE. Right ventricular dysfunction and dilatation, similar to left ventricular changes, characterize the cardiac depression of septic shock in humans. Chest 1990 ; *97*:126-131.

Parker RE, Brigham KL. Effects of endotoxemia on pulmonary vascular resistances in unanesthetized sheep. J Appl Physiol 1987 ; *63*:1058-1062.

Parrillo JE, Parker MM, Natanson C, Suffredini AF, Danner RL, Cunnion RE, Ognibene FP. Septic shock in humans. Advances in the understanding of pathogenesis, cardiovascular dysfunction, and therapy. Ann Intern Med 1990 ; *113*:227-242.

Patel C, Laboy V, Venus B, Mathru M, Wier D. Acute complications of pulmonary catheter insertion in the critically ill patients. Crit Care Med 1986 ; *14*:195-197.

Peitzman A. Principles of circulatory support and the treatment of hemorrhagic shock. *In* : Snyder JV, Pinsky MR, eds. Oxygen transport in the critically ill. Chicago : Year Book Medical Publishers, Inc. 1987a:407-418.

Peitzman A. Pathophysiology and treatment of septic shock. *In* : Snyder JV, Pinsky MR, eds. Oxygen transport in the critically ill. Chicago : Year Book Medical Publishers, Inc. 1987b:419-433.

Pepe PE, Marini JJ. Occult positive end-expiratory pressure in mechanically ventilated patients with airflow obstruction. Am Rev Respir Dis 1982 ; *126*:166-170.

Perkins NA, Cail WS, Bedford RF, Elinger JH, Buschi AJ. Internal jugular vein function after Swan-Ganz catheterization. Anesthesiology 1984 ; *61*:456-459.

Perret C, Poli S, Enrico JF. Lactic acidosis and liver damage. Helv Med Acta 1970 ; *35*:377-405.

Perret C, Vincent JL, eds. Update in Intensive Care and Emergency Medicine: Acute heart failure. Berlin: Springer-Verlag, 1988.

Perret C, Schaller MD, Thiébaud D. Choc cardiogénique. Encyclopédie médico-chirurgicale (Paris, France). Anesthésie-Réanimation, 36840 C^{10}, 12-1989, 15p.

Perret C. Acute heart failure in myocardial infarction : principles of treatment. Crit Care Med 1990 ; *18* : S26-S29.

Pesenti A, Latini R, Riboni A, Gattinoni L. Simple estimate of the true right to left shunt (Qs/Qt) at maintenance FIO_2 by sulphur hexafluoride retention. Intensive Care Med 1982 ; *8*:283-286.

Pichard AD, Kay R, Smith H, Rentrop P, Holt J, Gorlin R. Large V waves in the pulmonary wedge pressure tracing in the absence of mitral regurgitation. Am J Cardiol 1982 ; *50*:1044-1050.

Pinilla JC, Ross DF, Martin T, Crump H. Study of the incidence of intravascular catheter infection and associated septicemia in critically ill patients. Crit Care Med 1983 ; *11*:21-25.

Pinsky MR. The meaning of cardiac output. Intensive Care Med 1990 ; *16*:415-417.

Pinsky MR, Vincent JL, De Smet JM. Estimating left ventricular filling pressure during positive end-expiratory pressure in humans. Am Rev Respir Dis 1991 ; *143*:25-31.

Pinsky MR. Cardiopulmonary interactions : the effects of negative and positive changes in pleural pressure on cardiac output. *In* : Dantzker DR, ed. Cardiopulmonary critical care. 2nd ed. Philadelphia : Saunders WB Company, 1991b:87-120.

Pouleur H, Covell JW, Ross J. Effects of alterations in aortic input impedance on the force-velocity-length relationship in the intact canine heart. Circ Res 1979 ; *45*:126-135.

Prewitt RM, Matthay MA, Ghignone M. Hemodynamic management in the adult respiratory distress syndrome. Clin Chest Med 1983b ; *4*:251-268.

Prewitt RM. Hemodynamic management in pulmonary embolism and acute hypoxemic respiratory failure. Crit Care Med 1990 ; *18* : S61-S69.

Pulliam CV, Reines HD. Subclavian vein catheterization. Am J Surg 1985 ; *149*:416-418.

Quan SF, Kronberg GM, Schlobohm RM, Feeley TW, Don HF, Lister G. Changes in venous admixture with alterations of inspired oxygen concentration. Anesthesiology 1980 ; *52*:477-482.

Qvist J, Pontoppidan H, Wilson RS, Lowenstein E, Laver MB. Hemodynamic response to mechanical ventilation with PEEP : the effect of hypervolemia. Anesthesiology 1975 ; *42*:45-55.

Raad II, Bodey GP. Infectious complications of indwelling vascular catheters. Clin Infect Dis 1992 ; *15*:197-210.

Rackley CE, Satler LF, Pearle DL, Del Negro AA, Pallas RS, Kent KM. Use of hemodynamic measurements for management of acute myocardial infarction. Cardiovasc Clin 1986 ; *16*:3-15.

Rackow EC, Astiz ME, Weil MH. Cellular oxygen metabolism during sepsis and shock. The relationship of oxygen consumption to oxygen delivery. JAMA 1988 ; *259*:1989-1993.

Rackow EC, Astiz ME. Pathophysiology and treatment of septic shock. JAMA 1991 ; *266*:548-554.

Radermacher P, Santak B, Wust HJ, Tarnow J, Falke KJ. Prostacyclin for the treatment of pulmonary hypertension in the adult respiratory distress syndrome : effects on pulmonary capillary pressure and ventilation-perfusion distributions. Anesthesiology 1990 ; *72*:238-244.

Radford MJ, Johnson RA, Daggett WM, Fallon JT, Buckley MJ, Gold HK, Leinbach RC. Ventricular septal rupture : a review of clinical and physiologic features and an analysis of survival. Circulation 1981 ; *64*:545-553.

Rahimtoola SH, Ehsani A, Sinno MZ, Loeb HS, Rosen KM, Gunnar RM. Left atrial transport function in myocardial infarction. Am J Med 1975 ; *59*:686-694.

Raines DE, Hogue CW, Wickens C, Welch J, Risk SC. Artifactual hypertension due to transducer cable malfunction. Anesthesiology 1991 ; *74*:1149-1151.

Raper R, Sibbald WJ. Misled by the wedge ? The Swan-Ganz catheter and left ventricular preload. Chest 1986 ; *89*:427-434.

Räsänen J, Heikkilä J, Downs J, Nikki P, Väisänen I, Viitanen A. Continuous positive airway pressure by face mask in acute cardiogenic pulmonary edema. Am J Cardiol 1985 ; *55*:296-300.

Räsänen J, Downs JB, Dehaven B. Titration of continuous positive airway pressure by real-time dual oximetry. Chest 1987 ; *92*:853-856.

Reddy PS, Curtiss EI. Cardiac tamponade. Cardiol Clin 1990 ; *8*:627-637.

Reeves JT, Grover RF, Filley GF, Blount SG. Cardiac output in normal resting man. J Appl Physiol 1961 ; *16*:276-278.

Reinke RT, Higgins CB. Pulmonary infarction complicating the use of Swan-Ganz catheters. Br J Radiol 1975 ; *48*:885-888.

Revelly JP, Feihl F, Perret C. A quick and convenient bedside calibration check of intravascular pressure monitoring systems. Crit Care Med 1987 ; *15*:891.

Rhoads Jr JE. Vascular procedures. *In* : C. Cann, ed. Principles and practice of emergency medicine. 2nd ed. Philadelphia : WB. Saunders Company, 1986:421-438.

Rice DL, Awe RJ, Gaasch WH, Alexander JK, Jenkins DE. Wedge pressure measurement in obstructive pulmonary disease. Chest 1974 ; *66*:628-632.

Rithalia SV, Tinker J. Continuous flush devices for vascular pressure monitoring. Intensive Care Med 1983 ; *9*:295-298.

Roberts WC, Braunwald E, Morrow AG. Acute severe mitral regurgitation secondary to ruptured chordae tendineae. Circulation 1966 ; *33*:58-70.

Robin ED. The cult of the Swan-Ganz catheter. Overuse and abuse of pulmonary flow catheters. Ann Intern Med 1985 ; *103*:445-449.

Robin ED. Death by pulmonary artery flow-directed catheter. Time for a moratorium? Chest 1987 ; *92*:727-731.

Robotham JL, Cherry D, Mitzner W, Rabson JL, Lixfeld W, Bromberger-Barnea B. A re-evaluation of the hemodynamic consequences of intermittent positive pressure ventilation. Crit Care Med 1983a ; *11*:783-793.

Robotham JL. Ventilator-assisted myocardial performance. Chest 1983b ; *84*:366-367.

Rosenbaum L, Rosenbaum SH, Askanazi J, Hyman AI. Small amounts of hemoptysis as an early warning sign of pulmonary artery rupture by a pulmonary artery catheter. Crit Care Med 1981 ; *9*:319-320.

Rosenow EC, Osmundson PJ, Brown ML. Pulmonary embolism. Mayo Proc Clin 1981 ; *56*:161-178.

Ross J. Cardiac function and myocardial contractility : a perspective. J Am Coll Cardiol 1983a ; *1*:52-62.

Ross J. Mechanisms of cardiac contraction. What roles for preload, afterload and inotropic state in heart failure ? Eur Heart J 1983b ; *4(suppl.A)*:19-28.

Rouby JJ, Poète P, Bodin L, Bourgeois JL, Arthaud M, Devilliers C, Viars P. Facteurs influençant la $S\bar{v}O_2$ en réanimation. Ann Fr Anesth Réanim 1989 ; *8*:703-707.

Rouby JJ, Poète P. Un nouvel aspect du monitorage cardiorespiratoire : les cathéters de Swan-Ganz à fibres optiques. *In* : Goulon M, Rapin M, eds. Réanimation et Médecine d'Urgence. Paris : Expansion scientifique Française, 1991:357-377.

Rounds S, Hill NS. Pulmonary hypertensive diseases. Chest 1984 ; *85*:397-405.

Rowley KM, Clubb KS, Smith GJW, Cabin HS. Right-sided infective endocarditis as a consequence of flow-directed pulmonary-artery catheterization. N Engl J Med 1984 ; *311*:1152-1156.

Rubenfire M, Evangelista J, Wajszczuk WJ, Kantrowitz A. Implication of a persistent left superior vena cava in transvenous pacemaker therapy and cardiac hemodynamic monitoring. Chest 1974 ; *65*:145-147.

Rude RE. Acute myocardial infarction and its complications. Cardiol Clin 1984 ; *2*:163-171.

Runciman WB, Ilsley AH, Roberts JG. An evaluation of thermodilution cardiac output measurement using the Swan-Ganz catheter. Anaesth Intens Care 1981a ; *9*:208-220.

Runciman WB, Ilsley AH, Roberts JG. Thermodilution cardiac output — a systematic error. Anaesth Intens Care 1981b ; *9*:135-139.

Safran D, Reynaud P, Dennewald G, Sors H, Even P. Hémodynamique et échanges gazeux dans l'embolie pulmonaire. A propos de 150 cas. *In* : Goulon M, Rapin M, eds. Réanimation et Médecine d'Urgence. Paris : Expansion Scientifique Française, 1981:195-204.

Sagawa K. The ventricular pressure-volume diagram revisited. Circ Res 1978 ; *43*:677-687.

Samsoondar W, Freeman JB, Coultish I, Oxley C. Colonization of intravascular catheters in the intensive care unit. Am J Surg 1985 ; *149*:730-732.

Sanfilipo AJ, Weyman AE. The role of echocardiography in managing critically ill patients. J Crit Illness 1988 ; *3*:30-54.

Sauder P, Kopferschmitt J, Sagez JF, Benmatti A, Jaeger A, Mantz JM. Aspects hémodynamiques du choc anaphylactique. A propos d'un cas par glafenine. Rev Med Interne 1982 ; *3*:241-243.

Schlant RC, Sonnenblick EH. Normal physiology of the cardiovascular system. *In* : Hurst JW, Schlant RC, eds. The heart. 7th ed. New York : McGraw-Hill Information Services Company, 1990:35-71.

Schlemmer B. Infections secondaires aux dispositifs intravasculaires. *In* : Regnier B, Brun-Buisson Ch, eds. L'infection en réanimation. Paris : Masson 1988:62-75.

Schoenfeld MH. The differentiation of restrictive cardiomyopathy from constrictive pericarditis. Cardiol Clin 1990 ; *8*:663-671.

Schonfeld AJ, McKinney RG. Abnormal position of flow-directed right heart catheter. Chest 1986 ; *90*:893-894.

Schulman DS, Biondi JW, Matthay RA, Zaret BL, Soufer R. Differing responses in right and left ventricular filling, loading and volumes during positive end-expiratory pressure. Am J Cardiol 1989 ; *64*:772-777.

Schulman DS, Biondi JW, Zohgbi S, Zaret BL, Soufer R. Coronary flow limits right ventricular performance during postivie end-expiratory pressure. Am Rev Respir Dis 1990 ; *141*:1531-1537.

Schumacker PT, Cain SM. The concept of critical oxygen delivery. Intensive Care Med 1987 ; *13*:223-229.

Schumacker PT, Samsel RW. Oxygen supply and consumption in the adult respiratory distress syndrome. Clin Chest Med 1990 ; *11*:715-722.

Schuster DP, Seeman MD. Temporary muscle paralysis for accurate measurement of pulmonary artery occlusion pressure. Chest 1983 ; *84*:593-597.

Schuster DP. Accuracy of pulmonary artery and wedge pressures. Crit Care Med 1984 ; *12*:695-696.

Schuster DP, Lefrak SS. Shock. *In* : Civetta JM, Taylor RW, Kirby RR, eds. Critical Care. Philadelphia : JB. Lippincott Company, 1988:891-908.

Schwartz AJ, Jobes DR, Greenhow DE, Stephenson LW, Ellison N. Carotid artery puncture with internal jugular cannulation. Anesthesiology 1979 ; *51* : S160.

Schwartz AJ, Jobes DR, Levy WJ, Palermo L, Ellison N. Intrathoracic vascular catheterization via the external jugular vein. Anesthesiology 1982 ; *56*:400-402.

Schwartz KV, Garcia FG. Entanglement of Swan-Ganz catheter around an intracardiac structure. JAMA 1977 ; *237*:1198-1199.

Scuderi PE, Bowton DG, Meredith JW, Harris LC, Brockenschmidt-Evans J, Anderson RL. A comparison of three pulmonary artery oximetry catheters in intensive care unit patients. Chest 1992 ; *102*:896-905.

Seeley HF. Pathophysiology of haemorrhagic shock. Br J Hosp Med 1987 ; *37*:14-20.

Seldinger SI. Catheter replacement of the needle in percutaneous arteriography. Acta Radiol 1953 ; *39*:368-376.

Senagore A, Waller JD, Bonnell BW, Bursch LR, Scholten DJ. Pulmonary artery catheterization : a prospective study of internal jugular and subclavian approaches. Crit Care Med 1987 ; *15*:35-37.

Setaro JF, Cabin HS. Right ventricular infarction. Cardiol Clin 1992 ; *10*:69-90.

Shabetai R, Fowler NO, Fenton JC, Masangkay M. Pulsus paradoxus. J Clin Invest 1965 ; *44*:1882-1898.

Shabetai R, Fowler NO, Guntheroth WG. The hemodynmics of cardiac tamponade and constrictive pericarditis. Am J Cardiol 1970 ; *26*:480-489.

Shabetai R. The pericardium. New York : Grune & Stratton, 1981

Shabetai R. Progress in cardiac tamponade and constrictive pericarditis. *In* : Yu PN, Goodwin JF, eds. Progress in cardiology. Philadelphia : Lea & Febiger, 1986:87-100.

Shaffer LJ. Sterility and repositioning of the Swan-Ganz catheter. Chest 1979 ; *75*:743.

Shah KB, Rao TLK, Laughlin S, El-Etr AA. A review of pulmonary artery catheterization in 6,245 patients. Anesthesiology 1984 ; *61*:271-275.

Shapiro BA, Cane RD, Harrison RA, Steiner MC. Changes in intrapulmonary shunting with administration of 100 percent oxygen. Chest 1980 ; *77*:138-141.

Shapiro HM, Smith G, Pribble AH, Murray JA, Cheney FW. Errors in sampling pulmonary arterial blood with a Swan-Ganz catheter. Anesthesiology 1974 ; *40*:291-295.

Sharkey SW. Beyond the wedge : clinical physiology and the Swan-Ganz catheter. Am J Med 1987:83 ; *111-120.*

Sharma GVRK, McIntyre KM, Sharma S, Sasahara AA. Clinical and hemodynamic correlates in pulmonary embolism. Clin Chest Med 1984 ; 5:421-437.

Shasby DM, Dauber IM, Pfister S, Anderson JT, Carson SB, Manart F, Hyers TM. Swan-Ganz catheter location and left atrial pressure determine the accuracy of the wedge pressure when positive end-expiratory pressure is used. Chest 1981 ; *80*:666-670.

Shaver JA. Hemodynamic monitoring in the critically ill patient. N Engl J Med 1983 ; *308*:277-279.

Shell WE, DeWood MA, Peter T, Mickle D, Prause JA, Forrester JS, Swan HJC. Comparison of clinical signs and hemodynamic state in the early hours of transmural myocardial infarction. Am Heart J 1982 ; *104*:521-528.

Shellock FG, Riedinger MS, Bateman TM, Gray RJ. Thermodilution cardiac output determination in hypothermic postcardiac surgery patients : room vs ice temperature injectate. Crit Care Med 1983 ; *11*:668-670.

Shibutani K, Komatsu T, Kubal K, Sanchala V, Kumar V, Bizzarri DV. Critical level of oxygen delivery in anesthetized man. Crit Care Med 1983 ; *11*:640-643.

Shin B, McAslan TC, Ayella RJ. Problems with measurement using the Swan-Ganz catheter. Anesthesiology 1975 ; *43*:474-476.

Shin B, Ayella RJ, McAslan TC. Pitfalls of Swan-Ganz catheterization. Crit Care Med 1977 ; *5*:125-127.

Shinozaki T, Deane RS, Mazuzan JE. The dynamic responses of liquid-filled catheter systems for direct measurements of blood pressure. Anesthesiology 1980 ; *53*:498-504.

Shipley RF, Maruschak GF, Mack D. Pressure measurement error with disposable domes for transducers : brief report. Crit Care Med 1984 ; *12*:913-914.

Shoemaker WC, Appel PL, Kram HB, Waxman K, Lee TS. Prospective trial of supranormal values of survivors as therapeutic goals in high-risk surgical patients. Chest 1988 ; *94*:1176-1186.

Shoemaker WC, Kram HB, Appel PL, Fleming AW. The efficacy of central venous and pulmonary artery catheters and therapy based upon them in reducing mortality and morbidity. Arch Surg 1990a ; *125*:1332-1337.

Shoemaker WC, Kram HB, Appel PL. Therapy of shock based on pathophysiology, monitoring, and outcome prediction. Crit Care Med 1990b ; *18* : S19-S25.

Shoemaker WC. Use and abuse of the balloon tip pulmonary artery (Swan-Ganz) catheter : are patients getting their money's worth. Crit Care Med 1990c ; *18*:1294-1296.

Shoum S, Kahn RC, Carlon GC, Howland WS. A guide-wire technique for replacement of Swan-Ganz catheter. Anesth Analg 1980 ; *59*:455-456.

Sibbald WJ, Driedger AA. Right ventricular function in acute disease states : pathophysiologic considerations. Crit Care Med 1983 ; *11*:339-345.

Siegel JH. Cardiorespiratory manifestations of metabolic failure in sepsis and the multiple organ failure syndrome. Surg Clin North Am 1983 ; *63*:379-399.

Silverman HJ, Van Hook C, Haponik EF. Hemodynamic changes in human anaphylaxis. Am J Med 1984 ; *77*:341-344.

Simoons ML, Demey HE, Bossaert LL, Colardijn F, Essed CE. The Paceport catheter : a new pacemaker system introduced through a Swan-Ganz catheter. Cathet Cardiovasc Diagn 1988 ; *15*:66-70.

Singer M, Bennett ED. Invasive hemodynamic monitoring in the united kingdom. Enough or too little? Chest 1989 ; *95*:623-626.

Singh S, Nelson N, Acosta I, Check FE, Puri VK. Catheter colonization and bacteriemia with pulmonary and arterial catheters. Crit Care Med 1982 ; *10*:736-739.

Singh S, Wann LS, Schuchard GH, Klopfenstein HS, Leimgruber PP, Keelan MH, Brooks HL. Right ventricular and right atrial collapse in patients with cardiac tamponade — a combined echocardiographic and hemodynamic study. Circulation 1984a ; *70*:966-971.

Singh SJ, Puri VK. Prevention of bacterial colonization of pulmonary artery catheters. Infections in Surgery 1984b ; *70*:853-858.

Sise MJ, Hollingsworth P, Brimm JE, Peters RM, Virgilio RW, Shackford SR. Complications of flow-directed pulmonary artery catheter : a prospective analysis in 219 patients. Crit Care Med 1981 ; *9*:315-318.

Snyder JV, Powner DJ. Effect of mechanical ventilation on the measurement of cardiac output by thermodilution. Crit Care Med 1982 ; *10*:677-682.

Snyder JV. Oxygen transport : the model and reality. *In* : Snyder JV, Pinsky MR, eds. Oxygen transport in the critically ill. Chicago : Year Book Medical Publishers, Inc., 1987a:3-15.

Snyder JV. Assessment of systemic oxygen transport. *In* : Snyder JV, Pinsky MR, eds. Oxygen transport in the critically ill. Chicago : Year Book Medical Publishers, Inc., 1987b:179-198.

Sonnenblick EH. Implications of muscle mechanics in the heart. Fed Proc 1962 ; *21*:975-990.

Sonnenblick EH, Downing SE. Afterload as a primary determinant of ventricular performance. Am J Physiol 1963 ; *204*:604-610.

Sorensen MB, Bille-brahe NE, Engell HC. Cardiac output measurement by thermal dilution. Ann Surg 1976 ; *183*:67-72.

Sparks CJ, McSkimming I, George L. Shoulder manipulation to facilitate central vein catheterization from external jugular vein. Anaesth Intens Care 1991 ; *19*:567-568.

Sperinde JM, Senelly KM. The oximetrix opticath oximetry system : theory and development. *In* : Fahey PJ, ed. Continuous measurement of blood oxygen saturation in the high risk patient. Abbott Laboratories, Inc. 1987:59-80.

Spinale FG, Zellner JL, Mukherjee R, Ferris SE, Crawford FA. Thermodilution right ventricular ejection fraction. Catheter positioning effects. Chest 1990, 98:1259-1265.

Spodick DH. Pericarditis, pericardial effusion, cardiac tamponade, and constriction. Crit Care Clin 1989a ; *5*:455-476.

Sprague DH, Sherwood HL. Retrograde cannulation of a persistent superior vena cava. Anesthesiology 1980 ; *53*:268.

Sprung CL, Pozen RG, Rozanski JJ, Pinero JR, Eisler BR, Castellanos A. Advanced ventricular arrhythmias during bedside pulmonary artery catheterization. Am J Med 1982 ; *72*:203-208.

Sprung CL, ed. The pulmonary artery catheter. Methodology and clinical applications. Baltimore ; *University Park Press, 1983a.*

Sprung CL, Rackow EC, Civetta JM. Direct measurements and derived calculations using the pulmonary artery catheter. In : Sprung CL, ed. The pulmonary artery catheter. Methodology and clinical applications. Baltimore ; *University Park Press, 1983b*:105-140.

Squara P, Dhainaut JF, Lamy M, Perret C, Schremmer B, Poli S, Larbuisson R, De Gournay JM, Armaganidis A, Gourgon R, Bleichner G. Computer assistance for hemodynamic evaluation. J Crit Care 1989 ; *4*:273-282.

Stanley TE, Reves JG. Cardiovascular monitoring. *In* : Miller RD, ed. Anesthesia. 3rd ed. New York : Churchill Livingstone, 1990:1031-1099.

Staub NC. The pathogenesis of pulmonary edema. Prog Cardiovasc Dis 1980 ; *23*:53-80.

Stawicki JJ, Holford FD, Michelson EL, Josephson ME. Multiple cardiac output measurements in man. Evaluation of a new closed-system thermodilution method. Chest 1979 ; *76*:193-197.

Steingrub JS, Celoria G, Vickers-Lahti M, Teres D, Bria W. Therapeutic impact of pulmonary artery catheterization in a medical/surgical ICU. Chest 1991 ; *99*:1451-1455.

Stenzel JP, Green TP, Fuhrman BP, Carlson PE, Marchesault RP. Percutaneous central venous catheterization in a pediatric intensive care unit : a survival analysis of complications. Crit Care Med 1989 ; *17*:984-988.

Sterling I, Stevens E, de Marneffe M, Renard M, Bernard R. Hypoxémie artérielle réfractaire et shunt interauriculaire droit-gauche au cours de l'infarctus myocardique du ventricule droit. Arch Mal Cœur 1990 ; *83*:425-427.

Stetz CW, Miller RG, Kelly GE, Raffin TA. Relialibility of the thermodilution method in the determination of cardiac output in clinical practice. Am Rev Resp Dis 1982 ; *126*:1001-1004.

Stevens JH, Raffin TA, Mihm FG, Rosenthal MH, Stetz CW. Thermodilution cardiac output measurement. Effects of the respiratory cycle on its reproducibility. JAMA 1985 ; *253*:2240-2242.

Stewart JT, Gray HH, Redwood DR. Mitral valve and wedge pressure. Lancet 1989 ; *2*:742.

Suga H, Kitabatake A, Sagawa K. End-systolic pressure determines stroke volume from fixed end-diastolic volume in the isolated canine left ventricle under a constant contractile state. Circ Res 1979 ; *44*:238-249.

Suter PM, Fairley HB, Isenberg MD. Optimum end-expiratory airway pressure in patients with acute respiratory failure. N Engl J Med 1975 ; *292*:284-289.

Suter PM, Lindauer JM, Fairley HB. Schlobohm RM. Errors in data derived from pulmonary artery blood gas values. Crit Care Med 1975a ; *3*:175-181.

Swan HJC, Ganz W, Forrester JS, Marcus H, Diamond G, Chonette D. Catheterization of the heart in man with the use of a flow-directed balloon-tipped catheter. N Engl J Med 1970 ; *283*:447-51.

Swan HJC, Forrester JS, Diamond G, Chatterjee K, Parmley WW. Hemodynamic spectrum of myocardial infarction and cardiogenic shock. Circulation 1972 ; *45*:1097-1110.

Swan HJC, Ganz W. Complications with flow-directed balloon-tipped catheters. Ann Intern Med 90:344-353, 1979.

Swan HJC. The pulmonary artery catheter. Dis Mon 1991:473-543.

Takala J, Keinänen O, Väisänen P, Kari A. Measurement of gas exchange in intensive care : laboratory and clinical validation of a new device. Crit Care Med 1989 ; *17*:1041-1047.

Takata M, Robotham JL. Ventricular external constraint by the lung and pericardium during positive end-expiratory pressure. Am Rev Respir Dis 1991 ; *143*:872-875.

Tang W, Weil MH, Gazmuri RJ, Bisera J, Rackow EC. Reversible impairment of myocardial contractility due to hypercarbic acidosis in the isolated perfused rat heart. Crit Care Med 1991 ; *19*:218-224.

Tatooles CJ, Gault JH, Mason DT, Ross J. Reflux of oxygenated blood into the pulmonary artery in severe mitral regurgitation. Am Heart J 1968 ; *75*:102-106.

Technology Subcommittee of the Working Group on Critical Care, Ontario Ministry of Health. Hemodynamic monitoring : a technology assessment. Can Med Assoc J 1991 ; *145*:114-121.

Teich SA, Halprin SL, Tay S. Horner's syndrome secondary to Swan-Ganz catheterization. Am J Med 1985 ; *78*:168-170.

Tenney SM. The relationship of mixed venous oxygenation to oxygen transport : with special reference to adaptations to high altitude and pulmonary disease. Am Rev Respir Dis 1982 ; *128*:474-479.

Thomas HM, Lefrak SS, Irwin RS, Fritts HW, Caldwell PRB. The oxyhemoglobin dissociation curve in health and disease. Role of 2,3-diphosphoglycerate. Am J Med 1974 ; *57*:331-348.

Todd MM. Atrial fibrillation induced by the right atrial injection of cold fluids during thermodilution cardiac output determination : a case report. Anesthesiology 1983 ; *59*:253-255.

Tomlinson DL, Goto H, Graf JC, Arakawa K. Incidental discovery of persistent left superior vena cava during cardiac surgery. Anesth Analg 1989 ; *69*:393-395.

Topol EJ, Goldschlager N, Ports TA, Dicarlo LA, Schiller NB, Botvinick EH, Chatterjee K. Hemodynamic benefit of atrial pacing in right ventricular myocardial infarction. Ann Intern Med 1982 ; *96*:594-597.

Traeger SM. « Failure to wedge » and pulmonary hypertension during pulmonary artery catheterization : a sign of totally occlusive pulmonary embolism. Crit Care Med 1985 ; *13*:544-547.

Trankina MF, White RD. Perioperative cardiac pacing using an atrioventricular pacing pulmonary artery catheter. J Cardiothor Anesth 1989 ; *3*:154-162.

Tsao MMP, Katz D. Central venous catheter-induced endocarditis : human correlate of the animal experimental model of endocarditis. Rev Infect Dis 1984 ; *6*:783-790.

Tuchschmidt J, Sharma OMP. Impact of hemodynamic monitoring in a medical intensive care unit. Crit Care Med 1987 ; *15*:840-843.

Tyberg TI, Goodyer AVN, Hurst VW, Alexander J, Langou RA. Left ventricular filling in differentiating restrictive amyloid cardiomyopathy and constrictive pericarditis. Am J Cardiol 1981 ; *47*:791-796.

van Grondelle A, Ditchey RV, Groves BM, Wagner WW Jr, Reeves JT. Thermodilution method overestimates low cardiac output in humans. Am J Physiol 1983 ; *245* : H690-H692.

Vender JS. Invasive cardiac monitoring. Crit Care Clin 1988 ; *4*:455-477.

Vennix CV, Nelson DH, Pierpont GL. Thermodilution cardiac output in the critically ill patients : comparison of room-temperature and iced injectate. Heart and Lung 1984 ; *13*:574-578.

Venus B, Mathru M. A maneuver for bedside pulmonary artery catheterization in patients with right heart failure. Chest 1982 ; *82*:803-804.

Versprille A. Thermodilution in the mechanically ventilated patients. Intensive Care Med 1984 ; *10*:213-215.

Vigouroux C, Lecam B, Conseiller Ch. Choc hémorragique. Editions Techniques — Encyclopédie médico-chirurgicale (Paris, France). Anesthésie-Réanimation, 36840 B^{10}, 10-1990, 10p.

Vincent JL, Roman A, de Backer D, Kahn RJ. Oxygen uptake/supply dependency. Effect of short-term dobutamine infusion. Am Rev Respir Dis 1990 ; *142*:2-7.

Vincent JL. Le culte du cathéter de Swan-Ganz. *In* : Dhainaut JF, Payen JF, eds. Hémodynamique : concepts et pratique en réanimation. Paris : Masson, 1991:123-132.

Vlahakes GJ, Turley K, Hoffman JIE. The pathophysiology of failure in acute right ventricular hypertension : hemodynamic and biochemical correlations. Circulation 1981 ; *63*:87-95.

Voci G, Gazek FA, Burris AC, Zatuchni J. Retrieval of entrapped and knotted balloon-tipped catheters from the right heart. Ann Intern Med 1980 ; *92*:638-639.

von Planta I, Weil MH, von Planta M, Gazmuri RJ, Duggal C. Hypercarbic acidosis reduces cardiac resuscitability. Crit Care Med 1991 ; *19*:1177-1182.

Wagner PD, Laravuso RB, Uhl R, West JB. Continuous distributions of ventilation-perfusion ratios in normal subjects breathing air and 100 % O_2. J Clin Invest 1974 ; *54*:54-68.

Walkinshaw M, Shoemaker WC. Use of volume loading to obtain preferred levels of PEEP. Crit Care Med 1980 ; *8*:81-86.

Walston A, Kendall ME. Comparison of pulmonary wedge and left atrial pressure in man. Am Heart J 1973 ; *86*:159-164.

Watkins GM, Rabelo A, Pizak LF, Sheldon GF. The left shifted oxyhemoglobin curve in sepsis : a preventable defect. Ann Surg 1974 ; *180*:213-220.

Wattrisse G, Lecoutre D, Groux-Pante C, Mottet D. Persistance de la veine cave supérieure gauche et cathétérisme de l'artère pulmonaire. Cahiers d'Anesthésiologie 1990 ; *38*:267-270.

Weber KT, Janicki JS, Shroff SG, Laskey W. The mechanics of ventricular function. Hosp Pract 1983a ; *18*:113-125.

Weber KT, Janicki JS, Shroff SG, Likoff MJ, St John Sutton MG. The right ventricle : physiologic and pathophysiologic considerations. Crit Care Med 1983b ; *11*:323-328.

Wei JY, Hutchins GM, Bulkley BH. Papillary muscle rupture in fatal acute myocardial infarction : a potentially treatable form of cardiogenic shock. Ann Intern Med 1979 ; *90*:149-153.

Weil MH, Rackow EC, Trevino R, Grundler W, Falk JL, Griffel MI. Difference in acid-base state between venous and arterial blood during cardiopulmonary resuscitation. N Engl J Med 1986 ; *315*:153-156.

Weil MH, Tang W. Myocardial dysfunction after successful cardiac resuscitation. *In* : Vincent JL, ed. Yearbook of intensive care and emergency medicine. Berlin : Springer-Verlag, 1992:503-513.

Weissenburger J, Jaillon P, Gilbert JC, Aussannaire M, Chevillon F, Cheymol G. La reproductibilité de la mesure du débit cardiaque par thermodilution en fonction des techniques de calcul. Arch Mal Cœur 1981 ; *9*:1079-1088.

Wessel HU, Paul MH, James GW, Grahn AR. Limitations of thermal dilution curves for cardiac output determinations. J Appl Physiol 1971 ; *30*:643-652.

West JB. Ventilation-perfusion relationships. Am Rev Respir Dis 1977 ; *116*:919-943.

West JB, ed. Pulmonary pathophysiology — the essentials. 2nd ed. Baltimore : Williams and Wilkins, 1979.

West JB, ed. Ventilation perfusion. Les échanges gazeux dans les états physiologiques et/ou pathologiques. Traduit de la 5e édition anglaise. Paris : Arnette, 1991.

West JB. Pulmonary pathophysiology : the essentials. 4th ed. Baltimore : Williams and Wilkins, 1992.

Wetzel RC, Latson TW. Major errors in thermodilution cardiac output measurement during rapid volume infusion. Anesthesiology 1985 ; *62*:684-687.

Wiedemann HP. Wedge pressure in pulmonary veno-occlusive disease. N Engl J Med 1986 ; *315*:1233.

Wilensky RL, Bourdillon PDV, O'Donnel JA, Sharp SM, Armstrong WF, Fineberg NS, Himes V, Waller BF. Restrictive hemodynamic patterns after cardiac transplantation : relationship to histologic signs of rejection. Am Heart J 1991 ; *122*:1079-1087.

Williams JF, Seneff MG, Friedman BC, McGrath BJ, Gregg R, Sunner J, Zimmerman JE. Use of femoral venous catheters in critically ill adults : prospective study. Crit Care Med 1991 ; *19*:550-553.

Wilson RF. The pathophysiology of shock. Intensive Care Med 1980 ; *6*:89-100.

Woods M, Scott RN, Harken AH. Practical considerations for the use of pulmonary artery thermistor catheter. Surgery 1976a ; *79*:469-475.

Woods SL, Mansfield LW. Effect of body position upon pulmonary artery and pulmonary capillary wedge pressures in noncritically ill patients. Heart and Lung 1976b ; *5*:83-90.

Woog RH, McWilliam DB. A comparison of methods of cardiac output measurement. Anesth Intensive Care 1983 ; *11*:141-146.

Yacoub MH, Cleland WP, Deal CW. Left atrial tamponade. Thorax 1966 ; *21*:305-309.

Yang SS, Bentivoglio LG, Maranhao V, Goldberg H. From cardiac catheterization data to hemodynamic parameters. 2nd ed. Philadelphia : F.A. Davis Company, 1978.

Yonkman CA, Hamory BH. Comparison of three methods of maintaining a sterile injectate system during cardiac output determinations. Am J Infect Control 1984 ; *12*:276-281.

Yorra FH, Oblath R, Jaffe H, Simmons DH, Levy SE. Massive thrombosis associated with use of Swan-Ganz catheter. Chest 1974 ; *65*:682-684.

Zion MM, Balkin J, Rosenmann D, Goldbourt U, Reicher-Reiss H, Kaplinsky E, Behar S. Use of pulmonary artery catheters in patients with acute myocardial infarction. Analysis of experience in 5,841 patients in the SPRINT Registry. Chest 1990 ; *98*:1331-1335.

IX. SACHVERZEICHNIS

Alkalose, respiratorische, 165, 235
Anämie, 136, 231, 262
Aneurysma, Herzwand-, 200, 208
Angina pectoris: Schmerz, 188
— instabile, 200
Aortenektasie, 280
Aorteninsuffizienz, 150
Arrhythmien, 17, 27, 30, 49, 54, 58, 62, 136, 185
Artefakte, 74, 78-86, 181, 231
— overwedge, 84, 85
— Thermodilutionskurve, 100
— übermäßige Dämpfung, 75, 76, 79, 80
— underwedge, 83
— unzureichende Dämpfung, 75, 76, 78, 81, 258
— whip artefact, 82
arteriovenöse Differenz
— CO_2, 134, 228
— O_2, 134, 141, 146, 174
Atrioventrikulärer Block, 49, 58, 115, 212
Atrioventrikuläre Dissoziation, 185
Auswertung eines hämodynamischen Profils, 231, 236
a-Welle, 161, 182, 183, 188
Azidose, 49
— diabetische, 235

Bakteriämie, 55, 197
Bakterienkolonisierung, 55
Bakterienkultur vom Katheter, 55, 56, 62
Ballon, 7, 13, 14, 17, 20, 21, 59, 84, 97, 103, 161
Beatmung, maschinelle, 7, 87, 102, 156, 157, 161, 167, 199, 239, 240
Beimischung, venöse, 172, 254
Berechnungskonstante, 95, 99, 105
Beri-Beri, 136, 288
Blutgasanalyse, etagenweise, 176, 178, 248
Blutkultur, 56
Blutung, 15, 40, 41
— intraalveoläre, 270
Bradykardie, 54, 98, 205
Bronchiektasien, 242
Bronchopneumopathie, chronisch-obstruktive, 199, 226, 241

Bypass, aorto-koronarer, 200
Chylothorax, 48
CO_2-arteriovenöse Differenz, 134, 228
Compliance
— Lungen-, 157, 158, 163
— Myokard-, 128
— Thorax-, 157, 158
— ventrikuläre, 128, 151, 188, 189, 212
— Definition, 128
CO-set, 99
Curare-Gabe, 88
c-Welle, 182

Dämpfung, 74-81, 181
— Reguliervorrichtung, 81
Dehnbarkeit, 150
— Myokard, 128, 208
— Ventrikel, 124, 126, 128, 129, 150, 191, 192, 211
— Vorhof, 186
Delirium tremens, 136
Dikrote Welle, 28
Dilatator, 19
Dip and plateau, 191, 193, 211, 219, 220, 258, 268
2,3 Diphosphoglycerat, 165
Diuretika, 208, 271
— vasodilatatorische, 208
Dobutamin, 168
Dopamin, 168
Drucke
— alveolärer, 158, 159
— arterieller Blut~, 131, 132
— enddiastolischer Ventrikel~, 124, 150
— intrapleuraler, 156
— intrathorakaler, 87, 88, 102, 133, 156, 157, 158, 163, 197, 216, 217, 231, 242, 260
— Oesophagus~, 156
— Öffnungs~, kritischer, in der Lungenmikrozirkulation, 139
— onkotischer, 152
— Perikard~, 129, 190, 216
— Pulmonalarterien~, 131, 132
— pulmonaler Verschluß~, 131, 148-154

— pulmonal-kapillärer Filtrations~, 148, 149, 152
— rechter Vorhof~, 131, 133
— Transmural~, 88, 158, 163, 216
— zentraler Venen~, 7, 156
Druck-Flow-Beziehung, 138, 139
Durch-Volumen-Beziehung,
— Ventrikel, 128
— Perikard, 217
Druckwandler, 59, 64-66, 70-72
Dubois-Formel, 134
Ductus thoracicus, 48
Dysfunktion,
— linksventrikuläre, 163, 198, 199, 208, 210, 215, 217, 232, 256, 262
— Papillarmuskel-, 186, 188, 209, 213, 214, 215, 248
— rechtsventrikuläre, 157, 210, 232, 240, 242, 258
— ventrikuläre, 135, 136, 226, 228, 250, 268
— globale ventrikuläre, 232, 282
— mit relativer Bradykardie, 264
Dysplasie, fibröse (Albright), 136

Echokardiographie, 8, 35, 197, 199, 212, 214, 246
— Doppler-, 178
— Kontrast-, 212
Eichung, 71
Eigenfrequenz, 74
Ejektionsfraktion, 112, 113, 114, 126
Embolie
— Fruchtwasser~, 106
— Luft~, 15, 32, 48
— Lungen~, 25, 129, 171, 191, 194, 199, 222, 224, 225, 246, 251, 256
— -multiple ~n, 223, 226
Endokarditis, 56, 57
— Läsionen, 57
Entnahmetechnik, gemischt-venöses Blut, 105
Epilepsie, 235
Extrasystolen, ventrikuläre, 49

Fick'sches Prinzip, 96, 147
Fieber, 135, 231
Fistel, arteriovenöse, 48, 136, 256
Flimmern
— Vorhof~, 98
— Kammer~, 49, 58
Flush, 66, 76
Foramen ovale, 171, 212
Führungsdraht, 18, 50
Füllungsdruck
— Angleichung der ~e, 190, 212,216, 217, 220, 246, 266, 272

Gefäßwiderstand
— peripherer, 127, 131, 138, 204, 214, 217
— pulmonaler, 127, 131, 139, 163, 221, 223
Gemischt-venöses Blut
— Entnahmetechnik, 105
— O_2-Sättigung, 105, 109, 141, 143, 167-169
— PCO_2, 105, 134, 228
— PO_2, 105, 165, 166
Gerinnungsstörungen, 15, 197
Gewebsanoxie, 164, 205, 235, 260, 268, 286

Hämatom, 48, 58
Hämochromatose, 219
Hämoglobin, 141, 143, 144
Hämoglobinbindungskurue, 165
Hämomediastinum, 48
Hämoptysen, 57
Hämothorax, 48
Herzbeuteltamponade, 51, 118, 133, 136, 138, 199, 205, 211, 212, 213, 216, 217, 220, 246, 266
— lokalisierte, 217, 276
— low pressure, 217
Herzchirurgie, 200
Herzdilatation, 129, 192, 212, 226,
— rechtsventrikuläre, 26, 189, 211, 242
Herzindex, 131, 134, siehe auch Herzminutenvolumen
Herzinsuffizienz, 146, siehe auch Dysfunktion, ventrikuläre
— Rechts~, 26, 212, 226
Herz-Lungen-Wiederbelebung, 228
Herzminutenvolumen,
— Anpassung an ein chronisch vermindertes ~, 143
— Atmungsänderungen, 102
— Fick'sches Prinzip, 96, 147

— high output failure, 97
— Meßfehler, 78, 103, 104, 123, 134, 136
— Messung, 92, 93, 98-101
Herzstillstand, 228
Herzstimulation, 49, 115, 117, 118, 119, 190, 240
Hyperkapnie, 49, 228
Hypermetabolismus, 166
Hypertensive Krise, 208
Hyperthyreose, 136, 231
Hypertonie, arterielle, 217
— chronische, 226, 227
— pulmonale, 25, 136, 200, 210, 221, 222, 223, 225-227, 232, 242, 246, 262
Hypervolämie, 133, 136, 138, 157, 231, 260
Hypothermie, 49, 54, 97, 135, 136, 231
Hypothyreose, 136, 231
Hypotonie, arterielle, 198, 222
— kontrollierte, 200
Hypovolämie, 48, 133, 136, 150, 157, 159, 206, 212, 215, 217, 231, 234, 250, 254
Hypoxämie, arterielle, 49, 143, 171, 174, 225, 245
Hypoxie, alveoläre, 222
— Gewebs~, 143, 166, siehe auch Gewebsanoxie

Impedanz, arterielle, 125, 127, 128, Definition, 127
Indikationen, 197
Infarkt
— Lungen~, 57
— Myokard~, 128, 136, 176, 197, 198, 209, 213, 215, 239, 240, 247, 248, 264, 271, 282
— rechter Vorhof, 212
— rechtsventrikulärer, 49, 133, 181, 191, 192, 210-212, 215, 220, 224, 240, 272
Infektionen, 231
— Katheter~, 55, 58-60
Injektattemperatur, 97-99
Insuffizienz
— Aorten~, 150
— Atem~, 174, 199
— Herz~, 146, siehe auch Herzinsuffizienz
— Mitral~, siehe Mitralinsuffizienz
— Rechtsherz~, 26,212,226
— Tricuspidal~, siehe Tricuspidalinsuffizienz
Intoxikationen
— Blausäure, 136, 286
— CO, 136, 142, 147
Ischämie
— Myokard~, 49, 128, 163, 188, 209
— rechtsventrikuläre, 211-212, 222

Kammerflimmern, 49, 58
Kardiomyopathie, 150, 181
— dilatative, 273
— hypertensive, 133
— im Rahmen einer Abstoßungsreaktion, 268
— restriktive, 191, 216, 219, 220
Katheter
— bakterielle Kultur, 55, 56, 62
— Einrollen, 21, 26, 50
— ~infektion, 55, 58-60
— Knotenbildung, 26, 50, 52
— ~lumen
  — distales, 13, 14, 20
  — proximales, 13, 14
— ~position, zu peripher ("overwedge"), 84-85
— ~schutzmanschette, 20, 59
— Wanderung nach distal, 57
Katheteraustausch, 42-45, 60
Kernspinresonanz, 15
Klappenersatz, 200
Koronardurchblutung, 156, 163, 222
Kreislaufunterstützende Maßnahmen, 167, 169, 198, 236
Kreislaufvolumen, 7, 157, 163, 204, 210, 226
Kussmaul-Zeichen, 210, 212, 219, 220

Laktat, 235, 267, 268, 269, 285, 287
Laplace-Gesetz, 125
Leberoperation, 200
Leberzirrhose, 136
Linksschenkelblock, 15, 49, 58, 115
Luftblasen, 79
Lunge
— ~ninfarkt, 57
— ~versagen, akutes, 163, 171, 174, 199
— Lymphabfluß, 227
— mikrovaskuläre Zytodiagnostik, 106
— ~nödem, 197-199, 208, 213, 214, 227, 249, 253, 271, 273, 283, 287

— transkapilläre Filtration, 152
— ~nvolumen, 156
Lymphangitis carcinomatosa, 106

Magensonde, 161
Methämoglobinämie, 142
Mikrozirkulation, Verteilungsstörungen, 166, 206
Mitralinsuffizienz, 16, 28, 86, 133, 150, 181, 186, 198, 208, 209, 213, 250, 278
Mitralstenose, 133, 151, 216, 227
— Myxom im linken Vorhof, 150
Morbus Paget, 136
Muskelarbeit, 146
Myokard
— ~fibrose, 219
— ~infarkt, 128, 136, 176, 197, 198, 209, 213, 215, 239, 240, 247, 248, 264, 271, 282
— ~ischämie, 49, 128, 163, 188, 209

Nachlast, 126, 127, 138, 205, 206, 208, 210, 223, 254
— Definition, 125
Nitroprussid-Natrium, 235
Normalwerte, 114, 131, 134, 141
Nullabgleich, 17, 65, 68

Oesophagusdruck, 156
Oligurie, 232
Onkotischer Druck, 152
overwedge, siehe Artefakte
Oxymetrie, etagenweise, 176, 178, 248

Pacemaker, siehe Herzstimulation
Paceport, siehe Spezialkatheter
Papillarmuskel, 213
PCO_2, 165, siehe auch arteriovenöse Differenz
— im gemischt-venösen Blut, 105, 134, 228
PCW-Druck, 131, 148-154
— Verlaufsprofil, 153
PEEP, 150, 157, 158, 160, 161, 163, 167, 169, 236, 240, 242
— intrinsischer, 88, 158, 159, 240, 242
— und Zonen nach West, 159-162

Perforation, 51, 118
— der freien Wand des linken Ventrikels, 213, 266
— Septum~, 187, 198, 205, 210, 214, 222, 248
— Trachea~, 48
Pericarditis constrictiva, 133, 181, 191
Phäochromozytom, 138, 200
Pharmaka
— mit ß-adrenerger Wirkung, 235
— mit inotroper Wirkung, 136, 236
— mit thrombolytischer Wirkung, 199
— mit vasodilatatorischer Wirkung, 7, 163, 208
— mit vasokonstriktorischer Wirkung, 231
Phlebitis, 41, 58
Pneumothorax, 40, 48, 58
PO_2 im gemischt-venösen Blut,105, 165, 166
Polycythaemia vera, 136
Pulmonalarteriendruck, 131, 132
Pulmonalarterienruptur, 57
Puls, paradoxer, 216, 220
P50, 145, 165, 166

RAP/PCW-Verhältnis, 210, 215
Rechtsschenkelblock, 49
Reflexionskoeffizient, 152
Resonanzerscheinung, 74-75, 77, 193
Rezirkulation, 104, 179
Risiko-Nutzen-Abschätzung, 11, 197, 231
Röntgenkontrolle, 23
Röntgenthoraxaufnahme, seitlich, 161
Ruptur
— der freien Myokardwand, 213, 266
— eines Papillarmuskels, 186, 248
— der Pulmonalarterie, 57
— des Septum interventriculare, 176, 197, 215
Rhythmusstörungen, siehe Arrhytmien
Rückflußventil, 19, 20, 48

Sauerstoff
— AVD, 134, 141, 146, 174
— ~bindungskurve, 165
— ~extraktion, 143, 146, 166, 174, 206, 260, 264
— ~skoeffizient, 134, 141, 235
— ~gehalt, 144

— im arteriellen Blut, 141
— im gemischt-venösen Blut, 141
— ~sättigung
— etagenweise, 178, 214
— im arteriellen Blut, 141, 165
— im gemischt-venösen Blut, 105, 109, 141, 143, 167-169
— ~transport, 8, 102, 105, 141, 142, 145, 164, 262
— ~verbrauch, 141, 143, 147, 164
Schlagvolumen, 137
— ~index, 131, 137
Schleusenkanüle, 19, 37, 45, 46, 50, 56
Schlingenbildung, 26, 53
Schock, 198, 203-207, 232
— anaphylaktisch, 138, 198, 207
— hämorrhagisch, 164
— hyperdynamisch, 232
— hypovolämisch, 198, 203, 204, 206, 232
— kardiogen, 138, 198, 200, 203, 205, 215, 232, 239, 245, 251, 255, 267, 283
— neurogen, 203
— septisch, 58, 136, 138, 146, 150, 198, 203, 206, 244, 253, 256, 270
— toxisch, 203
— traumatisch, 203
— Widerstandsverlust~, 232
Schocklunge, 270
Schwangerschaft, 136
Seitenlage, 68, 162
Sensing, 118
Septum interventriculare, 129, 163
— ~perforation, siehe Perforation
Shunt, Rechts-Links-, 171, 174
— intrakardial, 15, 30, 173, 212, 222
— intrapulmonal, 141, 172, 175
Side arm, 19
Sinus coronarius, 25, 29, 68, 178
Sonographie, 35, 48
Spektralphotometrie, 109
Spezialkatheter, Ejektionsfraktion, 112, 113, 114
— Paceport, 49, 115, 116-118
— zur Stimulation von Vorhof und Ventrikel, 119
— $S\bar{v}O_2$, 109-111
— VIP, 108
Spülung, 17, 56, 66
Starling-Gleichung, 152
Stewart-Hamilton-Gleichung, 93
"stunned myocardium", 228
Syndrom, hyperdynamisches, 135, 136, 206, 209, 232, 244, 254, 256, 286
— hypervolämisches, 232
— restriktives,191, 218ff, 258
— Widerstandverlust, 215, 232
Synergie der Kontraktion, 123

Tachykardie, 185, 205
— Sinus~, 198
— ventrikuläre, 49, 58, 185
Temperatur, 134-135, 165
— ~änderungen in der Pulmonalarterie, 101, 104
— des Injektats, 97-99
Thebesische Venen, 171
Thermistor, 13, 14, 103, 113
Thermodilution, siehe Herzminutenvolumen
— ~skurven, 100, 101, 104, 113
Thrombophlebitis, 56
Thrombose, 40, 57
"Toxic shock syndrome", 260
Transmuraldruck, siehe Druck
Trendelenburg-Lage, 32, 36, 48
Tricuspidalinsuffizienz, 25, 26, 28, 133, 150, 178, 181, 189, 198, 208, 258, 272
— bei Links-Rechts-Shunt, 114
Tricuspidalstenose, Myxom, 133

Beatmung 156 ff
Überleitungsstörungen, 197, 215
Übertragung, dynamische, 17, 64, 74 ff
underwedge, siehe Artefakte

Vena basilica, 38
— cava superior, linke 30
— cephalica, 38
— femoralis, 39, 48
— jugularis externa, 34
— jugularis interna, 32, 35
— subclavia, 32, 36
Venenspasmus, 41
Venöser Rückfluß, 128, 156, 163, 187, 204, 217
Venöser Zugang über

— Vena antecubiti mediana, 20, 38, 41
— Vena femoralis, 20, 39, 41
— Vena jugularis interna, 20, 32 ff, 40, 56
— Vena subclavia, 20, 36-37, 40, 56
Ventilation, alveoläre, 228
Ventilations-Perfusions-Verhältnis, 172, 174, 175
Ventrikel
— ~arbeit, systolische, 131, 140
— diastolische Funktion, 128, 150, 209
— enddiastolischer Druck, 124, 150
— enddiastolisches Volumen, 114, 124, 150
Verschlußkrankheit, venöse, 133, 150, 151
Volumenzufuhr, 129, 163, 234, 272
— Test, 234
Vorhof, 182, 212
— Beitrag zur diastolischen Ventrikelfüllung, 212
— ~flattern, 185
— ~flimmern, 98
— linker, 161, 227
— ~myxom, 25, 133, 150, 284
— rechter, 68
Vorlast, 126, 129, 149, 150, 151, 156, 205, 208, 210, 212, 256, 272
— Dcfinition, 124
v-Welle, 26, 28, 86, 154, 161, 181-183, 186-188, 213, 248, 250, 258, 262, 278

Wanddruck, 124, 125
Wandspannung, 124
Wechselwirkungen, ventrikuläre, 128, 163, 210, 212, 222, 225, 226,
— Definition, 129
Welle
— a-, 161, 182, 183, 188
— c-, 182
— Canon~, 185
— v-, siehe v-Welle

x-Senke, 182, 190, 192, 211, 216, 246,
x'-Senke, 182

y-Senke, 182, 190, 211, 240, 246, 258, 268

Zentraler Venendruck, 7, 156
Zonen nach West, 158-162
Zyanose, siehe Intoxikationen

Imprimé en France. — JOUVE, 18, rue Saint-Denis, 75001 PARIS
N° 213174W. Dépôt légal : Décembre 1993